Wayne Merry
Erste Hilfe Extrem

Wayne Merry

Erste Hilfe Extrem

Helfen in freier Natur

PIETSCH VERLAG STUTTGART

Einbandgestaltung: Anita Ament.

Die kanadische Original-Ausgabe erschien 1994 bei McClelland & Stewart Inc., The Canadian Publishers, 481 University Avenue, Toronto, Ontario, M5G 2E9 unter dem Titel »The official wilderness first-aide guide«.

Ins Deutsche übertragen von Armin Wirth.

Bildnachweis:
Johanniter-Unfall-Hilfe e.V.: Abb. 6, 7, 8, 9-a-b-c, 98, 113.
Alle übrigen Abbildungen stammen von Paul McCusker.

Die Ratschläge in diesem Buch sind vom Autor, der Johanniter-Unfall-Hilfe e.V. und Verlag sorgfältig erwogen und geprüft, dennoch kann eine Garantie nicht übernommen werden. Eine Haftung des Autors, der Johanniter-Unfall-Hilfe e.V. bzw. des Verlages und seiner Beauftragten für Personen-, Sach- und Vermögensschäden ist ausgeschlossen.

ISBN 3-613-50252-6

1. Auflage 1996

Druck: Rung-Druck, 73033 Göppingen.
Bindung: E. Riethmüller, 70176 Stuttgart.
Printed in Germany.

Inhalt

Vorwort

»Erste Hilfe Extrem« zeigt Ihnen, wie Sie bei Unfällen und Notfällen vorgehen können, wenn Sie sich fernab herkömmlicher Rettungseinrichtungen befinden. Das Konzept dieser Ersten Hilfe für Outdoor-Reisende geht auf Ihre speziellen Bedürfnisse ein und will Ihren unterschiedlichen Ansprüchen gerecht werden.

Die Johanniter-Unfall-Hilfe e.V., Kreisverband Stuttgart, hat dieses Buch initiiert und rundet damit ihr gesamtes Kursangebot ab. Wir bilden jährlich ca. 10.000 Menschen in den Bereichen Erste Hilfe, Sofortmaßnahmen am Unfallort, Erste Hilfe am Kind, Ersthelfer von morgen, Schwesternhelferinnen, häusliche Krankenpflege, Betriebshelfer, Betriebssanitäter und Erste-Hilfe-Extrem aus.

Wir danken besonders Herrn Armin Wirth, der die Idee zu diesem Thema aus Kanada mitgebracht hat, Herrn Dr. Oliver Weimer und Herrn Dr. Kay Großmann für die fachliche Durchsicht des Manuskriptes sowie dem Pietsch Verlag für die freundliche Unterstützung.

Ihnen, lieber Leser, wünschen wir, daß Sie mit diesem Buch Ihre Touren erfolgreicher planen und durchführen können. Kritik und Ergänzungen sind uns jederzeit willkommen.

Stuttgart, im Oktober 1995

Alfred Hans Feiler
Dr. Bernt Graf zu Dohna
(Mitglieder des Kreisvorstandes)

DIE JOHANNITER

Einführung

Die meisten Erste-Hilfe-Kurse sind für Personen entwickelt, die in der Regel einen schnellen Zugriff auf professionelle ärztliche Hilfe haben. Ein Ersthelfer muß normalerweise einen Verunglückten nur einige Minuten versorgen, bis der Rettungsdienst eintrifft. In diesem Zeitraum muß er lediglich den Verletzten vor weiteren Schäden bewahren und die Vitalfunktionen aufrechterhalten. Sobald der Patient transportiert wird, ist die Aufgabe des Ersthelfers erfüllt.

Wie sieht es aber aus, wenn Sie in größeren Wildnisgebieten, in den Bergen, in unterentwickelten Ländern oder gar nur im Schwarzwald oder auf der Schwäbischen Alb unterwegs sind? In freier Natur kann es Stunden oder Tage dauern, bis Hilfe zu erwarten ist. Und nicht immer stehen Einrichtungen oder Menschen zur Verfügung, um diese Hilfe überhaupt zu alarmieren. Hier muß man den Verletzten unter unwirtlichen Bedingungen für längere Zeit versorgen und das mit in der Regel sehr begrenzten Materialmöglichkeiten. Da meist kein Erste-Hilfe-Set vorhanden ist, muß Verbandsmaterial improvisiert und sterilisiert oder zumindest gereinigt werden. Schienen müssen aus dem zur Verfügung stehenden Material hergestellt und Wunden müssen auf Infektionen hin untersucht und beobachtet werden. Der Ersthelfer muß für die Nahrungs- und Flüssigkeitsversorgung des Patienten sorgen. Entscheidungen wie: »Muß ich diesen erfrorenen Fuß auftauen oder gefroren lassen?«, müssen getroffen und je nach Entscheidung muß die richtige Technik verwendet werden. Oft

muß man den Verletzten über Tage hinweg transportieren, um medizinische Hilfe zu erreichen (wie in Kanada, Norwegen, Schweden usw.). Und der Ersthelfer muß die medizinischen Probleme gut genug verstehen, um diese über Funk oder Telefon (falls erreichbar) einem Arzt oder dem Rettungsdienst zu beschreiben.
Ebenfalls muß ein Outdoor-Reisender schwere Entscheidungen treffen. Hat jemand beispielsweise »Bauchschmerzen« , muß entschieden werden, ob die Tour abgebrochen werden muß, damit man noch rechtzeitig medizinische Hilfe erreichen kann, bevor sich das Problem verschlimmert. Wird falsch entschieden, und man hat das Problem unterschätzt, kann das schlicht und einfach ein Todesurteil für den Verletzten sein.
Andererseits, falls die Situation als problematisch eingestuft und die Tour abgebrochen wurde, obwohl es sich doch tatsächlich nur um eine Magenverstimmung handelte, dann kann die ganze Tour oder Expedition hinfällig geworden sein. Beispiele aus der Praxis ließen sich hier endlos aneinanderreihen.
In diesem Buch werden nun die speziellen Techniken der Ersten Hilfe außerhalb von Städten beschrieben. Als Grundlage wird Ihnen ein normaler Erste-Hilfe-Kurs sehr hilfreich sein, er ist aber nicht zwingend erforderlich.
Falls Sie lernen wollen, wie man einen Blinddarm operiert, so muß ich Sie leider enttäuschen. Es werden Ihnen nur Techniken beigebracht, die den Gesundheitszustand eines Patienten verbessern und nicht die Techniken, die ihn umbringen. Nicht einmal ein Arzt würde es wagen, in freier Natur einen chirurgischen Eingriff durchzuführen.
Bitte machen Sie sich zu jedem Zeitpunkt bei der Lektüre des Buches klar, daß Sie im Rahmen dieses Buches nicht zum perfekten Medizinmann ausgebildet werden, auch wenn Sie es vielleicht erwarten. Und vergessen Sie nie, daß in der Ersten Hilfe Extrem nie experimentiert, sondern höchstens improvisiert werden darf.
Die in diesem Buch behandelten Themen lassen sich teilweise nur sehr schwer theoretisch darstellen. Aus diesem Grund habe ich,

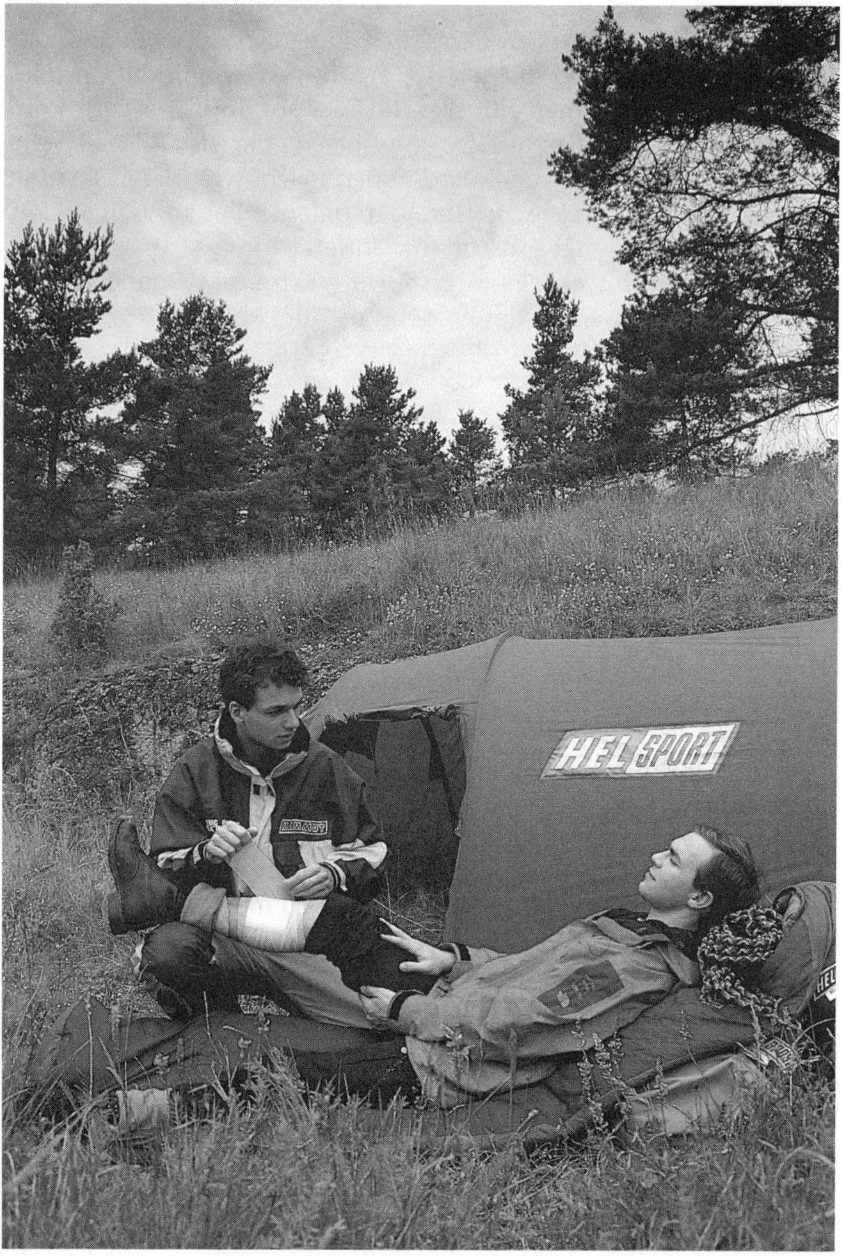
HEL SPORT

basierend auf einem Lehrgang der kanadischen Kollegen der Johanniter-Unfall-Hilfe in Toronto, einen Kurs entwickelt, in dem Sie lernen , wie Sie medizinische Notfälle auf Tour meistern können. Auf diesen Erste-Hilfe-Extrem-Kursen, die sich mittlerweile großer Beliebtheit erfreuen, wird neben der notwendigen Theorie sehr viel Wert auf praktische Übungen gelegt. Hier können Sie lernen und üben, was der Ernstfall von Ihnen verlangt.
Wenn Sie Interesse an einem Erste-Hilfe-Extrem-Lehrgang haben, dann fordern Sie unter der folgenden Adresse bitte kostenloses Infomaterial an:

Johanniter-Unfall-Hilfe
Erste Hilfe EXTREM
Porschestraße 38
70435 Stuttgart

Tel.: 0711-13678910
Fax.: 0711-136789-98

Ich würde mich freuen, Sie in einem der nächsten Kurse begrüßen zu dürfen!
Haben Sie Anregungen zu diesem Buch oder den Kursen, so sind mir Ihre Vorschläge jederzeit willkommen. Bitte richten Sie diesbezügliche Post an die Johanniter Stuttgart, zu meinen Händen.

Nun aber wünsche ich Ihnen viel Spaß bei der Lektüre des Buches, und mögen Sie von allen Touren gesund wiederkehren!

Armin Wirth

Danksagung

Aufrichtig bedanken möchte ich mich bei allen, die dieses Buch und das Projekt Erste-Hilfe-Extrem unterstützt haben.
Mein besonderer Dank gilt Alfred Feiler, Kreisvorstand der Johanniter Stuttgart, der an meine Ideen geglaubt und diese unterstützt hat. Er ist geistiger Vater vieler Ideen und hat meinen Weg, nicht nur bei der Johanniter-Unfall-Hilfe, entscheidend beeinflußt.
Weiterhin möchte ich mich bei Oliver Weimer bedanken, der stets ein offenes Ohr für meine medizinischen Fragen hat und dieses Buch auf seine medizinische Richtigkeit hin überprüfte.

1

Grundlagen für Erste-Hilfe-Extrem

In Erste-Hilfe-Extrem-Fällen gibt es einige grundlegende Probleme, die immer beachtet werden müssen, egal was für eine Verletzung auch vorliegt. Sie müssen die folgenden Basispunkte immer mit in Betracht ziehen. Da dieses Handwerkszeug äußerst wichtig ist, sollten Sie es beherrschen. Kennen Sie sich in den Grundlagen nicht aus, so ist es sinnlos, mit anderen Kapiteln fortzufahren. Nehmen Sie sich die Zeit, lernen Sie das Handwerkszeug und fahren Sie erst dann mit den speziellen Problemen fort. So ist Ihnen ein gründliches Wissen sicher und Ihren Patienten ein unproblematischeres Überleben.

Die vier Grundprobleme in Erste-Hilfe-Extrem-Situationen sind:

- Atemprobleme,
- Kälteprobleme,
- Schock,
- Dehydratation (Austrockung).

Atemprobleme

Viele starben. Es war ein Tod, der leicht hätte verhindert werden können. Der Helfer hat die einfachste und wichtigste Regel mißachtet und so den eigentlich noch stabilen Zustand des Patienten ins Fatale umgewandelt. Der häufigste Fehler, um den es

hier geht ist, daß der Patient auf dem Rücken liegengelassen wird, während der Partner Hilfe holen geht. In vielen solcher Fälle wurde der Verletzte bewußtlos, nachdem der Tourenkollege sich auf den Weg zur nächsten Hilfe gemacht hatte. Seine nun erschlaffende Muskulatur läßt die Zunge nach hinten in den Rachenraum fallen und blockiert dort die Atemwege.
Atemstillstand ist die unmittelbare Folge, und da kein Helfer mehr da ist, stirbt der Patient.
In anderen Fällen starben Personen an ihrem Erbrochenen. Da ein Bewußtloser das Erbrochene nicht mehr abhusten kann, wird es mit dem nächsten Atemzug angeatmet (Aspiration) und gelangt in die Lunge. Ist die Menge nur klein und werden die Atemwege nicht unmittelbar blockiert, dann verursacht die saure Magenflüssigkeit eine sich schnell entwickelnde Lungenentzündung (Pneumonie). Eine Zeitbombe, die auch noch nach vielen Stunden den Tod verursachen kann – er kann aber verhindert werden. Wäre der Verletzte einfach auf die Seite gedreht und der Kopf überstreckt worden, hätte er überlebt! Eine einfache Sache – sie entscheidet aber über Leben und Tod. Diese so elementare und überlebenswichtige Lagerungsart des Patienten nennt sich »stabile Seitenlage«. Erbricht ein Verletzter, dann kann das Erbrochene ungehindert abfließen, da der Kopf an tiefster Stelle liegt. Einer Aspiration wird wirksam vorgebeugt.
Durch das Überstrecken des Kopfes wird gleichzeitig verhindert, daß die Zunge zurückfällt und die Atemwege verlegt. Diese Lagerung muß immer bei bewußtlosen Personen oder bewußtseinsgetrübten Personen angewandt werden, da die Schutzreflexe – wie Husten und dergleichen – ausgefallen sind und diese Menschen somit in höchster Lebensgefahr schweben. Sie sollten grundsätzlich den bewußtlosen Verletzten immer in die stabile Seitenlage bringen, auch wenn Sie bei ihm bleiben.

Wie Sie eine stabile Seitenlage herstellen, entnehmen Sie bitte den Abbildungen 1 bis 4. Besser ist es aber, wenn Sie diese Technik, wie so viele andere auch, in einem unserer Kurse erlernen. Hier kann

Sie der Ausbilder korrigieren und Ihnen die letzten Kniffe zeigen, um die Technik zu perfektionieren.
Es sind schon Personen gestorben, bei denen der Helfer dabeisaß und nicht bemerkte, daß die Atemwege verlegt waren: unverzeihlich, solch ein Fehler. Begehen Sie ihn nie! Vor allem nicht mehr, wenn Sie dieses Buch gelesen haben. Dann gibt es für Sie keine Ausrede mehr. Kontrollieren Sie die Atmung so oft wie möglich.

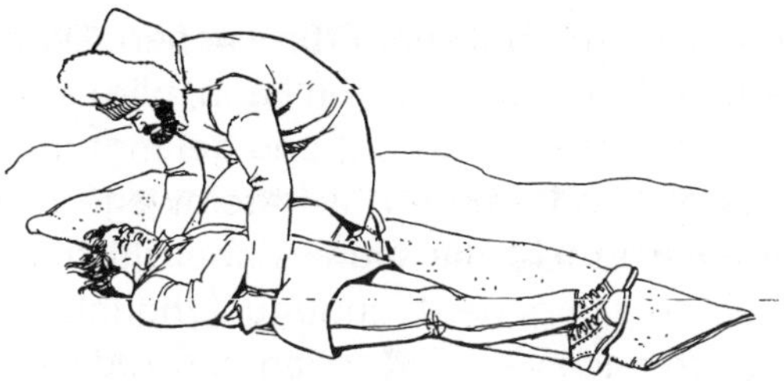

Abb. 1: Der Patient wird zum Überrollen vorbereitet

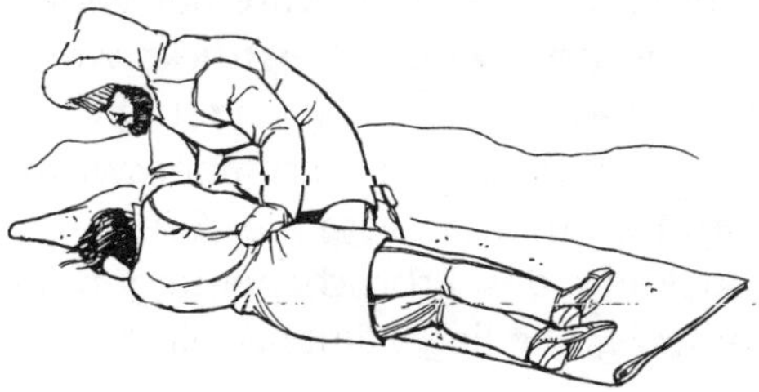

Abb. 2: Überrollen des Patienten

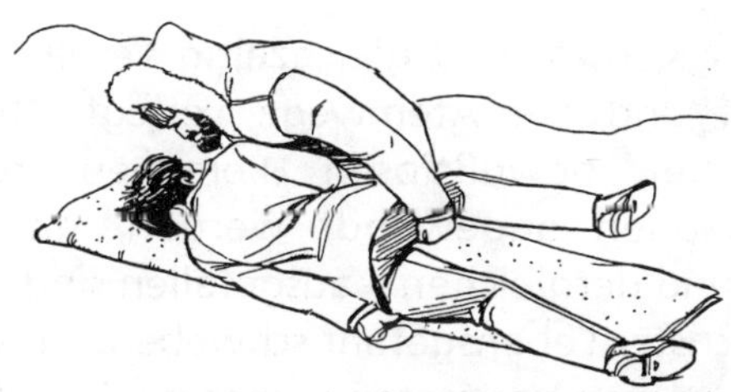

Abb. 3: Das Bein wird in Position gebracht

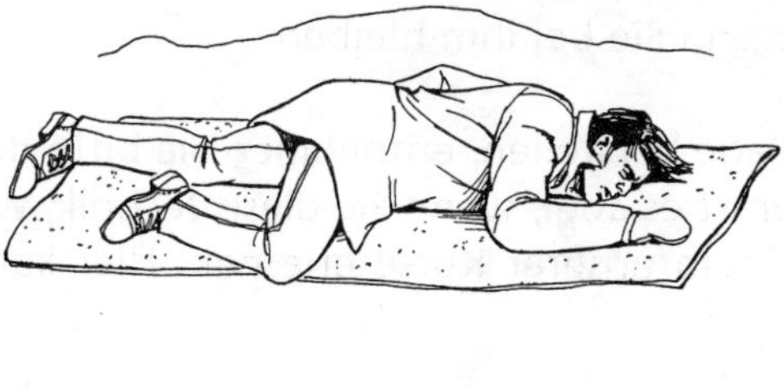

Abb. 4: Endposition des Verletzten

Bei Atemproblemen sollten Sie den Patienten (solange er bei Bewußtsein ist) unbedingt halbsitzend lagern, um ihm die Atmung zu erleichtern: In flacher Lage kann man nur schwer atmen.
Zusätzlich kann sich der Patient mit den Unterarmen aufstützen, um die Atemhilfsmuskulatur voll nutzen zu können (Abb. 5). In aller Regel wird ein Patient, der bei Bewußsein ist, immer die Position einnehmen, die für ihn am besten ist – zwingen Sie ihn nicht in eine andere Position. Und wenn eine Person bewußtlos ist, dann kommt sie sowieso in die stabile Seitenlage oder, wenn sie beatmet wird, auf den Rücken.

In der Ersten Hilfe steht die Kontrolle der Atmung nach der Kontrolle des Bewußtseins an oberster Stelle.

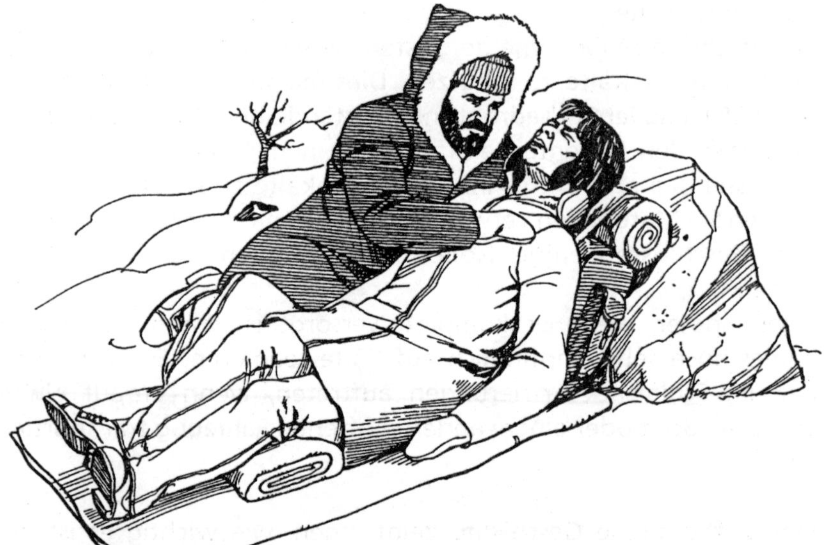

Abb. 5: Die halbsitzende Lagerung erleichtert die Atmung

Kälteprobleme

Unser Körper benötigt Wärme genauso dringend wie Sauerstoff. Eigentlich ist es der verbrannte Sauerstoff, welcher die Wärme in unserem Körper erzeugt. Fällt die Körperkerntemperatur um nur wenige Grade, dann funktionieren unsere Organe und das Gehirn nicht mehr richtig. Fällt unsere Körpertemperatur auf das Temperaturniveau eines warmen Sommertages, so kann dies für uns den Tod bedeuten.
Ist eine Person krank oder verletzt, so ist sie anfälliger für Kälte und friert auch wesentlich stärker. Unterkühlung und Erfrierungen können die Folge sein.
In warmen Klimagebieten hat die Erhaltung der Körperwärme einen festen Platz in der Ersten Hilfe. Wieviel wichtiger ist es somit im Norden, für den Erhalt der Körperwärme zu sorgen. Selbst im Hochsommer kann man die nördlichen Gefilde nur sehr selten als warm bezeichnen.
Eine wichtige Maßnahme der Ersten-Hilfe-Extrem ist es somit, den Verletzten vor Kälte zu schützen. Dies müssen Sie sofort machen, sobald Sie alle lebensbedrohlichen Zustände beseitigt haben. Meist muß man den Patienten einfach mit einem Schlafsack zudecken. Vergessen Sie aber nicht, ihn vor Bodenkälte zu schützen. Hierfür müssen Sie Materialien verwenden, die sich nicht komprimieren lassen. Geschlossenzellige Isoliermatten eignen sich hierfür am besten.
Selbst später, wenn er komplett versorgt ist, kann der Patient immer noch sehr empfindlich auf Kälte reagieren. Es ist möglich, daß im Schlafsack Erfrierungen auftreten, wenn er auf einem Schlitten, Boot oder einem anderen offenen Fahrzeug transportiert wird.

Eine authentische Geschichte zeigt Ihnen, wie wichtig es ist, die Patienten vor Kälte zu schützen. Fünf Leute auf Ski wurden in den Bergen durch schlechtes Wetter überrascht. Einer hatte eine Magen-Darm-Grippe (Gastroenteritis), und so entschieden Sie ein

Camp aufzuschlagen. In der Nacht schneite es heftig. Am nächsten Morgen war der Mann immer noch krank und der Schnee zu tief, als daß er hätte weitergehen können. Die restlichen vier Personen der Gruppe beschlossen, zurück zur Stadt zu gehen, um Hilfe zu holen. Sie packten den Kranken in zwei dicke Daunenschlafsäcke, ließen ihm Nahrung und einen Kocher zurück.
Das Zelt war sehr gut und somit konnte eigentlich nichts passieren. Zwei Tage später erreichte die Rettungsmannschaft das Zelt. Der zurückgelassene Mann war schon seit ungefähr einem Tag tot. Er starb an einer Unterkühlung und das, obwohl er außer der Magen-Darm-Grippe gesund war.
In seinem geschwächten Zustand war der Körper nicht in der Lage gewesen, genug Wärme zu produzieren; obwohl der Patient in zwei Schlafsäcke eingepackt war.
Lesen Sie das Kapitel über Unterkühlungen sorgfältig und seien Sie immer bereit, Unterkühlungen zu bekämpfen.

Schock

Umgangssprachlich gibt es eine ganze Reihe von Bedeutungen des Begriffes »Schock«. Meist wird ein Schock mit dem Begriff »Schreck« in Zusammenhang gebracht. Dies ist aber nur ein kleiner Teil der Wahrheit. Per Definition ist ein Schock das akute Mißverhältnis zwischen angebotener und benötigter Sauerstoffmenge in den Zellen mit nachfolgender Störung der Zellfunktionen, was unbehandelt zum Tode führen kann.
Bei einem Schock handelt es sich um einen lebensbedrohlichen Notfall, der in der Stadt umgehend von Rettungssanitätern und dem Notarzt, in einer Erste-Hilfe-Extrem-Situation vom Ersthelfer bekämpft werden muß. Trotz unterschiedlicher Ursachen eines Schocks geht es eigentlich immer nur um die Folge der gestörten Sauerstoffversorgung jeder einzelnen Körperzelle.
Das Schockgeschehen soll hier zunächst am Prototyp des Schocks, dem Volumenmangelschock, besprochen werden.

Volumenmangelschock

Der Flüssigkeitsverlust beim Blutmangelschock kann ausgelöst werden durch:

- Blutungen, bei denen feste und flüssige Blutbestandteile dem Kreislauf verlorengehen.
  Wasserverlust, hierbei geht Flüssigkeit über den Verdauungstrakt verloren, bevor sie aufgenommen wird (Erbrechen, Durchfall), oder nach dem sie übermäßig ausgeschieden wird (z. B. bei Hitzeerschöpfung oder Fieber).

Der Körper reagiert auf diesen Volumenverlust mit einer verstärkten Adrenalinausschüttung mit der folgenden Wirkung:

- Pulssteigerung, so daß das Blut schneller durch den Körperkreislauf gepumpt wird. Dies soll die Sauersoffversorgung in den Zellen verbessern.
- Zusammenziehen (Konstriktion) aller Gefäße in der Haut, den Muskeln, Nieren etc., um das Herz und Gehirn besser zu durch bluten. Durch diese Maßnahmen bleibt der Blutdruck durch den erhöhten peripheren Widerstand lange auf seinem Normalwert.
- Weitstellung der Bronchien, wodurch eine bessere Ventilation (Belüftung) der Lungen und eine verbesserte Sauerstoffaufnahme erreicht wird.

Entscheidend für den Schockverlauf sind die Vorgänge im Bereich der Kapillaren. Vor und hinter einem Kapillarbereich befinden sich Ringmuskeln (Sphinkter), welche die Durchblutung in dem dazwischenliegenden Gefäßabschnitt steuern. Dieser Muskel wird durch die Adrenalinausschüttung während des Schockgeschehens eng gestellt. Durch die Sauerstoffunterversorgung und dem damit verbundenen Anfall von Abfallprodukten (Übersäuerung = Azidose) wird dieser Muskel im weiteren Verlauf des Geschehens wieder weit gestellt. Diese Sauerstoffunterversorgung kann bei einer unzureichenden Durchblutung sehr schnell auftreten.

Das Schockgeschehen läßt sich wie folgt aufteilen: Im Stadium der Kompensation kommt es nach der Adrenalinausschüttung zur Zentralisation des Kreislaufes (d.h. alles Blut wird von den Extremitäten in den Rumpf zurückgezogen) durch Zusammenziehen der vor- und nachgeschalteten Gefäß-Muskulatur. Daraus ergeben sich für den Körper kurzzeitige Vorteile, längerfristig aber auch Nachteile (siehe Abbildung 6). Dauert die Kompensation an, so wird lokal der Sauerstoffmangel und damit die Übersäuerung immer größer– der adrenalinbedingte Zustand läßt sich nicht mehr halten. Es kommt zum Erschlaffen der vorgeschalteten Gefäß-Muskulatur, während die nachgeschaltene Ring-Muskulatur der Gefäße noch geschlossen ist. Diesen Zustand bezeichnet man als Dekompensation (siehe Abbildung 7).

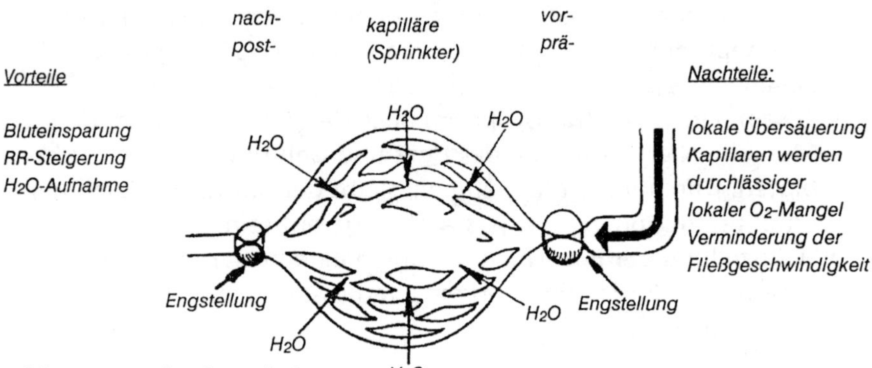

Abb. 6: Das Schockgeschehen

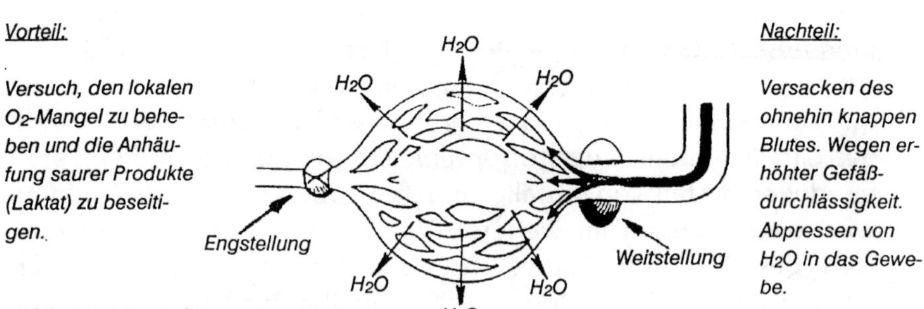

Abb. 7: Die Dekompensation

SCHLUßFOLGERUNG

Die vorerst sinnvolle Kreislaufzentralisation führt über längere Dauer durch die periphere Minderdurchblutung zu einer Strömungsverlangsamung bis hin zum Stillstand des Blutflusses in den Kapillaren mit Zusammenballung von Thrombozyten und Erythrozyten (Sludge-Bildung) und Mikrothrombenbildung in einzelnen Organen (Leber, Lunge, Nieren), welche sich bei Fortbestehen der Unterversorgung zu Schockorganen mit irreversiblen Schäden entwickeln. Die mangelnde Sauerstoffversorgung der Gewebe bewirkt eine Energiegewinnung ohne Sauerstoff (anaerobe Glykolyse) mit Bildung von Milchsäure.

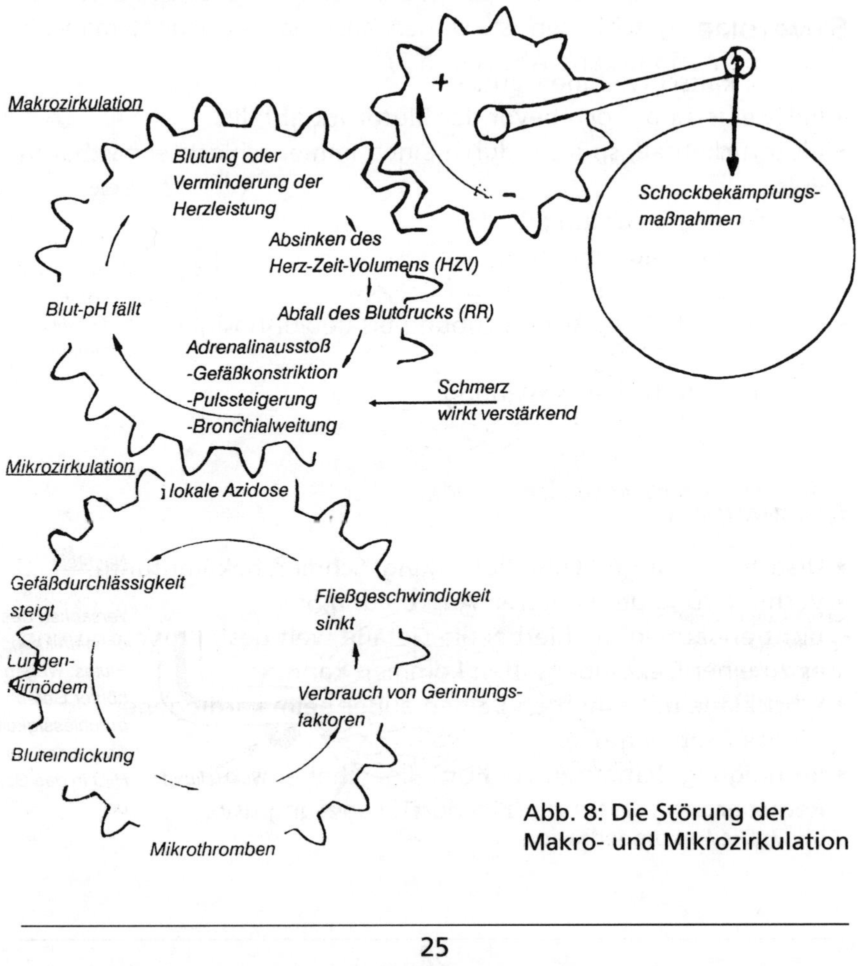

Abb. 8: Die Störung der Makro- und Mikrozirkulation

Die dadurch entstehende Anhäufung saurer Stoffwechselprodukte bewirkt eine Veränderung der Kapillardurchlässigkeit mit Verlust von intravasaler Flüssigkeit, somit eine weitere Verminderung des venösen Rückflusses und damit der durch das Herz gepumpten Blutmenge pro Minute (Herzminutenvolumen). Zusätzlich kommt es zu einer Beeinträchtigung der Lungendurchblutung und damit zu einer Störung des äußeren Gasaustausches, welche den Sauerstoffmangel (Hypoxie) verstärkt. Dies ist in der Abbildung 8 dargestellt.

Symptome

- Blasse, kaltschweißige Haut.
- Pulssteigerung, noch bevor der Blutdruck abfällt.
- Blutdruckabfall, spürbar durch einen immer schlechter tastbaren Puls.
- Beschleunigte Atmung.
- Frieren, evt. Muskelzittern.
- Starkes Durstgefühl.
- Verwirrtheit, Bewußtseinstrübung bis Bewußtlosigkeit, Angst.
- Verminderte Urinausscheidung.

Maßnahmen

- Ursache beseitigen (z.B. Blutstillung, Schmerzbekämpfung).
- Verhinderung der weiteren Auskühlung,
  nicht erwärmen, da hierbei die Gefäße weit gestellt werden und es zu einer Dekompensation kommen kann.
- Schocklage mit erhöhten Beinen außer beim kardiogenen Schock (Abb. 9 a-b-c).
- Beruhigung; Patienten vom Unfallgeschehen schützen, Reduzierung von Schmerzen durch Lagerung usw.

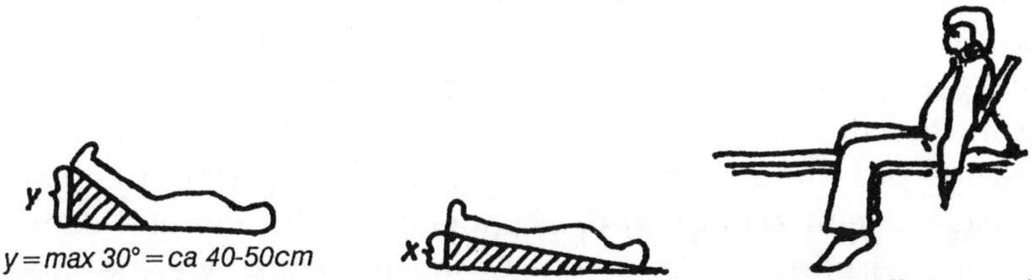

Abb. 9a, b, c: Die Schocklagerung

Ähnlich wie beim Volumenmangelschock ist der Krankheitsverlauf auch bei anderen Schockformen. Je nach Ursache werden sie anders benannt:

- Neurogener Schock = durch Versagen der zentralnervösen Gefäßregulation. Hierbei geht zwar dem Körper kein Blut verloren, aber durch die weitgestellten Blutgefäße versackt das Blut und kann somit seine Aufgabe nicht mehr erfüllen.
- Anaphylaktischer Schock = durch eine Gefäßerweiterung auf Grund einer Überreaktion (Medikamente, Nahrungsmittel, Insektengifte)
- Toxisch-septischer Schock = durch Giftstoffe hervorgerufen.

Eine gesonderte Stellung nimmt der kardiogene Schock ein. Bei dieser Schockform ist das Herz durch einen Herzinfarkt oder ähnliche Faktoren gestört und kann die benötigte Blutmenge nicht mehr in den Kreislauf pumpen.

Maßnahmen

- Keine Schocklage! Der Patient muß halbsitzend mit herabhängenden Beinen (wenn möglich) gelagert werden.

Kontrollieren Sie ständig den Puls des Patienten. Der Patient darf sich auf keinen Fall auf irgendeine Weise anstrengen. Als einzige Möglichkeit ihn zu evakuieren, bleibt die Luftrettung.

Austrocknung (Dehydratation)

Meist ist Dehydratation kein Thema bei der Ersten Hilfe in der Stadt. Auf Tour betrifft dieses Thema uns öfter als wir denken. Dehydratation ist ein Zustand der entsteht, wenn der Körper mehr Wasser verliert als ihm zugeführt wird.

URSACHEN

- Es wird nicht genug getrunken.
- Die Haut verliert durch Schwitzen zu viel Wasser.
- Der Körper verliert zu viel Wasser durch die Lunge (Verdunstung).
- Durchfall oder Erbrechen stören den Wasserhaushalt.

Wegen der trockenen und kalten Luft in nördlichen Gebieten verliert der Körper sehr schnell Wasser durch Verdunstung. Die Dehydratation als solche ist aber meist nicht das Hauptproblem, sondern erst die Kombination mit anderen Problemen führt zu einem bedrohlichen Zustand.

Nehmen Sie an, daß ein Jäger fünf Prozent seines Blutvolumens durch Dehydratation verloren hat. Der Körper wird, wie auch bei einem Schock, die Blutversorgung zur Haut reduzieren und damit den Flüssigkeitsverlust ausgleichen. Dadurch wird die Haut kälter und wesentlich anfälliger für Erfrierungen. Nehmen Sie an, der gleiche Jäger ist verletzt und verliert Blut. Da er schon ein vermindertes Blutvolumen hat, führt schon ein zusätzlicher kleiner Blutverlust zu einem Schock. Nehmen Sie weiter an, daß der gleiche Jäger eine Brustkorbverletzung oder eine Lungenentzündung hat.

Da die Körperflüssigkeiten mehr und mehr durch Dehydration eingedickt sind, wird es für den Jäger sehr schwer, die sich in der Lunge ansammelnden zähen Flüssigkeiten abzuhusten.

Symptome

Eine leicht dehydrierte Person kann einen Teil oder alle der nachfolgenden Symptome zeigen:

- Durst
- Eine trockene Zunge
- Unbehagen
- Abgeschlagenheit, Trägheit
- Übelkeit
- Blasse, kühle Haut
- Schneller Puls
- Zusammengedrückte Hautfalten glätten sich nur langsam
- Wenig Urin, meist sehr dunkel gefärbt und intensiv riechend

Eine gesunde Person mit entsprechender Flüssigkeitsaufnahme scheidet mindestens 1000 ml Urin innerhalb von 24 Stunden aus. Weint ein Baby ohne Tränen, dann untersuchen Sie es auf eine mögliche Dehydratation hin.

Maßnahmen

- Flüssigkeitszufuhr
- Flüssigkeitszufuhr
- Flüssigkeitszufuhr

2

Vorgehensweise am Unfallort

Die 10 richtigen Schritte

1. Erste Informationen

Stellen Sie sich bitte vor, Sie werden von einem Mitglied Ihrer Gruppe in der Nacht im Zelt geweckt. Sie befinden sich auf einer Tour im Westen Kanadas im Herbst:

»Lisa ist den Abhang hinter dem Camp hinuntergestürzt. Ihr Handtuch wurde vom Wind erfaßt und sie hat versucht es zu retten, wobei Sie zu nahe an die Felsen gekommen ist und mit einer ganzen Geröllawine hinunterstürzte.«

Diese ersten Informationen von einem Gruppenmitglied geben schon Hinweise auf die Art von Verletzungen, die Sie antreffen werden. Ein Absturz ist meist mit Bewußtlosigkeit und mit multiplen Frakturen verbunden. Durch das mitabgegangene Geröll kann zusätzlich eine Verlegung der Atemwege verursacht werden und eine stark blutende Wunde vorliegen. Für Sie heißt das, möglichst Ihre ganze Erste-Hilfe-Ausrüstung mitzunehmen. Da es Herbst ist und in Kanada die Nachttemperaturen nahe dem Gefrierpunkt liegen, nehmen Sie außerdem einen Schlafsack mit, um die Verletzte warm zu halten. Sie selbst ziehen ebenfalls eine warme Jacke an, denn wenn man selbst vor Kälte zittert, ist es ziemlich schwierig einen Patienten zu untersuchen. Da es dunkel ist, packen Sie außerdem noch Taschenlampe und die Gaslampe des Zeltes ein. Sie bitten zwei weitere Gruppenmitglieder mitzukommen und die Ausrüstung zu tragen. Versuchen Sie so zur Unfallstelle zu gehen, daß Sie mit normalem Atem und nicht am ganzen Körper bebend ankommen.

2. Erste Vorkehrungen

Vorsichtig die Absturzstelle anschauen. Wenn Sie hier hinuntergehen würden, wären Sie zwar sehr schnell bei der Verletzten, würden sich und die beiden Helfer aber dem Risiko aussetzen, dasselbe Unglück wie Lisa zu erleiden und außerdem die Verletzte mit zusätzlichen Steinen und Geröll gefährden. Sie wählen somit den sicheren Weg, auch wenn er etwas länger dauert.

3. Eigenschutz

Vermeiden Sie alles, was Sie selbst in Gefahr bringen kann. Der Verletzte braucht einen gesunden Ersthelfer und möchte nicht von einem anderen Verletzten versorgt werden!

4. Schutz des Verletzten

Vermeiden Sie alles, was dem Verletzten einen zusätzlichen Schaden zufügen kann.

Bei der Verletzten angekommen, sehen Sie, daß weitere Steine den Hang herunterkommen und eine Gefahr für das Rettungsteam und die Patientin besteht. Sie nehmen die Verletzte und transportieren sie vorsichtig aus dem Gefahrenbereich hinaus.

5. Absichern

Einer drohenden Gefahr rechtzeitig aus dem Weg zu gehen ist wichtig. Es wäre fatal, wenn das Hilfsteam durch eine weitere Geröllawine verletzt werden und somit handlungsunfähig würde. Sicherheit geht vor!

6. Erster Eindruck vom Verletzten

Sie haben nun die Unfallstelle abgesichert und schauen die Verletzte an. Sie ist blaß, hat die Augen geschlossen und zeigt Schürfwunden im Gesicht. Das linke Hosenbein der Jogginghose ist halb aufgerissen und zeigt einen zerschundenen Fuß in einer abnormen Lage.

7. Ansprechen

Sie sprechen die Verletzte an: »Lisa, mach die Augen auf. Schau mich an.« Die Verletzte reagiert nicht. Sie tätscheln leicht ihre Wange mit Ihrer Hand und wiederholen die obige Aufforderung. Ein leichtes Stöhnen geht von der Patientin aus. Sie kneifen die Patientin in den Oberarm und erhalten eine klare Abwehrbewegung des Armes in Ihre Richtung. Nun wissen Sie, daß Lisa zwar bewußtlos ist, aber nicht sehr tief.

Das Ansprechen beinhaltet das Setzen eines Schmerzreizes, um die Tiefe der Bewußtlosigkeit festzustellen.

8. Atmung testen

Sie fahren fort, indem Sie die Atmung fühlen und hören. Lisa atmet gleichmäßig, wenn auch flach.

9. Puls fühlen

Als nächstes tasten Sie den Puls der Hand (Radialispuls) und zählen 15 Sekunden die Pulsschläge. Das Ergebnis multiplizieren Sie mit vier. So bekommen Sie den Pulswert pro Minute. Der Puls beträgt 150 Schläge pro Minute und ist schwierig zu tasten.

10. Pupillen testen

Sie nehmen Ihre Taschenlampe und testen die Pupillen. Die Reaktion der Pupillen ist unterschiedlich und die rechte Pupille bleibt größer als die linke. Nun schauen Sie den Rest des Körpers an. Gehen Sie hierzu vor, wie unter »Bodycheck« beschrieben.

Stoppen wir hier einmal das angenommene Fallbeispiel in den Bergen von Kanada und gehen die Punkte einzeln durch. Es handelt sich hier um eine der wichtigsten Fertigkeiten des Buches. Das Untersuchen eines Patienten um die Situation und die Gefährdung des Patienten beurteilen zu können. Was hilft Ihnen all Ihre Kenntnis, wenn Sie nicht herausfinden können, was der Patient hat? Es wurden schon viele unnötige Evakuierungen vorgenommen, weil ein Verletzter nicht genau untersucht wurde.

Andersherum hat es schon viele Notfälle gegeben, die sich fatal entwickelt haben, da der Patient nicht genau angeschaut und beurteilt wurde.

Wie soll man sich das alles merken?

Um dies zu vereinfachen, teilt man die Untersuchungen in verschiedene Teile auf. Mit Sicherheit können Sie an dieser Stelle des Buches oder Kurses noch nicht sehr viele Schlüsse ziehen. Aber mit jeder Verletzung und Versorgung, die Sie in diesem Buch lernen, werden Sie immer klarer sehen, auf was bei der Untersuchung geachtet werden muß.

An diesem Punkt aber müssen Sie das beschriebene Schema beherrschen. Ohne geht es nicht. Sonst vergessen Sie in der Hektik einer Erste-Hilfe-Situation wichtige Punkte und ziehen falsche Schlüsse. Konzentrieren Sie sich jetzt nur auf diese Fertigkeit. Vergessen Sie den Rest des Buches. Sie müssen erst das Vorgehen am Unfallort beherrschen. Bei Tag und Nacht, auf See und in den Bergen, in der Sonne und im Schnee – immer!

Zu den Schritten 1 und 2 (Erste Informationen, erste Vorkehrungen)

Im Rettungsdienst bekommt der Rettungswagen seine ersten Informationen bei der Alarmierung. Weitere Informationen werden über Funk an das Team während der Anfahrt durchgegeben. Auch wenn es meist nicht sehr viel ist, kann man entscheidend davon profitieren. Zum einen hat der Sanitäter die Möglichkeit sich auf die Verletzungen psychisch einzustellen. Weiterhin kann man Vorgehensweisen am Unfallort diskutieren und sich nochmals die verletzungsspezifischen Symptome vor Augen halten.

So sollten auch Sie es machen. Die ersten Informationen sind wichtig für Sie. Fragen Sie, ob die Person die Augen offen hat und sich bewegt oder nicht. Lassen Sie sich den Unfallhergang schildern, während Sie die benötigten Sachen zusammenpacken und sich bereit machen.

Nehmen Sie alles mit, was Sie benötigen könnten. Nichts ist ärgerlicher, als Leute x-mal zurückzuschicken, um Sachen zu holen, die diese unter Umständen überhaupt nicht finden.
Hierzu gehört, daß Sie Ihre Dinge organisiert und griffbereit halten. Ein Erste-Hilfe-Set nützt nichts, wenn es in der Tiefe des 130 Liter Rucksackes versteckt ist und die Taschenlampe keine Batterien oder ein kaputtes Birnchen hat. Denken Sie an Wetterschutz und Wärmeerhaltung, falls ein Patient nicht transportiert werden kann. Das Zusammenpacken sollte nur wenige Minuten dauern. Versuchen Sie die Last des Tragens einem Begleiter aufzubürden, um nicht halb erschöpft und zitternd an der Unfallstelle anzukommen. Es macht einen wenig beruhigenden Eindruck auf den Patienten, wenn man mit flatternden, kalten Händen qualifizierte Hilfe leisten will. Halten Sie auch Ihr entsetztes Gesicht im Zaum. Mag der Verletzte noch so schrecklich aussehen, ein Ausdruck des Entsetzens auf Ihrem Gesicht wird die Angst des Patienten verstärken.
Aus diesem Grunde ist die Vorinformation wichtig, damit man sich ungefähr vorstellen kann, was einen an der Unfallstelle erwartet und somit nicht überrascht wird.
Erste Informationen geben Ihnen auch mögliche Aufschlüsse über Gefahrenquellen. In unserem Beispiel haben Sie auf diesem Wege erfahren, daß das Geröll am Abhang sehr leicht in Bewegung gebracht werden kann. Geröllawinen können Ihre Arbeit behindern sowie den Verletzten weiterhin gefährden. Damit wird ziemlich klar, daß die Verletzte von der Unfallstelle weggebracht werden muß. Aus diesem Grunde nehmen Sie genug Hilfe mit, um die Rettung aus dem Gefahrenbereich möglichst schonend und schnell bewerkstelligen zu können.
Sie sehen, diese ersten Informationen geben Ihnen eine Vielzahl an Hinweisen, die allerdings innerhalb von Sekunden verarbeitet werden müssen. Verpassen Sie nicht diese erste Chance, durch frühe Information gute Erste Hilfe zu leisten.

Zu den Schritten 3 bis 5 (Eigenschutz, Schutz des Verletzten, Absichern)

Sicherheit ist das Hauptziel bei jeder Hilfsaktion. Wem nützt es, wenn sie hektisch zu Hilfe eilen und selber in die gleiche Falle rennen wie das Opfer. Sie wären nun selbst verletzt und könnten weder der verletzten Person Hilfe leisten noch sich selbst helfen. Vielleicht sind Sie der einzige der Gruppe, der über weitergehende Erste-Hilfe-Kenntnisse verfügt. Vielleicht ist auch sonst niemand da, der dann auch Ihnen helfen kann:

Eigenschutz geht immer vor.

In unserem Beispiel dürfen Sie somit nicht den schnellen und gefährlichen Weg, sondern müssen den sicheren wählen, auch wenn er etwas mehr Zeit benötigt.

An der Unfallstelle sehen Sie eine drohende Gefahr. Der Verletzte und die Helfer können an diesem Platz auf keinen Fall bleiben ohne die eigene Gesundheit oder ihr Leben zu gefährden. Man muß weg! Egal wie schwer die Verletzungen sind, der Verletzte muß so schnell und vorsichtig wie möglich an einen sicheren Ort gebracht werden. Nachlawinen, Steinschlag, Wasser, Feuer usw. können Gründe sein, die Unfallstelle so schnell wie möglich zu räumen.

Viele Kursbesucher von herkömmlichen Erste-Hilfe-Kursen schreien hier entrüstet auf, wenn ich Ihnen sage, daß der Verletzte z.B. zuerst von einer Straße weg muß, wenn Gefahr durch weitere Fahrzeuge droht. »Was ist aber, wenn er eine Wirbelsäulenverletzung hat, der bleibt ja für immer gelähmt? Damit mache ich ja alles noch schlimmer!« Das sind die häufigsten Einwände. Und alle haben recht.

Aber hier muß man den Weg des kleineren Übels wählen. Liegt z.B. ein Motorradfahrer auf der Straße, so hat man zwei Möglichkeiten:

1. Man läßt den Motorradfahrer auf der Straße liegen, um eine Verschlimmerung der Verletzungen durch Bewegung zu vermeiden. Die Wahrscheinlichkeit, daß aber ein nachfolgender

Autofahrer in den Verletzten und die Helfer hineinfährt ist sehr hoch. Dann haben wir einen toten Verletzten (mit keinen weiteren durch Bewegung verschlimmerten Verletzungen, aber tot!) und verletzte oder tote Helfer. War es das wert?

2. Wir transportieren den Verletzten schonend aber schnell aus dem Gefahrenbereich heraus. Es kann sein, daß hierdurch ein Knochenbruch schlimmer wird oder bei einer verletzten Wirbelsäule Nerven eingeklemmt werden, was zu Lähmungen führen kann. Aber der Verletzte lebt! Die Helfer sind unverletzt! Man kann dem Verunglückten helfen!

Welche Möglichkeit ist nun die bessere? Ich hoffe, daß niemand mehr die erste Möglichkeit wählt! Aus diesem Grunde:
Transportieren Sie den Verletzten aus dem Gefahrenbereich.
Ein weiterer Punkt, der einen schnellen Transport nötig macht, noch bevor die Untersuchung beginnt, ist die Einwirkung von Wetterfaktoren. Es ist unmöglich bei -40°C und Sturm den Verletzten zu untersuchen oder auch nur irgend ein Kleidungsstück zu öffnen. Sie können weder Puls noch Atmung kontrollieren. Ziehen Sie auch nur für Sekunden Ihre Handschuhe aus, sind die Finger gefühllos und können erfrieren. Der Verletzte ist extrem unterkühlungsgefährdet.
Bevor Sie hier irgend etwas ausrichten können, müssen Sie einen Wetterschutz haben. Ein Zelt, Windschutz, Feuer, Hütte, Biwaksack oder was auch immer. Dann erst können Sie anfangen, den Patienten zu untersuchen. Es geht zwar wertvolle Zeit verloren, aber es bleibt Ihnen keine Wahl.
Haben Sie den Gefahrenbereich verlassen, stellen Sie sicher, daß keine neue Gefahr auftritt oder eine andere Person sich in Gefahr begibt. Auf der Straße ist es das Absichern mit einem Warndreieck. In der Wildnis z.B. das Sichern einer Passage mit einem Seil!

Zu Schritt 6 (Erster Eindruck)
Nun haben Sie alles getan, um in Ruhe den Patienten zu untersuchen. Während dieser Aktionen haben Sie schon einen ersten

Eindruck gewonnen. Liegt der Patient in einer abnormen Lage, wie sieht die Haut aus?

Zu Schritt 7 (Ansprechen)

Nun fangen Sie an das Bewußtsein zu testen. Sagen Sie zum Patienten etwas, das eine Antwort oder Reaktion verlangt, wie z.B.: »Lisa, mach die Augen auf und schau mich an«. Falls Sie hierauf keine Antwort bekommen, unterstreichen Sie ihre Aufforderung mit einem leichten Tätscheln der Wange oder Rütteln an den Schultern.

Bekommen Sie dann noch immer keine Reaktion, kneifen Sie einmal kräftig in den Oberarm. Reagiert der Verletzte auf diesen Schmerzreiz immer noch nicht, wissen Sie, daß eine tiefe Bewußtlosigkeit vorliegt.

Dazwischen gibt es natürlich alle Arten von Reaktionen, von einer gezielten bis zu einer ungeziehlten Abwehrbewegung der Hand.

Haben Sie auf alle Testmaßnahmen keine oder eine nur sehr schwache Reaktion bekommen, dann fahren Sie mit dem Testen der restlichen Vitalfunktionen fort.

Zu Schritt 8 (Atmung testen)

Legen Sie eine Hand auf Bauch und Brustkorb des Verletzten und versuchen Sie die Atembewegungen zu fühlen und gleichzeitig zu hören. Bleiben Sie mindestens 5-10 Sekunden mit den Händen liegen, da die Atmung gerade in Kälte sehr stark reduziert sein kann. Durch eine dicke Daunenjacke werden Sie sicherlich nichts mitbekommen. Kämpfen Sie sich aus diesem Grunde bis zu einer dünneren Kleiderschicht durch. Wenn mehr als ein T-Shirt oder ein dünner Pulli zwischen Ihrer Hand und dem Patienten ist, kann es sein, daß Sie nicht alle Atembewegungen richtig wahrnehmen können.

Zu Schritt 9 (Puls fühlen)

Ist keine Atmung vorhanden, gehen Sie zum Puls über bzw. kontrollieren Sie den Puls immer, da er wichtige Aufschlüsse gibt. Falls am Handgelenk (Radialispuls) kein Puls zu fühlen ist, gehen Sie zum Carotispuls (Halsschlagader) über. Sind weder Puls noch Atmung vorhanden, fangen Sie mit der Herz-Lungen-Wiederbelebung an.

Zu Schritt 10 (Pupillen testen)

Wichtig für uns ist zu wissen, ob die Pupillen sich auf Licht zusammenziehen oder nicht. Leuchten Sie hierzu mit einer kleinen Taschenlampe in das Auge und beobachten Sie, ob sich die Pupille zusammenzieht. Bei heller Sonne reicht es auch, das Auge für einige Sekunden abzudecken. Nehmen Sie dann plötzlich die Hand weg, können Sie beobachten, ob sich die Pupille kontrahiert. Vergleichen Sie auch die Pupillen beider Augen. Sind sie gleich groß? Oder sind die Pupillen auf der linken und rechten Seite von unterschiedlicher Größe?

Bis hierher reicht die elementare Erstuntersuchung (Schema I). Sollten bis zu diesem Punkt alle Vitalfunktionen vorhanden sein, dann geht es mit Schema II weiter. Dieses Schema wird in dem Kapitel »Was fehlt dem Verletzten eigentlich?« behandelt.

Nachfolgend nochmals eine Übersicht.

Vorgehen am Unfallort:

1. Erste Informationen verwerten
2. Vorkehrungen treffen
3. Eigenschutz
4. Schutz des Verletzten
5. Absichern
6. Erster Eindruck
7. Ansprechen
8. Atmung testen (Abb. 10 und 11)
9. Puls fühlen (Abb. 12)
10. Pupillen testen

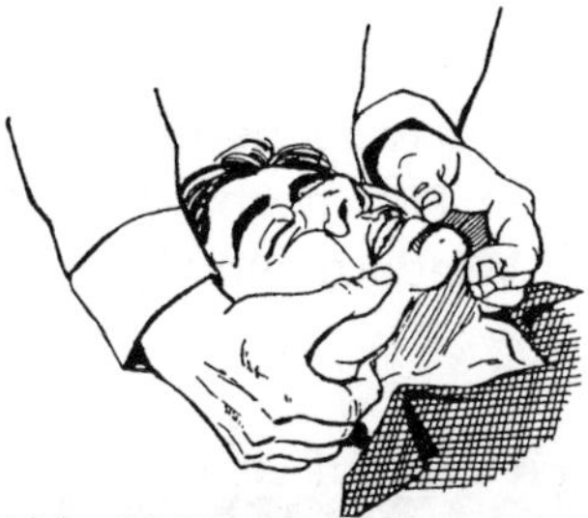

Abb. 10 Die Atemwege werden geöffnet, indem der Unterkiefer nach vorne und oben geschoben wird, ohne den Kopf zu überstrecken

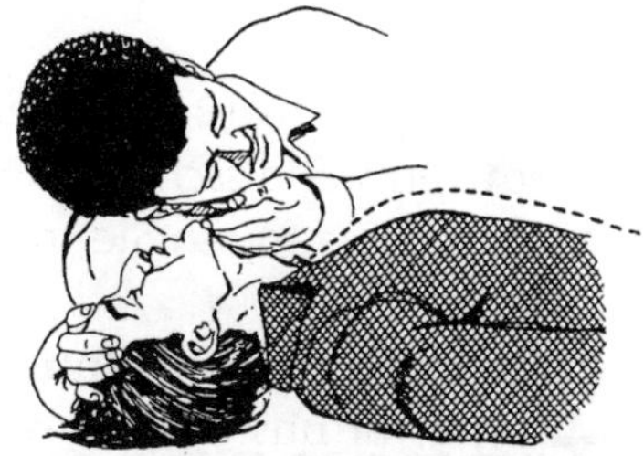

Abb: 11: Prüfen Sie die Atmung durch Schauen, Hören und Fühlen

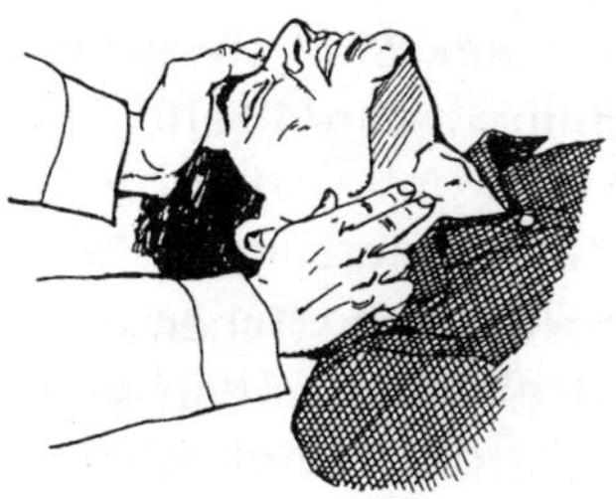

Abb. 12: Tasten Sie den Carotispuls

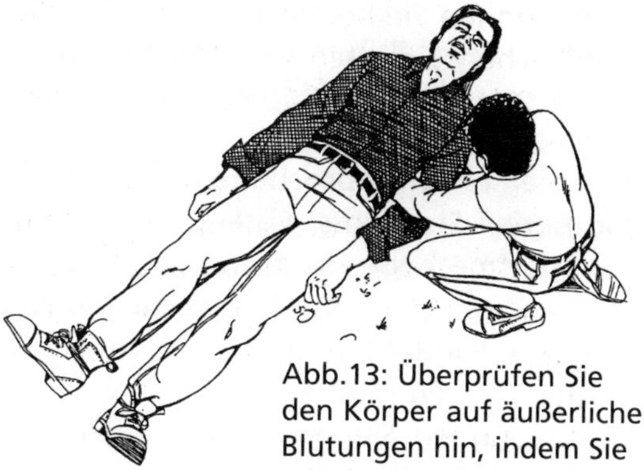

Abb.13: Überprüfen Sie den Körper auf äußerliche Blutungen hin, indem Sie mit der Hand unter den Verletzten fassen.

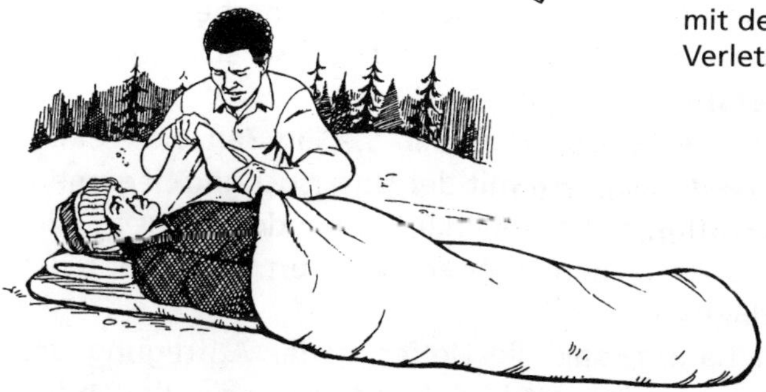

Abb. 14: Vermeiden Sie, daß der Verletzte friert

Lesen Sie sich bitte die einzelnen Kapitel zu den beschriebenen Punkten in diesem Buch durch. Die Punkte des Vorgehens am Unfallort wurden in diesem Kapitel nicht erschöpfend behandelt.

3

Transport eines Verletzten zu einem Unterschlupf

Wenn Sie nun lebensbedrohliche Probleme gelöst haben, muß der Verletzte sorgfältig untersucht werden. Nur so wissen Sie, was mit ihm gemacht werden muß. Wenn es sehr kalt ist, es stark regnet oder stürmt, dann können Sie dies nur in einem Unterschlupf tun. Wenn er einen gebrochenen Fuß oder andere Verletzungen hat, von denen Sie nichts wissen, dann können Sie durch eine falsche Transportmethode die Lage sogar noch verschlimmern. Das beste ist – solange die Sicherheit nicht gefährdet ist durch Steinschlag, Lawinen, Überflutung und dergleichen – den Verletzten am Unglücksort zu untersuchen und vor Ort sofort Erste Hilfe zu leisten. Befinden Sie sich in einer akuten Gefahrensituation, dann bringen Sie sich und den Verletzten sofort in Sicherheit. Handeln Sie schnell, und versuchen Sie, den Verletzten so schonend wie möglich aus der Gefahr zu bringen.
Können Sie vor Ort bleiben, dann bauen Sie ein Zelt oder einen Windschutz für ihn auf, bevor Sie mit der Untersuchung beginnen. Ist der Patient bewußtlos, dann stellen Sie jemanden dafür ab, die Vitalfunktionen zu überwachen, während der Rest der Gruppe das Camp aufbaut.
Es geschieht recht häufig, daß die Helfer in der Aufregung der Hilfeleistung so beschäftigt sind, daß sie die grundlegenden Eigenschutzmaßnahmen vergessen. Vergessen Sie sie aber an diesem Punkt, dann kann es zu spät sein, und Sie bekommen keine Gelegenheit mehr, dieses Versäumnis zu korrigieren. Wollen Sie eine schwere Person schnell anheben, können Sie sich den eigenen

Rücken verletzen. Eilen Sie einer mit Skiern gestürzten Person mit zu hoher Geschwindigkeit entgegen, dann können Sie selber fallen und eine Verletzung davontragen. Solche Unglücke passieren oft – und bei Laien fast immer. Und wer hilft dann wem?

Beobachten Sie einen bewußtlosen Menschen ständig.

Auch wenn der Verletzte bewußtlos ist: Sprechen Sie trotzdem mit ihm. Beruhigen Sie ihn, und machen Sie ihm klar, daß er versorgt wird. Überlegen Sie sich einfach, was Sie in seiner Lage fühlen würden.

Wie würden Sie sich fühlen, wenn sich Ihre Gefährten nach einem Unfall um Sie herum hinstellen würden und Ihre Situation offen diskutierten?! »Er sieht wirklich schlecht aus – wird er überleben, oder stirbt er hier? Sein Gesicht ist völlig entstellt.« »Was sollen wir nur machen? Das ist ja die reinste Katastrophe.«

Ganz anders das Gefühl, wenn Sie aufwachen, und ein Freund sitzt bei Ihnen mit seiner Hand auf Ihrer Schulter und sagt, daß er sich um Sie kümmert und Sie sich keine Sorgen machen müssen?

Bewußtlose Personen hören oft sehr gut, und man sollte aus diesem Grund Beratungen über ihre Lage außer Hörweite durchführen. Sprechen Sie mit dem Patienten positiv – aber lügen Sie ihn nicht an. Beruhigen Sie den Patienten, und berühren Sie ihn, wenn Sie mit ihm reden.

Vorsichtiger Körperkontakt ist ein sehr wichtiger Faktor bei der Beruhigung eines Patienten. Viele verletzte Personen sagten hinterher, daß die mitfühlende Hand des Helfers auf der Schulter in diesem Moment das Wichtigste auf der Welt war – ohne diese Hand hätten Sie das Gefühl gehabt, zu sterben!

Transport über kurze Strecken

Fast jede Extrem-Situation im Sinne dieses Buches wird einen kurzen Transport des Verletzten erforderlich machen. Oft stehen nur

ein oder zwei Retter zur Verfügung, mit deren Hilfe der Transport bewerkstelligt werden muß.
Es ist extrem schwer und anstrengend – selbst für ein kräftiges Team – einen erwachsenen Verletzten über eine bestimmte Strecke zu transportieren. Weitere Verletzungen ergeben sich dagegen während des Transportes recht schnell. Im Schnee sollten Sie einen Menschen nur in Notfällen tragen: Meist ist es einfacher und schonender, den Verletzten auf einer Zeltplane zu transportieren oder auf einem Schlitten zu ziehen.
Nachfolgend sind einige Transportmöglichkeiten über eine kurze Distanz beschrieben.

Schleppmethoden

Eine Schlepp- oder Schleifmethode sollte nur angewendet werden, um einen Verletzten aus unmittelbarer Gefahr zu bewegen. Kälte, starke Winde, Schneetreiben und Wasser müssen als unmittelbare Gefahr betrachtet werden. Es ist sehr wichtig, daß der Verletzte zuerst untersucht wird, bevor Sie ihn transportieren – falls die Zeit dazu bleibt. Noch nicht stabilisierte Verletzungen können durch den Transport verschlimmert werden. Ist die Gefahr allerdings so akut, daß dafür keine Zeit bleibt, dann bringen Sie den Verletzten auch ohne Untersuchung erst einmal aus der Gefahrensituation.
Sind Sie mit ihm allein, dann wird Ziehen vermutlich die einzig praktikable Transportmöglichkeit sein. Beachten Sie dabei folgende Punkte:

- Ziehen Sie den Verletzten immer **mit dem Kopf voraus**. Dies ermöglicht Ihnen, den Kopf zu stabilisieren und den Körper gera dezuhalten.
- Halten Sie den Körper **in einer Linie**: Er darf sich nicht verwinden und biegen. Vermeiden Sie größere Stöße.
- Unterstützen Sie **Kopf und Nacken**. Der Nacken sollte nicht stark gebogen sein, und der Kopf darf nicht auf die Seite oder auf die Brust fallen.

Um eine Person zu ziehen, fassen Sie unter den Körper und ergreifen die Kleidung unterhalb der Schultern zu beiden Seiten. Ihre Unterarme unterstützen den Nacken und den Kopf. Laufen Sie selbst gebückt oder auf den Knien, während Sie ihn rückwärts ziehen. Transportieren Sie ihn nur solange, bis er in Sicherheit ist: Diese Methode ist für Ihren Rücken und die Bandscheiben sehr strapaziös, gehen Sie also behutsam vor (Abb. 15).

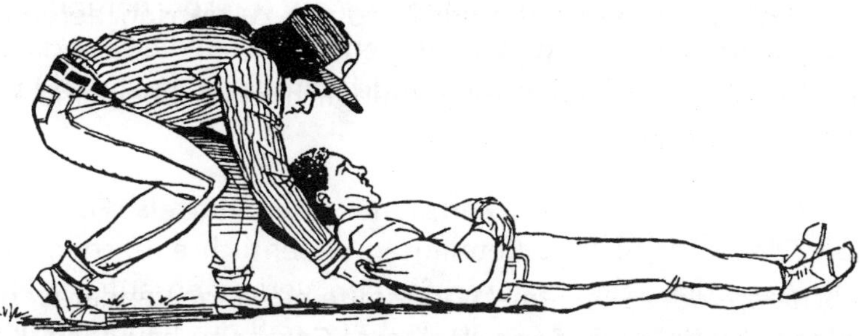

Abb. 15 Greifen Sie die Kleidung unterhalb der Achselhöhlen, um den Verletzten daran zu ziehen

Ist die Kleidung des Opfers für solch einen Griff nicht geeignet, dann nehmen Sie einen Pullover oder eine Jacke. Legen Sie die Jacke zusammengerollt über seine Brust, und schieben Sie die Enden der Rolle unter den Achseln auf seinen Rücken. Ergreifen Sie die Enden, und ziehen Sie auf diese Weise das Opfer aus der Gefahrenzone (Abb. 16).

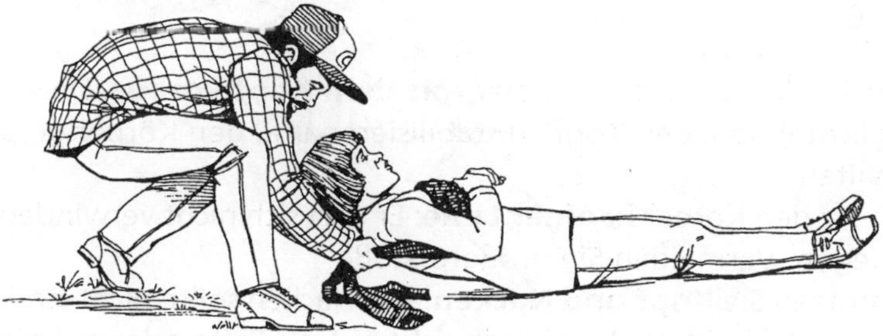

Abb. 16: Modifizierte Version des Schleppens

Eine weitere Schleppmethode ist unter dem Namen »Rautek-Rettungsgriff« bekannt: Hierbei wird der Arm des Verletzten angewinkelt und quer über den Brustkorb gelegt. Der Helfer greift nun mit beiden Armen unter den Achseln hindurch den Unterarm. Die Daumen sollten hierbei nach vorne schauen und nicht am Brustkorb anliegen. Nun kann sich der Helfer etwas aufrichten und den Verletzten hinwegschleifen.
Wenn möglich, sollten die Hände des zu Transportierenden auf dem Bauch gesichert werden. Benutzen Sie hierzu die Druckknöpfe oder Klettverschlüsse der Ärmelbündchen oder einfach ein kurzes Seil oder einen Schnürsenkel.

Der Transport auf einer Zeltplane oder mittels Folie oder Rettungsdecke ist für alle Beteiligten wesentlich einfacher. Legen Sie die Plane doppelt. Plazieren Sie den Verletzten auf der Plane, und rollen Sie diese am Kopf so weit ein, daß die Hände stabilisierend wirken können. Ziehen Sie die Plane so weit nach oben, daß die Schultern des Opfers vom Boden frei sind und Sie sich fast normal bewegen können. Ziehen Sie vorsichtig und gleichmäßig: Ruckartige Bewegungen könnten die Plane beschädigen und den

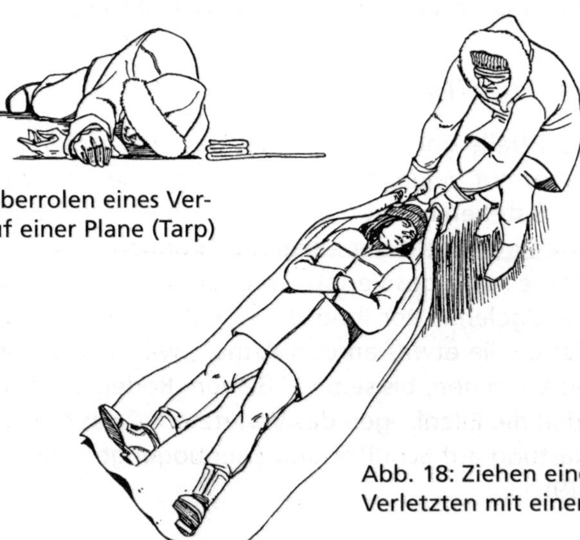

Abb.17: Überrolen eines Verletzten auf einer Plane (Tarp)

Abb. 18: Ziehen eines Verletzten mit einem Tarp

Zustand des Verletzten gefährden. Auf Schnee ist die Methode exzellent und für einen einzelnen Helfer bestens geeignet. Und wenn Sie zum Beispiel eine Person auf dem Schlitten weitertransportieren wollen, dann bauen Sie einfach eine Rampe und ziehen ihn über diese Rampe auf den Schlitten.
Ebenso eignet sich diese Methode sehr gut, um den Patienten auf irgendeine Art von Isolierung zu legen oder in ein Zelt zu ziehen.
Auf Schnee sollten Sie mit der Zeltplanenmethode aufpassen, wenn Sie einen steilen Abhang hinunter müssen: Sie könnten die Kontrolle über die Planenschleife verlieren – und der Verletzte rast Ihnen den Hang hinunter oder kugelt von der Plane. Gehen Sie also langsam und umsichtig vor.

Ein-Mann-Tragemethoden

Fast alle Ein-Mann-Tragemethoden sind nur für kurze Transporte geeignet und können nicht bei Personen mit schweren Verletzungen angewandt werden, da während des Transportes der Körper des zu Transportierenden bewegt und gebogen wird. Sie sind allesamt sehr anstrengend und werden meist nur dazu benutzt, Personen mit Beinverletzungen abzutransportieren.

Rucksackträger-Tragemethode

Dies ist eine schelle und leichte Methode für sehr kurze Distanzen – sie kann aber nur bei leichten Verletzungen benutzt werden. Der Verletzte muß stehen können, um seine Arme über die Schulter des Trägers – wie Rucksackträger – legen zu können.
Nehmen Sie die Arme des Verletzten über die Schulter, und kreuzen Sie seine Handgelenke vor Ihrer Brust. Halten Sie die Handgelenke fest und ziehen Sie etwas an den Armen, während Sie sich gleichzeitig etwas krümmen, bis seine Füße vom Boden abheben. Stellen Sie sicher, daß die Ellenbogen des Verletzten etwas gekrümmt sind, um die Belastung auf Schulter und Ellenbogengelenke zu reduzieren (Abb. 19).

Pferdchen-Trage

Diese sehr bekannte Tragemethode ist für kurze Distanzen sehr gut geeignet, auch für Verletzte mit weniger schweren Verletzungen. Kinder können mit Hilfe dieser Tragemethode über sehr weite Strecken transportiert werden. Weitere Erklärungen sind sicherlich nicht nötig, da jeder wohl schon einmal mit dieser Methode einen »Reiterkampf« ausgetragen hat (Abb. 20).

Tragesitz

Eine schnelle und leichte Unterstützung für die Pferdchen-Trage ist, wenn man das System mit Hilfe von Gurtband absichert, wie aus Abbildung 21 zu ersehen ist. Vermutlich werden Sie die Länge während des Tragens ein oder zweimal anpassen müssen. Am besten eignet sich dieser Sitz, wenn der Verletzte deutlich leichter als der Retter ist. Bei schweren Personen muß der Träger mit schmerzhaften Verspannungen der Schultern und des Nackens rechnen.

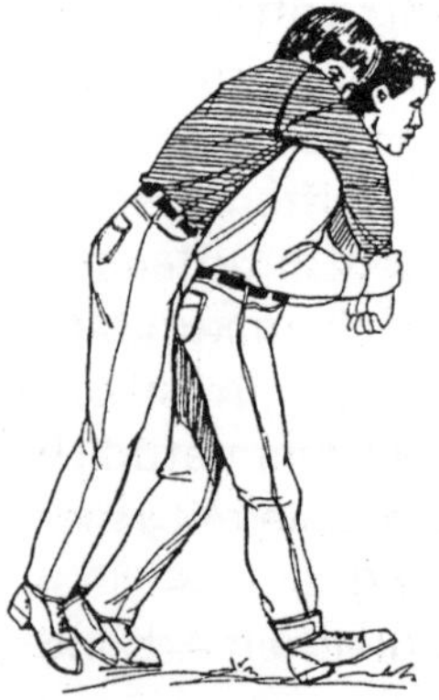

Abb. 19:
Huckepacktragex

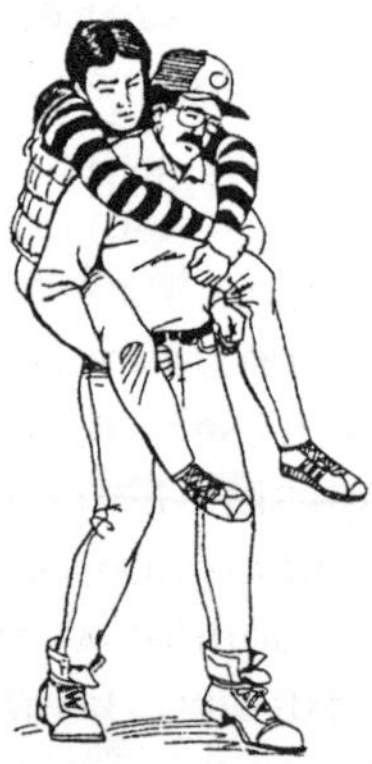

Abb. 20:
Pferdchensitztrage

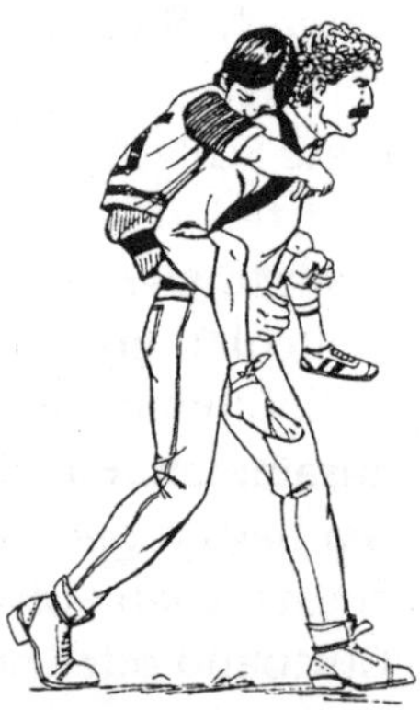

Abb. 21:
Tragesitz mit breiten Gurtbändern

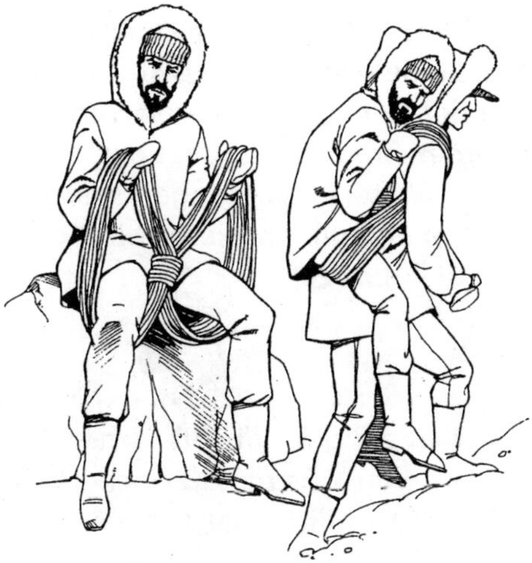

Abb. 22:
Seilschlaufentrage

Seilschlaufen-Tragesitz

Diese Methode eignet sich sehr gut für den Transport einer ansprechbaren Person mit nur leichten Verletzungen über kurze Distanzen. Für mittellange Strecken sollten sich mehre Träger abwechseln – und zwar schon, bevor ein Helfer erschöpft ist.
Fertigen Sie eine Seilschlaufe von etwa 60 cm Länge. Sichern Sie diese Schlaufe mit einigen festen Umwickelungen an der Oberseite, und teilen Sie dann dieses Paket in zwei gleiche Hälften. Der zu Transportierende steckt beide Füße durch die entsprechenden Seilschlaufen, und Sie nehmen dann das Ganze wie einen Rucksack auf. Binden Sie die beiden Seilschlaufen über Ihrem Brustkorb zusammen. Für diese Trage sind Einfachseile von 11 mm natürlich am besten geeignet, es können aber auch dünnere Seile mit einer zusätzlichen Polsterung verwendet werden (Abb. 22).
Gurtband oder breite Stoffstreifen können in der gleichen Art und Weise verwendet werden.
Zwei lange, schmale Löcher in einer Tierhaut (Rentier, Schaf) durch die Beine des Verletzten gesteckt werden, haben den gleichen Effekt (Abb. 23).

Beide Tragemethoden vermindern allerdings die Durchblutung der Beine des Verletzten: Legen Sie daher bei größerer Kälte mehrere Pausen ein, um die Beine wieder zu durchbluten - sonst besteht die Gefahr von lokalen Erfrierungen.

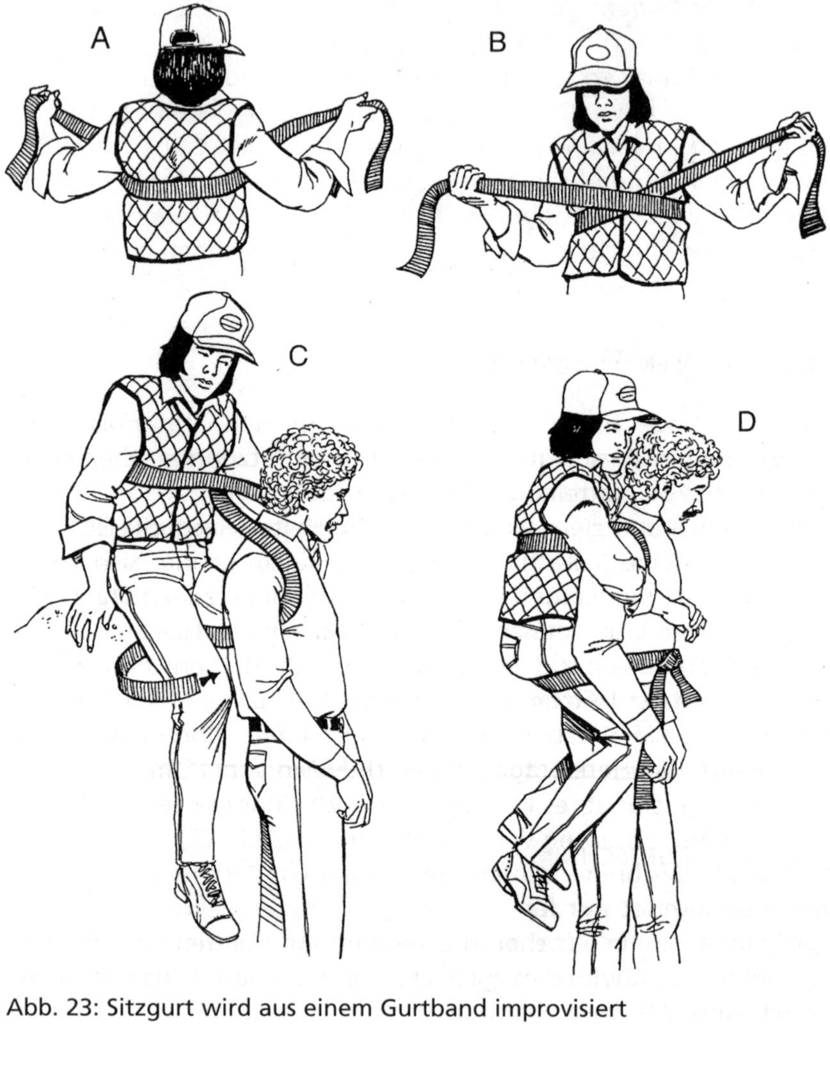

Abb. 23: Sitzgurt wird aus einem Gurtband improvisiert

Zwei-Personen-Tragemethode

Wird ein Verletzter von zwei Personen angehoben, dann ist das deutlich weniger anstrengend, als wenn man dies alleine bewerkstelligen müßte. Hingegen ist es fast genauso anstrengend, eine Person allein oder zu zweit zu tragen: Während des Tragens muß man hier die Gegenbewegungen des Partners ausgleichen, was viel Kraft kostet.
Die Gefahr, Fehler zu machen, steigt mit jedem zusätzlichen Träger in einem Trageteam. Oft entstehen Verletzungen, wenn das Team sich nicht abspricht und ungleich angehoben wird. Daher ist es oft besser, einen guten Träger zu wählen als mehrere schlechte. Ich habe auch schon erlebt, daß unerfahrene Mitglieder eines Tragetrupps einfach losgelassen haben, als es ihnen zu schwer wurde – mit fatalen Folgen für den Verletzten.

Beachten Sie bitte folgende Regeln, wenn Sie mit mehreren Personen einen Transport durchführen:

- Eine Person muß eindeutig als **Leiter** ernannt werden. Der ist dann für alle Kommandos verantwortlich.
- Den Team-Mitgliedern muß **eindeutig gesagt und gezeigt** werden, was es zu machen gilt und wie die Kommandos lauten.
- Bei unerfahrenen Leuten sollte die Tragetechnik zuerst ohne den Verletzten an einer **gesunden Person geübt** werden.
- Alle Trageteam-Mitglieder sollten während des Hebevorgangs **Augenkontakt halten**: Wenn sich alle Team-Mitglieder beim Anheben des Verletzten in die Augen schauen, dann ist es fast unmöglich, die Hebebefehle unterschiedlich auszuführen.

Brückentragetechnik

Diese Methode ist nur für sehr leicht Verletzte geeignet. Sie kann allerdings auch für eine bewußtlose Person verwendet werden, falls ihre Verletzungen dies zulassen. Auf unebenem Untergrund ist es meist die einfachste Methode, um den Verletzten auf eine Trage

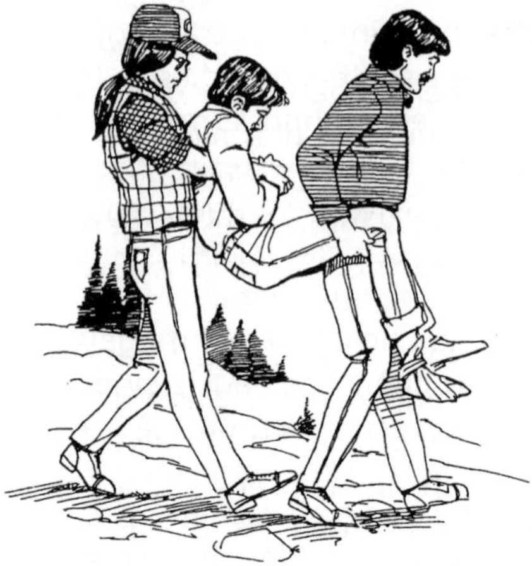

Abb. 24: Zwei Personen tragen einen Verletzten hintereinander

oder eine andere Transportmöglichkeit umzuheben. Im großen und ganzen funktioniert diese Methode ähnlich wie der Rautek-Rettungsgriff.
Ist der Patient bei Bewußtsein, helfen Sie ihm, sich aufzusetzen. Ist er hingegen bewußtlos, dann muß ein weiterer Helfer ihn an den Händen in eine sitzende Position ziehen. Verschränken Sie seine Arme wie beim Rautek-Rettungsgriff vor seiner Brust und greifen Sie unter der linken und rechten Achsel zu seinen Armen. Ergreifen Sie die Arme des Verletzten jeweils an den Handgelenken. Der zweite Helfer begibt sich zum Fußende und greift jeweils einen Fuß oberhalb der Knie und nimmt die Beine unter die Arme. Die Person am Oberkörper des Patienten gibt das Signal, und beide Träger heben gleichzeitig an. Halten Sie die Oberkörper während des Hebevorgangs gerade, um Ihre Bandscheiben nicht zu gefährden – sonst müßten Sie selber getragen werden (Abb. 24).

Zweihand-Sitz

Der Zweihand-Sitz ist sehr gut dafür geeignet, um Personen zu transportieren, die sich nicht aus eigener Kraft auf dem Rücken eines Trägers halten können oder an den Armen verletzt sind. Im Rettungsdienst wird diese Methode ebenfalls sehr häufig verwen-

det, um Personen eine enge Treppe hinunterzutransportieren. Auch herzinfarktgefährdete Personen sollten mit dieser Technik getragen werden, da durch die aufrechte und ermüdungsfreie Sitzposition des Patienten das Herz optimal entlastet wird.
Die Retter knien sich jeweils auf einer Seite des Verletzten nieder und reichen sich eine Hand unter den Oberschenkeln hindurch. Verschränken Sie die Finger ineinander, nehmen Sie aber vorher ein Polster in die Hand: Dies verhindert, daß sich die Fingernägel in die Finger des Partners eingraben. Sie können aber auch eine kurze Expreß-Schlinge der Kletterausrüstung verwenden oder aus einem Dreiecktuch einen Ring formen. Verwenden sie – wann immer möglich – solche Hilfsmittel, um das Tragen zu vereinfachen.
Haben Sie die Hand oder das Hilfsmittel unter den Oberschenkeln des Verletzten sicher ergriffen, dann legen Sie die freie Hand über

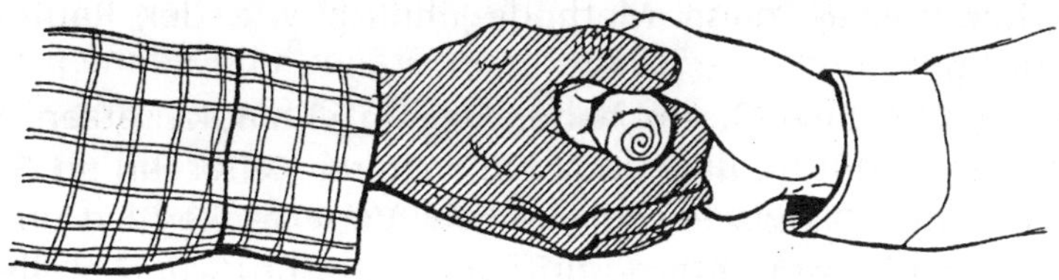

Abb. 25: Verbandpäckchen, um die ineinandergehakten Hände abzupolstern

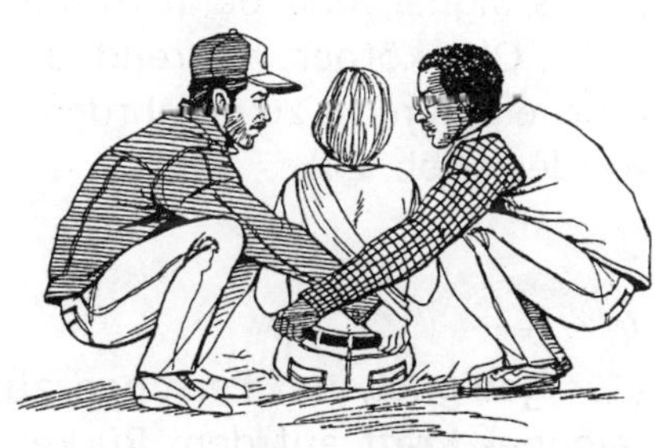

Abb. 26: Vorgehen beim durch zwei Hände hergestellten Sitz

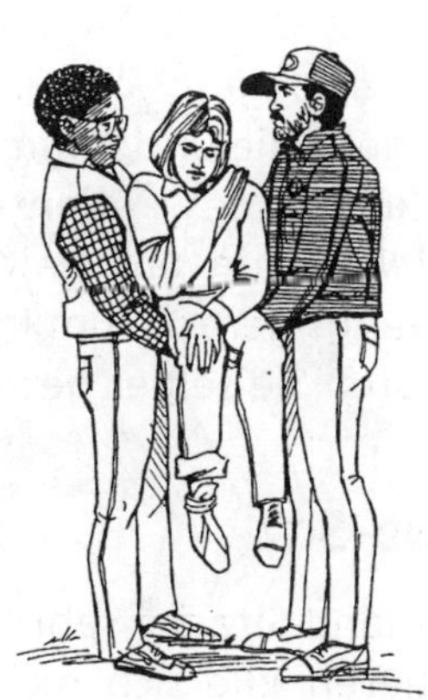

Abb. 27: Sitzposition des Verletzten

den Rücken des Patienten und greifen den Gürtel oder die Kleidung an der gegenüberliegenden Hüftseite. Stehen Sie nun gleichzeitig auf, indem Sie mit dem innenseitigen Fuß einen Schritt nach vorne machen (Abb. 25-27).

ZWEI-PERSONEN-SEILSCHLAUFENTRAGE

Diese Tragetechnik eignet sich für mittlere Distanzen, wenn der Verletzte nicht allzuschwer ist. Der Vorteil dieser Technik ist, daß das Gewicht mehr auf die Schultern als auf die Arme verteilt wird und beim Gehen weniger Drehbewegungen entstehen. Der Verletzte muß bei Bewußtsein sein, da er sich an den Schultern der Träger festhalten muß.
Machen Sie eine Seilschlaufe wie bei der Ein-Personen-Trage, und teilen Sie diese Schlaufe in zwei Hälften. Plazieren Sie jeweils eine Seilschlaufe quer über die Schultern der Träger, und nehmen Sie den umbundenen Teil in die Mitte als Sitz für die zu tragende Person. Diese Sitzfläche und die Schultern der Träger sollten mit Pullovern gepolstert werden. Bei einem dünneren Seil geht es nicht ohne eine Polsterung. Knien Sie nieder, und lassen Sie den

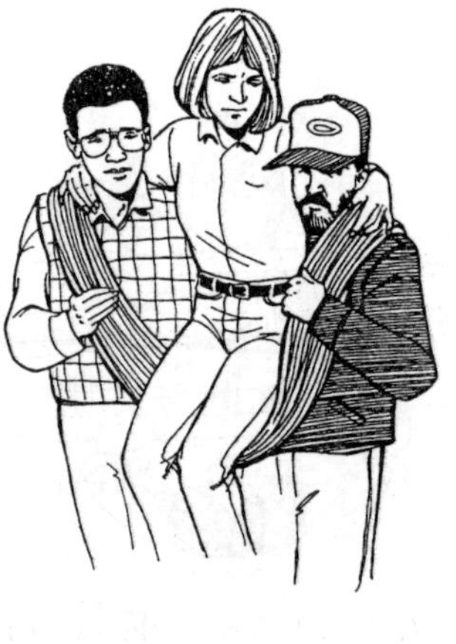

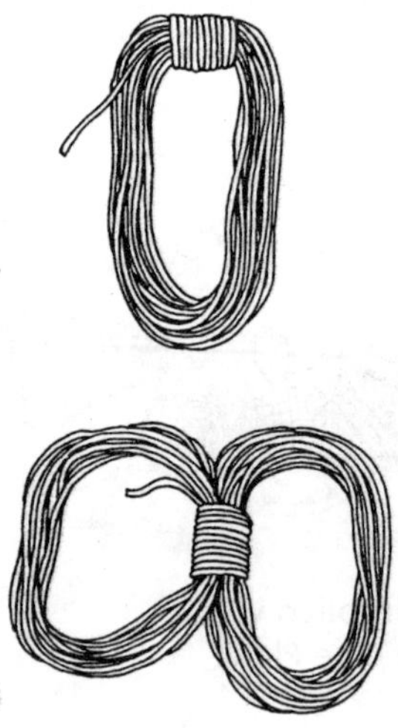

Abb. 28: Seiltrage mit zwei Personen

Verletzten Platz nehmen. Wenn er die Arme um die Schultern der Retter gelegt hat, soll er sich in die für ihn komfortabelste Position bringen. Stehen Sie nun mit dem äußeren Fuß zuerst auf, immer den Rücken gerade haltend. Die innere Hand unterstützt den Rücken des Verletzten, indem Sie sich an der Seilhälfte des Partners festhalten. Die äußere Hand ist frei. Nehmen Sie hier einen Stock zur Hilfe, um besser Balance halten zu können (Abb. 28).

Zwei-Personen-Horizontalhebetechnik

Wenn der Verletzte nicht zu stark bewegt und der Körper gerade gehalten werden soll, dann bleibt eigentlich nur die Möglichkeit, ihn auf eine Trage zu legen. Ein solides und steifes Brett aus einer Tür, Bootsplanken, flachen Toboggans (Indianerschlitten) eignen sich hierfür am besten. So kann man die Person komplett anheben, ohne den Körper zu verwinden.
Ist kein Brett verfügbar, dann hieven Sie den Verletzten auf eine Zeltplane oder eine Rettungsdecke. Zwei lange Stangen oder Äste werden in die Planen oder Decken mit eingerollt. Heben Sie nun die Trage von der Seite her an, um das Durchbiegen der Stangen zu verhindern (Abb. 29 + 30).

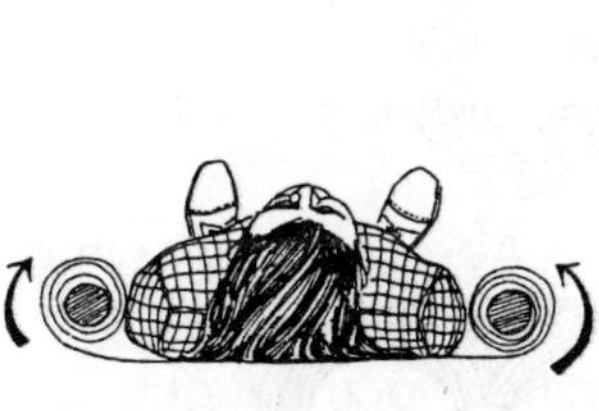

Abb. 29: Einrollen von Stangen in eine Plane

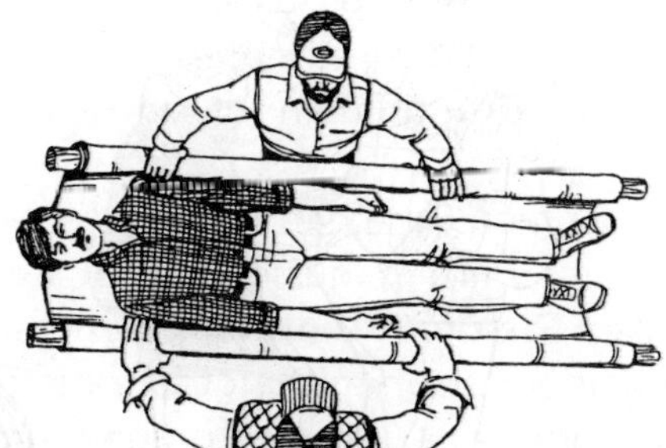

Abb. 30: Der Verletzte wird von der Seite angehoben, damit sich die Stangen weniger durchbiegen

Bei allen Tragen – egal, ob improvisiert oder professionelle Rettungsdiensttragen – ist es sehr wichtig, daß der Verletzte darauf festgebunden wird: Sonst besteht die Gefahr, daß er in schwierigem Gelände von der Trage rutscht und fällt.
Zwei Retter können den Verletzten auch – mit relativ wenig Durchbiegung des Körpers – auf einem Tarp (Zeltplane) über Schnee oder ebenen Grund ziehen: Dies ist immer noch leichter und schonender, als die Person zu tragen.

Mehr-Personen-Trage

Drei oder mehr Personen können in aller Regel eine vierte Person ohne größere Verwindung des Körpers anheben und tragen, solange die Aktionen gut abgesprochen werden. Sechs Helfer sind für das Anheben am besten geeignet: Einer am Kopf, zwei an jeder Seite und einer, um eine Trage oder ein Brett unter den Verletzten zu schieben.
Da die Anzahl der zur Verfügung stehenden Helfer und die Beschaffenheit der Landschaft je nach Situation stark variieren werden, ist es besser, wenn Sie sich grundlegende Prinzipien einprägen, als sich spezielle Techniken für die jeweilige Umgebung zu merken. Aber auch hier gilt: Je mehr Sie gelernt und sich eingeprägt haben, desto größer ist die Auswahl an Möglichkeiten, aus der Sie in einer Gefahrensituation schöpfen können.
Folgende Grundregeln sollten Sie immer beachten:

- Bestimmen Sie einen **Leiter**, dessen Kommandos peinlich genau befolgt werden müssen.
- **Üben Sie die Hebetechnik** und auch das Absetzen immer zuerst an einer Person mit ungefähr gleicher Statur. Es ist keine Schande, eine Technik zu üben, um Unfällen vorzubeugen. Es ist dagegen eine Schande, einen Verletzten durch Stümperhaftigkeit noch mehr zu verletzen. Hierbei verlieren Sie Ihr Gesicht – nicht aber, wenn Sie alle Möglichkeiten nutzen, um den Verletzten so gut wie möglich zu behandeln.

- Der Leiter sollte **den Kopf stabilisieren**, indem er mit seinen Händen die Schultern ergreift und mit den Unterarmen so Kopf und Nacken stützt.
- Der Patient sollte **gleichmäßig getragen** werden. Die stärksten Personen müssen die schwere Hüfte und den Brustkorbbereich übernehmen.
- Wenn alles bereit zum Anheben ist, dann halten Sie **Augenkontakt mit dem Leiter**, der dann die Kommandos gibt.

Wenn Sie diese Regeln befolgen, sollte es auch unerfahrenen Rettern möglich sein, das Heben und Tragen recht gut zu meistern. Es kann nicht überbetont werden, wie wichtig ein Trainieren dieser Techniken ist.

Improvisieren von Tragen

Tragen – und nicht, wie oft fälschlich gesagt wird: Bahren (auf einer Bahre liegen nur Tote) – lassen sich aus einer Vielzahl in der Wildnis verfügbaren Materials herstellen (Abb. 31).
Die meisten aus Kleidungsstücken improvisierten Tragen halten nur so viel aus wie die Reißverschlüsse, Knöpfe oder schwächsten Nähte. Oft hängt diese Art von Trage sehr stark im Hüftbereich durch.

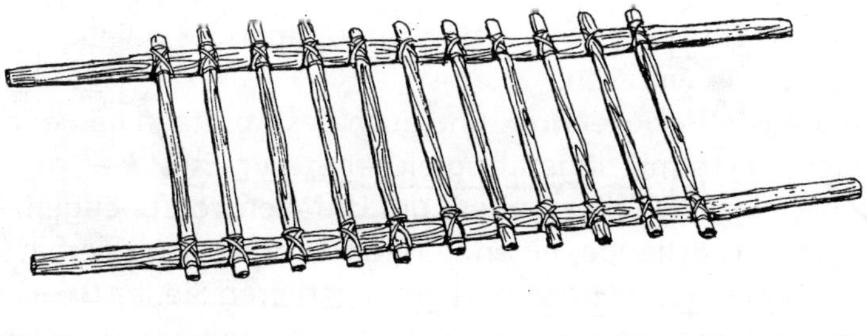

Abb. 31: Trage aus Stangen zusammengebunden. Diese Trage muß gut unterpolstert werden

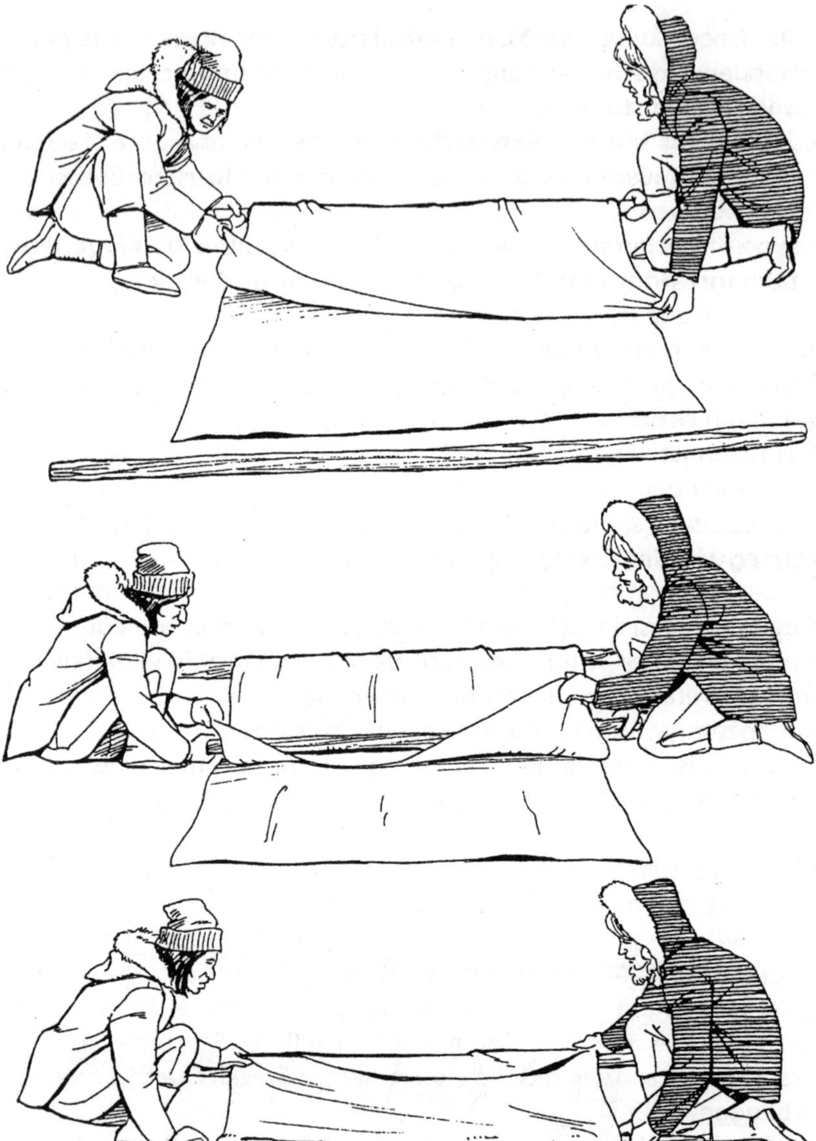

Abb. 32: Eine Tuchtrage wird improvisiert

Gute Tragen werden aus Tüchern, Laken oder Planen hergestellt. Oft ist aber dieses Material nicht zu bekommen und gehört nicht zur Reiseausrüstung (Abb. 32).
Gute Tragen können aus Deckenschlafsäcken und zwei Stangen improvisiert werden. Dafür muß aber die Reißverschlußseite verstärkt werden, damit sich der Reißverschluß bei Belastung nicht von alleine öffnet und zu fatalen Unfällen führt (Abb. 33). Der Verletzte muß dann auf und nicht im Schlafsack transportiert werden. Zwar ist diese Trage durch Polsterung und Isolierung sehr komfortabel – aber während des Transports bleibt ein Team-Mitglied ohne Schlafsack, da man ja noch einen weiteren als Zudecke für den Verletzen benötigt.
Ausrüstungsteile, die eigentlich immer zur Verfügung stehen, sind Zeltplane oder Biwaksack. Bevor Sie aber bei einem großen Zelt die Außenplane nehmen, versuchen Sie es lieber mit dem Innenzelt. So können Sie das Zelt immer noch aufbauen und als Wetterschutz verwenden – auch wenn bei dem Transport das Innenzelt beschädigt wird. Das funktioniert natürlich nur bei den Versionen, bei denen das Innenzelt in das Außenzelt eingehängt ist. Bei den meisten amerikanischen Typen ist dies nicht der Fall, da Innenzelt und Außenzelt separat aufgebaut werden müssen.
Als erstes müssen Sie die Plane so falten, daß Sie an beiden Enden deutlich länger als der Verletzte ist.
Fahren Sie danach fort wie mit der Trage aus einer Decke. Beachten Sie jedoch, daß Nylon und Polyester sehr glatt sind und daher mit einem Extra-Umschlag an den Stangen gesichert werden müssen (Abb. 34).
Liegt das Tarp (Zeltplane) mit den Stangen in der richtigen Position, dann befestigen Sie eine Querstrebe am oberen und am unteren Ende, um die Stangen auseinander zu halten. Spannen Sie dabei das Tarp so stark wie möglich, um einem späteren Durchsacken vorzubeugen.
Der häufigste Fehler dabei ist, daß Stangen verwendet werden, die zu schwach sind. Nehmen Sie auf jeden Fall eine Stange, die sich nicht durchbiegt. Sind die Stangen relativ dick, können Sie mit Axt

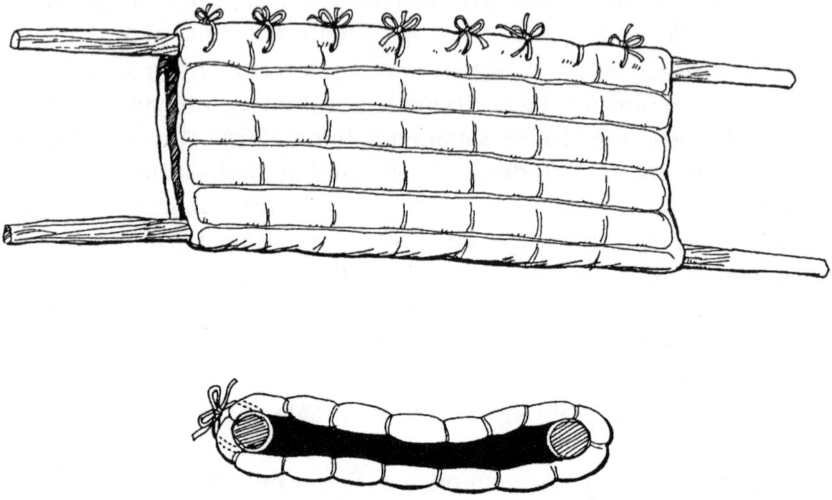

Abb. 33: Eine Schlafsacktrage muß gut befestigt werden

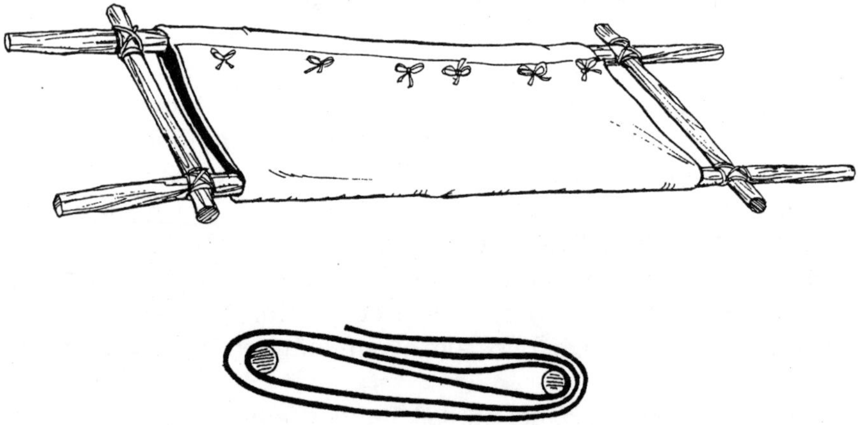

Abb. 34: Ein Plastiktarp oder eine Rettungsdecke werden zu einer Trage

oder Messer die Griffenden so bearbeiten, daß sie für Sie bequemer zu halten sind.
Wenn im Norden Birken, Fichten oder Kiefern nur noch sehr dünn sind, dann binden Sie zwei Stangen zusammen, um eine stabile Stange herzustellen. Stellen Sie auch sicher, daß die Enden an jeder Seite um gut 40 cm länger sind als das Tarp, so daß Sie bequem laufen können.
Gurtband oder breite Stoffstreifen können in der gleichen Art und Weise verwendet werden.

4

Was fehlt dem Verletzten eigentlich?

Nachdem Sie den Verletzten an einen sicheren, warmen Unterschlupf gebracht haben, ist es nun an der Zeit, genau herauszufinden, was ihm fehlt. Wenn sich der Verletzte nur die Hand verstaucht oder mit dem Messer in den Arm geschnitten hat, dann wird es nicht nötig sein, den ganzen Körper zu untersuchen.
Ist der Patient hingegen gefallen, im Bewußtsein getrübt und nicht voll ansprechbar, dann müssen Sie einen Bodycheck – eine Ganzkörperkontrolle – durchführen, um zu erkennen, welche Verletzungen aufgetreten sind. Ein Schmerz kann einen anderen kaschieren oder überlagern. So kann zum Beispiel ein Patient vom Hundeschlitten gestürzt sein und über starke Schmerzen im Arm klagen. Und Sie konzentrieren Ihre Hilfeleistungen auf seinen Arm und übersehen dabei, daß auch noch eine Gehirnerschütterung und ein aufgerissener Unterschenkel vorliegen. Ebenso müssen Sie eine Bestandsaufnahme der Vitalfunktionen (Bewußtseinslage, Atmung, Puls, Temperatur) vornehmen, um später gegen die Anfangswerte eine Verschlechterung oder Verbesserung erkennen zu können. Ebenso werden Ihnen diese Basismaßnahmen zu erkennen helfen, was dem Patienten wirklich fehlt und was Sie dagegen unternehmen können. Die Vitalfunktionen und der Bodycheck werden Ihnen mitteilen, ob Sie Ihre Tour besser abbrechen und umkehren, die Luftrettung alarmieren oder möglichst am Platz bleiben sollten. Sollten Sie über Funk oder andere Kommunikations-Einrichtungen einen Arzt oder eine Rettungsleitstelle alarmieren, dann will man dort alle Parameter der Vitalfunktionen und die

Ergebnisse des Bodycheck wissen, um die Dringlichkeit einschätzen und eine erste Diagnose stellen zu können.

Eine genaue Untersuchung wird den Verletzten auch beruhigen und ihn etwas ablenken. Jede Frage hat einen bestimmten Zweck. Sie können die gleichen Untersuchungsmethoden verwenden – egal, ob es sich um die Untersuchung eines Verletzten oder eines Kranken handelt. Es ist immer besser, mehr als zu wenig Fragen zu stellen. Beobachten Sie das Gesicht des Patienten, wenn Sie den Körper untersuchen. Oft gibt Ihnen seine Reaktion einen wichtigen Hinweis, der Ihnen sonst fehlen würde.

Sollte der Patient bewußtlos sein, so fragen Sie diejenigen in Ihrer Gruppe, die ihn am besten kennen, nach möglichen Hintergrundinformationen.

Die weitergehende Untersuchung

Den ersten Teil der weitergehenden Untersuchung, die sich an das Vorgehen am Unfallort anschließt, nennt man Vorgeschichte. Fragen Sie den Patienten die nachstehenden Fragen. Schränken Sie aber seine Antworten grundsätzlich nicht ein, sondern lassen Sie ihn erklären, wie er sich fühlt.

Wie lauten **Name und Adresse**? Sie können diese Frage überspringen, wenn Sie den Patienten kennen – sonst sollten Sie diese Frage immer stellen. Sie zeigt Ihnen, ob er bei ungetrübtem Bewußtsein ist oder nicht. Zudem haben Sie dann eine Adresse, an die Sie sich wenden können, falls der Patient verstirbt und sonst keine Papiere bei sich trägt. Abgesehen davon sollten Sie den Verletzten immer mit Namen ansprechen.

- **Was ist passiert**? Bitte finden Sie möglichst genau heraus, was er denkt, was mit ihm passiert ist. Falls er Ihnen eine fertige Diagnose auftischt, stellen Sie sich nicht damit zufrieden, sondern lassen Sie sich die Symptome schildern. Bilden Sie sich dann Ihr eigenes Urteil.

- Was ist seine **größte Beschwerde**? Versuchen Sie herauszufinden, was ihm am meisten Schmerzen oder Unbehagen bereitet.
- Lassen Sie sich die **Art der Schmerzen** beschreiben. Ist der Schmerz stechend, bohrend, dumpf, anschwellend, brennend?
- **Wie stark ist der Schmerz**? Als Hilfestellung können Sie den Patienen bitten, den Schmerz auf einer Skala von 1-10 zu bewerten.
- **Wie verhält sich der Schmerz**? Kommt und geht er, oder ist er konstant?
- **Lokalisiert sich der Schmerz nur an einer Stelle**, oder »wandert« er?
- **Zu welchem Zeitpunkt fing der Schmerz an**? Hat der Patient bei Beginn des Schmerzes gerade eine bestimmte Tätigkeit ausgeübt? Läßt sich hierzu eine Verbindung aufbauen?
- Ist es das **erste Mal**, daß dieser Schmerz aufgetreten ist? Hat der Patient schon einmal diese Beschwerden gehabt?
- Wie verlief die **Vorgeschichte des Patienten**? Ist er in ärztlicher Behandlung? Nimmt er Medikamente? Welche Operationen hat er schon hinter sich?

Wenn Sie alle Fragen gestellt haben, sollte es Ihnen möglich sein, mit Hilfe des im Buch gelernten Wissens einen guten Anhaltspunkt dafür zu bekommen, was dem Patienten fehlen könnte. Egal wie sicher Sie sich sind über die Diagnose – versuchen Sie immer, medizinische Hilfe zu bekommen, bevor Sie auf eigene Faust handeln.

Der Bodycheck

Sie sind nun für den kompletten Bodycheck bereit. Sie sollten diesen Check immer machen, wenn irgendeine Unsicherheit in Bezug auf Krankheiten oder Ausdehnungen von Verletzungen besteht. Hat der Patient eine ausgedehnte Verletzung, dann immobilisieren

Sie bitte zuerst den Kopf und den Nacken, bevor Sie mit der Untersuchung beginnen.
Sagen Sie dem Verletzten immer, was Sie machen, bevor Sie damit anfangen. Seien Sie diskret und rücksichtsvoll – aber gründlich. Es gibt keinen Grund, den Genitalbereich zu untersuchen. Da Sie kein Gynäkologe sind, würden Sie sowieso nichts erkennen und auch nichts ausrichten können.
Wann immer es möglich ist, sollten Sie eine Person desselben Geschlechts wie der Patient den Bodycheck erledigen lassen. Wenn Sie als Mann eine Frau untersuchen oder versorgen müssen, da eine andere anwesende Frau dies nicht übernehmen kann, dann sorgen Sie immer dafür, daß Sie dies nicht alleine tun, sondern Zeugen dabeihaben: So kann Ihnen später kein unsittliches Verhalten vorgeworfen werden.

Ist es möglich, die Kleidung des Patienten zu entfernen, dann machen Sie dies auch. Gehen Sie hierzu in Etappen vor: Machen Sie – wenn nötig – den Oberkörper frei. Nachdem Sie diesen Bereich untersucht haben, ziehen Sie dem Patienten die Kleider wieder an, bevor Sie fortfahren. Meist reicht es aber, Pullover oder Hemd nur hochzuschieben: Auf diese Weise stellen Sie den Verletzten im wahrsten Sinne des Wortes nicht ganz bloß und reizen sein Schamgefühl nicht zu sehr. Auf der anderen Seite ist es sehr wichtig, die Untersuchung sehr penibel zu gestalten: Übersehen Sie zum Beispiel eine Prellmarke (Bluterguß), kann das für den Patienten den Tod bedeuten, da die innere Blutung unentdeckt bleibt.

Im Rettungsdienst laufen die Rettungssanitäter oft mit den Händen in der Tasche zum Unfallort: Das ist nicht ein Zeichen von Desinteresse, sondern hat den einfachen Grund, daß die Hände warm sein sollen, bevor der Patient untersucht wird. Legen Sie dem Verletzten eine kalte Hand auf die Bauchdecke, dann wissen Sie nicht, ob er vor Schmerz zusammenzuckt oder nur wegen der Kälte erschrickt. Sie wissen dann ebensowenig, ob die angespannte Bauchdecke nun von einer Verletzung oder Erkrankung im

Bauchraum herrührt, oder ob der Patient einfach wegen der Kälte die Bauchdecke anspannt.

Der Patient liegt auf dem Rücken. Fangen Sie mit der Untersuchung am Kopf an und arbeiten Sie sich nach unten zu den Füßen vor. Sie sollten hierfür ein System entwickeln, welches Sie dann immer gleich ausführen: Die mit der Zeit dabei gewonnene Routine verhindert, daß Sie irgendwann einmal in der Hektik etwas übersehen. Beobachten Sie immer das Gesicht, wenn Sie die Untersuchung vornehmen. Eine verwirrte Person wird zum Beispiel bei einem Schmerzreiz nichts sagen, dafür aber das Gesicht zu einer Grimasse verziehen oder ein leichtes Stöhnen von sich geben.
Um herauszufinden, ob ein Bereich geschwollen oder verformt ist, vergleichen Sie ihn immer mit der gesunden anderen Körperhälfte.

Die folgende Liste sieht sehr lang und komplex aus, nach einiger Übung werden Sie sie aber in weniger als drei Minuten anwenden können.

- **Kopf und Gesicht**: Schauen Sie nach Schnittverletzungen, Prellungen, Blutergüssen. Fühlen Sie vorsichtig, ob Schwellungen oder Beulen vorhanden sind. Vergessen Sie nicht die Rückseite des Kopfes. Leuchten Sie mit einer Lampe durch die Haare : So können Sie auch kleinere Blutungen erkennen. Ziehen Sie dabei immer Schutzhandschuhe an.

- **Augen**: Sind die Pupillen von gleicher Größe? Oder ist eine größer als die andere? Sind die Pupillen ungleich, kann dies auf eine Kopfverletzung hinweisen (Schädel-Hirn-Trauma). Sind die Pupillen stecknadelkopfgroß? Dies könnte auf Drogenmißbrauch hinweisen. Reagieren die Pupillen auf Lichteinfall, oder behalten sie die gleiche Größe bei? Sind Fremdkörper im Auge? Gibt es weitere Augenverletzungen? Sieht der Patient normal oder doppelt?

- **Ohren**: Sind die Ohren verletzt? Kommt Blut oder eine klare Flüssigkeit aus dem Ohr (Verletzung der Schädelbasis und des Innenohrraumes)? Kann der Patient normal hören?

- **Nase**: Kommt Blut oder eine andere klare Flüssigkeit aus dem Ohr (mögliche Schädelverletzungen)? Ist die Nase verformt oder schief (Fraktur)? Kann der Patient normal hören?

- **Mund**: Liegt eine Verletzung vor? Sind Fremdkörper im Mund, die die Atemwege verlegen oder verlegen könnten – wie zum Beispiel Gebißprothesen? Ist die Zunge blutig oder fehlen Stücke davon (Epilepsie)? Hat der Patient anormalen Mundgeruch? Ist es ihm möglich, den Mund zu öffnen und zu schließen?

- **Gesicht**: Ist das Gesicht rot, heiß, blaß, kalt, schweißnaß, bläulich? Sind die Lippen bläulich? Ist das Gesicht aufgedunsen? Wie ist der Gesichtsausdruck?

- **Hals und Nacken**: Liegen hier Verletzungen vor? Testen Sie nochmals die Wirbelsäule durch. Sind die Lymphknoten geschwollen und schmerzen (Infektion?) Sind die Halsvenen geschwollen (Hinweis auf Probleme des Herzens oder der Atmung)?

- **Arme**: Haben die Schultern normale Form (Fraktur oder Auskugelung)? Gibt es Verletzungen wie Schnittwunden, Blutergüsse (Hämatome)? Bitten Sie den Verletzten, Arme und Gelenke zu bewegen, Ihre Hand zu drücken. Ist der Druck normal und auf beiden Seiten gleich? Fühlt der Patient in beiden Armen gleich? Spürt er ein Kribbeln im Arm (Nervenschädigungen, Thrombose, Embolie, Herzinfarkt)? Wie ist die Farbe des Nagelbettes, weiß oder rosa? Wie schnell füllt sich das Nagelbett mit Blut, nachdem man auf den Fingernagel gedrückt hat (Nagelbettprobe)?

- **Thoraxraum (Brustkorb):** Sind die Schlüsselbeine normal oder gebrochen? Liegen Rippenfrakturen vor? Schauen Sie und tasten Sie die Rippenbögen ab. Drücken Sie dabei aber nicht, sondern fahren Sie die Rippenbögen nur leicht ab. Zwar werden Sie eine Fraktur dadurch nicht unbedingt fühlen, der Patient wird aber Schmerzen äußern, wenn Sie an eine gebrochene Stelle kommen. Sind beide Brustkorbseiten gleich? Dehnen sich bei Ein- und Ausatmung die Brustkorbseiten gleichermaßen aus? Wenn dies nicht der Fall ist, könnte eine Lunge verletzt sein. Sind bei der Atmung Rasselgeräusche oder ein Brodeln zu hören (Lungenödem, Fremdkörper, Infektionen)? Sind Löcher im Brustkorb, stecken Fremdkörper zwischen den Rippen? Hämatome könnten Hinweise auf innere Blutungen geben.

- **Abdomen (Bauch):** Tasten Sie das Abdomen sehr vorsichtig ab. Ist die Bauchdecke weich und flexibel oder angespannt und bretthart? Kann die Bauchdecke angespannt und wieder entspannt werden? Treten Schmerzen beim Berühren der Bauchdecke auf? Eine brettharte Bauchdecke und Schmerzen können Hinweise auf Infektionen oder innere Verletzungen sein. Ist der Bauch geschwollen oder gebläht (Probleme mit dem Darmtrakt)?

- **Hüfte und Genitalbereich:** Liegen offensichtliche Blutungen oder Verletzungen vor? Sind die Beckenschaufeln auf beiden Seiten gleich? Drücken Sie leicht auf diese Schaufeln. Schmerz könnte eine Beckenfraktur bedeuten. Hat der Patient die Kontrolle über seine Blase oder über den Stuhl verloren? Ihre Nase wird Ihnen das schnell mitteilen. Wird beim Wasserlassen Blut ausgeschieden (Verletzung von Blase, Harnleiter, Harnröhre)? Ist Wasserlassen überhaupt noch möglich (Nierensteine)? Ist der Urin normal gefärbt oder riecht er sehr stark, ist er verfärbt und flockig?

- **Beine:** Liegen offensichtliche Verletzungen vor? Sind beide Beine gleich lang und in einer normalen Position?

- **Wirbelsäule:** Fühlen Sie vorsichtig die Wirbelsäule unter dem Verletzten entlang. Schmerzen, Deformierungen und andere Anormalitäten können auf eine Verletzung im Wirbelsäulenbereich hindeuten.

Nach diesem Check sollten Sie nun ziemlich genau erkannt haben, welche Verletzungen oder Erkrankungen vorliegen könnten.

Vitalfunktionen

Die Vitalfunktionen sollten immer beim ersten Check des Patienten überprüft werden. An dieser Stelle sollten Sie die Werte unbedingt nochmals nehmen. Sie haben dann einen Vergleich, wie sich der Patient bis jetzt entwickelt hat. Die Untersuchung hat dem Patienten auch Zeit gegeben, sich zu beruhigen, und dies wird sich auch auf den Kreislauf ausgewirkt haben, so daß Sie nun vermutlich niedrigere Werte bekommen.
Notieren Sie sich die Parameter der Vitalfunktionen immer, um sie später einem Arzt übergeben und die Entwicklung über Stunden beobachten zu können (Checkliste).

Alle 15 Minuten sollten die Vitalfunktionen kontrolliert werden. Bei sehr schweren Verletzungen eher alle fünf Minuten. Haben sich die Werte normalisiert, brauchen Sie die Kontrollen nur noch alle 15 Minuten vornehmen. Folgende Vitalfunktionen können Sie während der Tour ohne besondere Hilfsmittel kontrollieren und überwachen; Sie brauchen dazu lediglich eine Uhr.

- **Puls,**
- **Atmung,**
- **Nagelbettprobe,**
- **Temperatur,**
- **Bewußtseinslage,**
- **Pupillenreaktion.**

Der Blutdruck ist ein sehr wichtiger Parameter zur Bestimmung der Kreislaufsituation. Auf einer Tour wird jedoch in aller Regel kein Blutdruckmeßgerät zur Verfügung stehen – anhand anderer Anzeichen können Sie aber ungefähr bestimmen, ob er hoch oder niedrig ist.

Puls

Der Puls wird durch den Herzschlag verursacht. Jeder Schlag pumpt einen Schwall Blut unter Druck in die Arterien. Diese Druckwellen fühlen Sie an den Hauptarterien als Pulsschlag. Der Puls kann Ihnen Auskunft über folgende Dinge geben:

- **Herzfrequenz:** Die Geschwindigkeit des Pulses zeigt, wie schnell das Herz schlägt. Der Durchschnittswert einer gesunden und sich in Ruhestellung befindlichen Person liegt zwischen 60 und 80 Schlägen pro Minute. Ein Puls über 100 bezeichnet man als tachy kard (anormal schnell) und unter 60 als bradykard (anormal lang sam). Je jünger die Person wird, desto schneller wird der Herzschlag: So hat ein Säugling eine Frequenz von etwa 140 Schlägen pro Minute; ein Athlet kann einen Pulsschlag von 50 haben, ohne daß Grund zu Sorge besteht. Angst, Unruhe und Aufregung oder große Freude beschleunigen den Puls; Ruhe verlangsamt den Puls. Blutverlust wird die Pulsfrequenz beschleunigen, da das Herz versucht, die geringe Blutmenge öfter durch den Körper zu pumpen, um die gleiche Sauerstoffversorgung zu gewährleisten. Ist Angst die Ursache für einen beschleunigten Puls, dann wird er mit der Zeit auch wieder langsamer werden. Bei einem Blutverlust hingegen bleibt die Pulsrate hoch und wird sich noch weiter beschleunigen, solange der Blutverlust anhält. Seien Sie sensibel für Veränderungen in der Pulsrate. Der erste Wert wird Ihnen mit Sicherheit Hinweise auf den Zustand geben, ein echtes Bild ergibt sich aber erst beim Vergleich von mehreren Werten. Haben Sie keine Uhr, um – wie später beschrieben – den Puls zu zählen, dann vergleichen Sie die Werte mit dem Puls eines gesunden Helfers.

- **Blutdruck**: Hat der Körper viel Blut verloren, dann fühlt sich der Puls flach an, da die Arterien nicht mehr voll gefüllt sind. Der gleiche Effekt kann auch beobachtet werden, wenn kein Blutverlust vorliegt und der Körper die Blutgefäße weitgestellt hat, wie zum Beispiel beim Schock.

- **Herzrhythmus**: Ein gesundes Herz schlägt gleichmäßig. Einige Erkrankungen oder Verletzungen verursachen dagegen einen unregelmäßigen Herzschlag. Das Herz »stolpert«, macht kurze Pausen oder schlägt einmal zusätzlich. Es ist wichtig, diese Arrhythmien in der Checkliste zu notieren.

- **Pulsfühlen**: Sie sollten lernen, den Puls am Handgelenk (Radialispuls) und an der Halsschlagader (Carotispuls) tasten zu können. Das Handgelenk ist dem Hals allerdings immer vorzuziehen. Ist

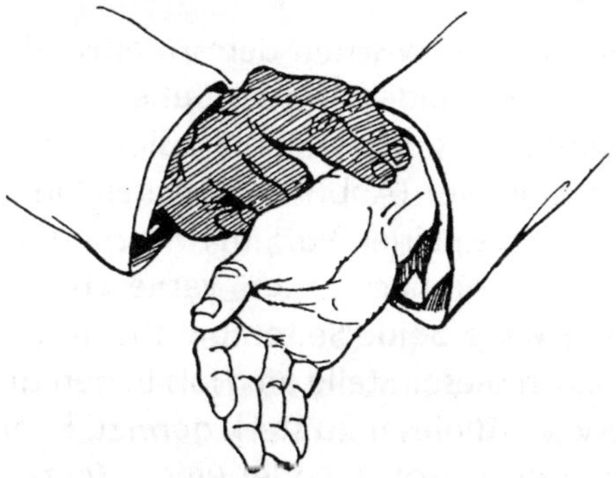

Abb.35: Pulsfühlen am Handgelenk (Radialispuls)

der Körper jedoch stark unterkühlt, die Hand erfroren oder der Kreislauf zusammengebrochen, dann werden Sie hier keinen Puls mehr bekommen und müssen zu den Carotiden wechseln. Der Radialispuls liegt am Handgelenk zwischen dem Knochen und den Sehnen auf der Daumenseite. Hier verläuft eine Hauptschlagader sehr dicht an der Oberfläche: Das ist der Grund, warum man hier den Puls leicht fühlen kann. Benutzen Sie für das Pulsfühlen nie den Daumen. Hier spüren Sie den eigenen Puls und könnten ihn für den des Patienten halten. Pressen Sie mit zwei oder drei Fingern leicht gegen diese Stelle. Finden Sie den Puls nicht sofort, dann tasten Sie die Umgebung etwas ab und verstärken und lockern den Druck der Hand. Bei jedem Menschen liegt die Stelle für den Puls an einer etwas anderen Stelle (Abb. 35). Bei sehr dicken Personen kann es passieren, daß Sie vor lauter Unterhautfettgewebe nicht die Arterie fühlen können: Hier müssen Sie den Puls an den Halsschlagadern fühlen. Zählen Sie nun die Schläge pro Minute. Um das Pulsfühlen zu beschleunigen, ist es aber üblich, daß Sie nur 15 Sekunden lang die Schläge zählen und dann mit vier multiplizieren: So erhalten Sie ebenfalls den Wert für eine Minute. Ist der Puls hingegen arrhythmisch, müssen Sie eine Minute auszählen, da sonst deutliche Differenzen auftreten könnten. Der Carotispuls (Halsschlagadern) ist wesentlich stärker und wird auch dann noch gut zu tasten sein, wenn Sie am Handgelenk nichts mehr spüren.

Die Schlagadern verlaufen paarweise zwischen dem Adamsapfel und der starken Halsmuskulatur auf beiden Seiten. Gehen Sie immer von der Mitte (Adamsapfel) aus und tasten Sie sich dann zu den Seiten in den Zwischenraum vor (Abb. 12). Drücken Sie sehr leicht und vorsichtig. Fühlen Sie keinen Puls, dann gehen Sie mit den Fingern etwas nach oben und nach unten, variieren Sie dabei die Druckstärke. Fühlen Sie nie beide Seiten gleichzeitig und drücken Sie nicht zu stark: An dieser Stelle am Hals liegen die Rezeptoren für den Vagusnerv. Wird dieser zu stark gereizt, kann er für einen Kreislaufzusammenbruch sorgen oder einen Herzstillstand auslösen (reflektorischer Herzstillstand).

Atmung

Die Atmung sagt viel über den Zustand des respiratorischen Systems (Atemwege) aus und gibt Hinweise darauf, ob der Körper mit genügend Sauerstoff versorgt wird. Sie müssen drei Punkte bei der Atmung beachten: Atemfrequenz, Atemtiefe und Besonderheiten der Atmung.

- **Atemfrequenz:** Die Atemfrequenz steigt normalerweise, wenn auch die Pulsrate ansteigt. Aus diesem Grund sorgen die gleichen Faktoren wie beim Puls für eine Beschleunigung (Angst, Aufregung, Freude, Blutverlust). Die normale Frequenz eines Erwachsenen in Ruheposition liegt zwischen 10 und 18 Atemzügen pro Minute. Je jünger die Person ist, desto schneller ist die Atmung – bei Säuglingen kann sie bis zu 50 Atemzüge pro Minute betragen. Legen Sie eine Hand auf den Brustkorb und eine Hand auf den Bauch, und fühlen Sie die Atembewegungen. Gleichzeitig hören Sie auf Atemgeräusche und fühlen den Luftzug der Atmung. Und vergessen Sie bitte veraltete Methoden wie Spiegel, Feder oder ähnlichen Unsinn schnellstens! Sie sollten sich auf die Atmung mindestens 10 Sekunden lang konzentrieren, um festzustellen, ob sie vorhanden ist, und 30 Sekunden lang die Atmung zählen und mit zwei multiplizieren, wenn Sie wissen wollen, wie hoch die Atemfrequenz ist.

- **Atemtiefe**: Der Patient kann normal tief, extrem tief oder sehr flach atmen. Er kann auch nur kurz nach Luft schnappen. Das Verhältnis von Ein- zu Ausatmung kann ungleich sein.

- **Besonderheiten**: Die Atmung kann laut, rasselnd, schnarchend, röchelnd oder pfeifend sein.

Nagelbettprobe

Der Blutdruck kann nur schwer ohne das entsprechende Gerät bestimmt werden – Sie können aber mit der Nagelbettprobe testen, ob der Blutdruck eines Menschen hoch oder niedrig ist, und damit auch, ob das Gewebe gut mit Blutsauerstoff versorgt wird oder nicht: Drücken Sie die Fingerspitze des Patienten zwischen Daumen und Zeigefinger zusammen, bis der Nagel weiß ist, und lassen Sie dann plötzlich los. Dauert es länger als zwei Sekunden bis die Farbe von weiß zu rosa wechselt, dann kann dies ein Zeichen für einen niedrigen Blutdruck sein. Bei kalten und unterkühlten

Händen ist diese Probe sehr ungenau – und bei erfrorenen Händen funktioniert die Nagelbettprobe natürlich nicht.

Temperatur

Die normale Temperatur des Körpers liegt zwischen 37° C und 37,5° C im Körperkern. Ohne ein Thermometer ist es sehr schwer, eine Temperatur zu bestimmen, und selbst eine ungefähre Bestimmung – ob die Temperatur höher oder tiefer als normal ist – wird mit kalten Händen sehr schwer, ist aber möglich. Ist sie wärmer als normal, deutet das auf Fieber hin. Oft ist gleichzeitig der Puls um etwa zehn Schläge pro Minute pro Temperaturerhöhung um 1° C schneller als normal, und die Person hat Fröstelschauer. Hat der Patient Fieber, dann untersuchen Sie ihn auf Infektionen. Kalte und mit Schweiß verklebte Haut kann ein Zeichen für Schock sein. Sehr kühle oder kalte Haut kann auf Unterkühlung oder lokale Erfrierungen hindeuten. Die Temperatur an sich wird erst mit anderen Symptomen aussagekräftig und sollte nie isoliert betrachtet werden. Um die Temperatur zu erfühlen, legen Sie Ihre Fingerrückseite auf ein unbekleidetes Körperteil des Patienten und vergleichen die Temperatur mit der eigenen. Stellen Sie aber sicher, daß Ihre eigenen Hände normale Temperatur haben.

Bewußtseinslage

Viele verschiedene Faktoren können die Bewußtseinslage beeinflussen. Kopfverletzungen, Schock, hohe Temperaturen, tiefe Temperaturen, Alkohol und Drogen, Medikamente, Ernährung, Nervenerkrankungen, Infektionen, mangelnde Sauerstoffversorgung und vieles mehr. Die Bewußtseinslage ist sehr wichtig, um den Zustand des Patienten zu beurteilen, und sie sollte immer peinlich genau untersucht werden.

Drei verschiedene Arten von Reaktionen müssen unterschieden werden: Reaktionen der Augen, der Sprache und der Muskeln. Jede dieser drei Reaktionen ist wiederum in drei Stufen unterteilt. Beobachten Sie diese und notieren Sie sich die Ergebnisse, um bei späteren Beobachtungen die Entwicklung beurteilen zu können. So bekommen Sie einen Eindruck davon, ob sich der Zustand verbessert oder verschlechtert hat. Trauen Sie in diesem Fall Ihrem Gedächtnis nicht, sondern nur dem Papier.

- **Augen öffnen**: Die Reaktion ist spontan; der Patient reagiert auf Ansprache (»Machen Sie die Augen auf, schauen Sie mich an«), auf Schmerzreiz (Kniff in den Arm) oder aber überhaupt nicht.
- **Sprache**: Der Patient spricht orientiert und verständlich, verwirrt, sagt nur einzelne Worte, gibt unverständliche Laute von sich (Kinder nur Schreie) oder gibt keine Antwort.
- **Muskulatur/Bewegungen**: Der Patient befolgt Anweisungen, reagiert auf Schmerzreiz mit einer gezielten Abwehrbewegung oder einer ungezielten Reaktion, oder er zeigt keinerlei Reaktionen (auch keinen Beuge- oder Streckmechanismus).

Wenn Sie diese drei Punkte wiederholt testen, werden Sie leicht feststellen können, ob sich die Bewußtseinslage verbessert oder verschlechtert.

Pupillenreaktion

Die Pupillen können Hinweise auf Kopfverletzungen, Drogenintoxikation, Blutverlust oder sogar den Tod geben. Um die Pupillen zu testen, schauen Sie einfach, ob sie gleich groß sind. Ungleiche Pupillengrößen deuten auf eine Hirnverletzung hin. Es gibt allerdings Menschen, die ungleiche Pupillen von Geburt an oder aufgrund früherer Augenverletzungen haben. Fragen Sie den Patienten danach. Testen Sie die Reaktion der Pupillen auf Licht. Leuchten Sie mit einer Lampe in die Augen und beobachten Sie, ob sich die Pupille verkleinert oder nicht. Aber bitte verwenden Sie keine superhelle Halogenlampe: Dadurch könnten die Augen verletzt werden. Sie können die Augen auch einfach mit der Hand abdecken und dann, wenn Sie die Hand wegziehen und wieder Licht ins Auge fällt, die Pupillen beobachten: Reagieren Sie nicht oder ungleich, kann es sich um einen Patienten unter Drogen- oder Medikamenteneinwirkung handeln. Sehr kleine Pupillen – stecknadelkopfgroß – können ebenfalls auf Drogenmißbrauch hindeuten. Weite und entrundete Pupillen, die nicht auf Licht reagieren, können ein Todeszeichen sein, wenn keine Vitalfunktionen mehr vorhanden sind.

Vorläufige Diagnose

Wenn Sie die Untersuchung abgeschlossen haben und alle Punkte durchgegangen sind, dann sollten Sie jetzt eine gute Vorstellung davon haben, was dem Patienten fehlt. Mit diesen Informationen können Sie nun Ihre vorläufige Diagnose stellen. Steht keine medizinische Hilfe zur Verfügung, dann könne Sie damit anfangen, Ihrem Wissen entsprechend Erste Hilfe zu leisten. Aber bedenken Sie bitte: Sie sind kein Arzt, und es ist sehr leicht, Fehler zu machen – und die können dann ernsthafte Folgen haben. Daher:

Versuchen Sie immer, medizinische Hilfe zu bekommen!

Durch die Untersuchung haben Sie nun einen guten Eindruck vom Zustand des Patienten. Sollten Sie einem Arzt oder einer Rettungsleitstelle Auskunft geben müssen, dann sollte das für Sie – mit Ihren Aufzeichnungen auf der Checkliste – kein Problem mehr sein. Wenn ein Hubschrauber, ein Schiff, ein Schneemobil oder dergleichen eintrifft, um den Verletzten abzuholen, und Sie aus Platzgründen aber nicht mitfahren können: Geben Sie den betreuenden Personen die Aufzeichnungen mit. Der behandelnde Arzt und der Patient werden Ihnen immer dankbar sein.
Wenn Sie bei einer Untersuchung zwar die eine oder andere Anormalität entdecken, diese aber noch nicht einem Krankheitsbild

zuordnen können: Lesen Sie dieses Kapitel nochmals, nachdem Sie die anderen in diesem Buch beschriebenen Krankheitsbilder kennengelernt haben. Dann wird Ihnen vermutlich eine Zuordnung gelingen. Oder holen Sie sich medizinischen Rat über das Telefon oder über Funk – wenn möglich: Funken Sie um Hilfe, und versuchen Sie immer, einen Lufttransport zu bekommen. Verlangen Sie, direkt einen Arzt oder eine Krankenschwester sprechen zu können, um die Situation des Verletzten darzustellen und weitere Anweisungen entgegenzunehmen. Auch das Personal von Rettungsleitstellen hat eine umfassende medizinische Notfallausbildung. Schildern Sie die Lage – und geben Sie nicht Ihre Diagnose durch, sondern schildern Sie die Symptome, damit sich der Arzt ein eigenes Bild machen kann. Schildern Sie die Situation, in der Sie sind: Ob Sie eine Unterkunft, ein Zelt, einen Biwaksack haben und welche Transportmöglichkeiten Ihnen zur Verfügung stehen. Beschreiben Sie das aktuelle Wetter vor Ort, Möglichkeiten für die Landung eines Flugzeugs, eines Wasserflugzeugs oder eines Hubschraubers, und welche medizinische Ausrüstung Ihnen zur Verfügung steht.
Wenn Sie einmal einen Funkkontakt bekommen konnten, dann nutzen Sie ihn voll aus: Das nächste Mal schon kann der Funkkontakt nicht mehr zustande kommen. Versuchen Sie, jetzt alle Informationen zu bekommen und zu geben. Machen Sie vor allen Dingen eine genaue Ortsangabe – und zwar, bevor Sie alles andere durchgeben: Bricht danach die Funkverbindung ab, dann weiß die Gegenstelle wenigstens, wo sie ihre Hilfe hinschicken muß. Oft werden Ihnen die Leitstelle oder der Arzt sagen, was Sie anschließend zu tun haben: Schreiben Sie sich diese Informationen auf. Lassen Sie sich unklare Dinge buchstabieren, oder bitten Sie um eine Wiederholung. Es ist ungeheuer schwer, in der Aufregung zuzuhören – Sie müssen sich aber dazu zwingen.
Wiederholen Sie die Anweisungen: So wird sichergestellt, daß Sie alles richtig verstanden haben.

Der Tod

Auch wenn Sie an Einsatz alles gegeben haben, kann es geschehen, daß der Patient stirbt. Rechtlich darf nur ein Arzt den Tod feststellen, und da es schwierig sein kann, den Tod irrtumsfrei festzustellen, sollten Sie den Patienten immer weiter versorgen, bis sichere Todeszeichen auftreten. Wenn Sie weit von medizinischer Hilfe entfernt sind, dann ist auch der Erfolg einer Reanimation sehr gering, wenn der Herzstillstand durch ein Trauma entstanden ist. Die Erfolgsaussichten bei Stromunfällen, Elektrounfällen (Blitzschlag), Ertrinken oder Verlegung der Atemwege sind aber schon deutlich besser.

Symptome

Die gebräuchlichste Definiton von Tod ist die permanente Abwesenheit von Herzschlag und Atmung. Bei Unterkühlungs- oder Ertrinkungsopfern – dem sogenannten Beinaheertrinken – können Herzschlag und Atmung jedoch so schwach sein, daß sie nicht erkannt werden. In diesen Fällen darf nicht vom Tod ausgegangen werden – auch nicht, wenn der Patient warm wird und immer noch keine Vitalfunktionen zeigt. Andere Zustände können ähnlich wie der Tod aussehen: Koma nach einer Drogen- oder Tablettenüberdosis, diabetische Reaktionen oder Lähmungen. In allen diesen Fällen müssen Sie weiter Erste Hilfe leisten und dürfen auf keinen Fall den Tod annehmen. Mit den obigen Ausnahmen können Sie bei den nachfolgenden Anzeichen den Tod vermuten:

- Es gibt nicht die **geringste Reaktion** oder Bewegung auf Schmerzreize, Geräusche oder andere Einwirkungen.
- Es ist nicht möglich, eine **Atemtätigkeit** zu ertasten, zu hören oder zu sehen.
- Sie können keinen **Radialis- oder Carotispuls** tasten.
- Die **Pupillen** sind weit und entrundet und reagieren nicht auf Licht.

- Wird die Augenoberfläche berührt, dann löst dies **keinen Augenschließreflex** aus.

Nach einiger Zeit werden weitere Anzeichen auftreten. Zwar dürfen Sie auch jetzt – rechtlich gesehen – immer noch keinen Tod feststellen, aber in Kombination mit den ersten Zeichen bleibt dann kein Zweifel über den Tod mehr bestehen.

- Der Körper wird auch in warmer Umgebung **auskühlen**.
- Die **Leichenstarre** (rigor mortis) tritt einige Stunden nach dem Tod ein.
- 15 bis 30 Minuten nach dem Tod wird Blut zu den tiefergelegenen Körperteilen wandern (Schwerkraft) und dort für **Hämatome oder Leichenflecken** sorgen. An Druckpunkten entstehen aller dings keine Flecken.
- Ist der Körper schon **verwest**, fault, riecht und ist von Maden und Tieren zerfressen, dann besteht natürlich gar kein Zweifel.

Maßnahmen

Kommen Sie zu einem Todesfall, der auf Mord hindeuten könnte, oder bei dem die Todesursache nicht klar ersichtlich ist, dann lassen Sie alles so, wie es ist, und rühren nichts an.
Untersuchen Sie den Toten nur so weit wie nötig ist, um festzustellen, ob er wirklich tot ist. Sie sollten aber:

- Den Körper so liegenlassen wie Sie ihn **vorgefunden** haben.
- Den umliegenden Bereich **absperren** und weder Tiere noch Menschen in diesen Bereich lassen.
- Die **Polizei alarmieren**.
- Sich notieren, wie Sie den Platz **vorgefunden**, und unter welchen **Umständen** Sie den Toten angetroffen haben.
- Treffen **Polizeikräfte** ein, erklären Sie die Lage kurz und knapp, und machen Sie deutlich, was Sie bis jetzt unternommen haben. Ist die Person aufgrund eines Unfalls oder einer Krankheit gestor-

ben, dann sollten Sie versuchen, die Fassung zu bewahren und alle **Beobachtungen mit Zeitpunkt** notieren.
- Die Augen des Toten schließen und den Körper **flach ausstrecken**, damit er leichter transportiert werden kann.
- Bringen Sie ein Schild mit den **Personalien des Toten** am Körper an, und fügen Sie den **Zeitpunkt** hinzu, wann der Körper von Ihnen gefunden wurde.

Teilen Sie auf keine Fall den **Namen des Verstorbenen** über Telefon oder Funk mit. Sagen Sie einfach, daß hier ein Todesfall vorliege, und lassen Sie die Gegenstelle Fragen stellen.
Leute in der Wildnis handeln und machen das, was getan werden muß. Die emotionalen Probleme entstehen meist nach der Versorgung des Toten, wenn Sie auf Hilfe warten müssen – manchmal auch viele Tage, Wochen oder Monate nach dem Todesfall.
Sie sollten auf jeden Fall noch vor Ort mit anderen involvierten Leuten über Ihre Emotionen reden und so einem ersten Stau Luft machen. Da die anderen das gleiche erlebt haben und das gleiche fühlen werden, ist es gut, sich mit ihnen auszutauschen. Es hilft Ihnen, die eigene Reaktion als normal anzuerkennen.
Sollten Sie auch nach einiger Zeit noch ernsthafte Probleme mit dem Geschehenen haben, dann suchen Sie einen Therapeuten auf oder andere professionelle Hilfe. Denken Sie aber daran: Nichts gehört so unmittelbar zum Leben wie der Tod – ohne ihn gibt es kein Leben.

5

Wie halte ich einen Verletzten warm?

Die Anfälligkeit von Kranken und Verletzten

Hilfebedürftige Personen, die sich in nördlichen Wildnisgebieten aufhalten, sind fast immer von Auskühlung bedroht. Den Wärmeverlust in den Griff zu bekommen, ist oberste Priorität in solchen Erste-Hilfe-Fällen. Vergessen Sie nie, daß der Verletzte wesentlich empfindlicher gegenüber Kälte ist als der Retter, auch wenn er warm gekleidet ist. Es gibt verschiedene Gründe, warum sein Kälteempfinden sensibilisiert ist.

- Niedriger Blutdruck reduziert die Durchblutung und damit auch die Wärmeversorgung. Niedriger Blutdruck kann durch Schock, Medikamente, lange Ruhezeiten oder verschiedene Krankheiten verursacht werden.
- Kranke Personen verbrennen Nahrungsmittel oft wesentlich ineffizienter und produzieren somit weniger Wärme.
- Ein Verletzter oder Kranker kann möglicherweise keine Nahrungsmittel aufnehmen und hat somit keinen Brennstoff, um Wärme zu erzeugen.
- Kranke dehydrieren (trocknen aus) durch geringere Wasseraufnahme oder größere Ausscheidung. Dehydratation dickt das Blut ein und verlangsamt somit die Blutzirkulation in die feinen Blutgefäße, womit diesen Regionen weniger Wärme zur Verfügung steht.

- Kranke oder Verletzte können manchmal von der Bewußtseinslage her nicht erkennen, daß sie Wärme verlieren. In solch einem Falle müssen Sie für diese Personen denken und handeln.

Wegen dieser besonderen Situation, in der ein Kranker sich befindet, und der kalten Umgebung stellt eine Unterkühlung eine Bedrohung für jeden Patienten dar. Selbst Erfrierungen können sehr schnell entstehen, auch wenn der Kranke in warme Schlafsäcke oder Kleidung gehüllt ist, die einen Gesunden mehr als warm halten würden. Setzen Sie niemals voraus, daß dem Verletzten auch warm ist, nur weil Ihnen selber warm ist!

Reduzierung von Wärmeverlust

Der Kranke oder Verletzte verliert auf denselben Wegen Wärme wie ein Gesunder, nur daß das beim Verletzten wesentlich schneller abläuft. Wenn eine gesunde Person einen Schlafsack zur Wärmeerhaltung benötigt, dann braucht ein Kranker die doppelte Dicke, um warm zu bleiben. Es ist leicht, auszukühlen, aber sehr schwer, den Wärmeverlust wieder auszugleichen. Bedenken Sie auch, daß Kleidung oder Schlafsäcke nicht wärmen, wie oft fälschlich behauptet wird. Kleidung isoliert nur und hält warm – oder auch kalt.
Hier einige Regeln, wie ein Opfer warmgehalten werden kann:

- Entfernen Sie **nasse oder feuchte Kleidung** so schnell wie möglich. Ersetzen Sie die nasse durch trockene Kleidung.
- Schützen Sie das Opfer so schnell wie möglich vor **Bodenkälte**. Hierzu müssen Materialien verwendet werden, die sich nicht komprimieren lassen. Liegt der Verletzte in einem dicken Daunenschlafsack ohne Unterlage, wird er sehr schnell Wärme an den Boden verlieren, da die zusammengepreßte Schlafsackfüllung keinerlei Isoliereigenschaften besitzt. Bodenkälte wirkt sich stark aus und sollte nie unterschätzt werden.

- Decken Sie den Verletzten nicht über längere Zeit mit **wasserdichten Materialien** ab, wie zum Beispiel Folien oder beschichtetem Gewebe. Die Feuchtigkeit des Körpers kondensiert – bildet kleine Wassertropfen – an der kalten Folie und durchnäßt somit die Isolierung darunter. **Ausnahmen**: Aufwärmen von Unterkühlten, Vermeidung von Wärmeverlust des Verletzten in Wind, Schnee oder Regen. Lassen Sie immer einen Spalt zwischen dem wasserdichten Überzug und der Isolierung, um die Kondensation zu verringern.
- Sorgen Sie für eine **besondere Polsterschicht an Kopf und Hals**. Über diese Körperregionen verlieren wir die Wärme deutlich schneller als über andere. Schals und Mützen sind hier die ideale Ergänzung des Schlafsacks.
- Sorgen Sie für **zusätzliche Isolierung an den Druckpunkten**. An den Stellen, an denen der Verletzte stark gegen den Schlafsack drückt, entstehen Druckpunkte, und die Isolierung vermag die Wärme nicht mehr zu halten: Diese Kältebrücken müssen zusätzlich abgedeckt werden. Wenn Sie einen zweiten Schlafsack verwenden, entfällt dieses Problem in aller Regel.
- Schützen Sie den Verletzten vor **Auskühlung durch Wind**. Überprüfen Sie den Verletzten bei starkem Wind häufiger.
- Bei starker Kälte sollten Sie vor dem Gesicht des Opfers einen **Kapuzentunnel** bilden. Dieser kleine Vorraum vor dem Gesicht des Verletzten bildet eine vorgewärmte und angefeuchtete Luftfläche: Sie verlangsamt den Wärmeverlust und den Verlust von Flüssigkeit über die Atemluft.

Wärmequellen für Verletzte

Bei starker Kälte kann es nötig werden, den Patienten mit einer zusätzlichen Wärmequelle zu versorgen. Viele Hilfsmittel können improvisiert werden. Alle haben Sie aber eine Gefahr gemeinsam: Verletzte oder Erkrankte mit einer reduzierten Durchblutung der Haut oder mit eingeschränktem Bewußtsein verbrennen sich sehr leicht bei Temperaturen, die eine gesunde Person nicht verletzen würden.

Ist die Durchblutung der Haut reduziert, dann wird überschüssige Wärme nicht so schnell abtransportiert und staut sich im Gewebe an. Gleichzeitig ist das Gewebe weniger schmerzempfindlich, und der Verletzte merkt nicht, wie sich eine Verbrennung entwickelt. Für uns heißt das, daß Flaschen mit heißem Wasser oder dergleichen stark eingewickelt werden müssen und direkter Hautkontakt vermieden werden muß. Eine andere Gefahr sind auslaufende Behälter, oder Gefäße, die eventuell auslaufen könnten. Füllen Sie den Behälter ab, schütteln Sie ihn, stellen Sie ihn auf den Kopf, drücken Sie ihn zusammen: Wenn dabei keine Flüssigkeit austritt, können Sie ihn verwenden – sonst nicht.

Die Plazierung der Wärmequellen am Körper

Kalte Füße sind eine häufige Beschwerde, und eine einzige Wärmequelle an den Füßen wird dieses Problem beseitigen. Ein Verletzter mit einer Beinfraktur kann eine unterbrochene oder eingeschränkte Blutzirkulation in dem verletzten Bein haben. Dieser Fuß ist hochgradig erfrierungsgefährdet – und dies selbst in einem Schlafsack. Die Wärmequelle sollte nicht direkt an den verletzten Fuß gelegt werden, da dies eine Schwellung fördern würde. Beachten Sie dabei auch, daß eine Wärmequelle am Fuß schneller abkühlt als eine Wärmequelle an einem sonstigen Körperteil.
Kalte Hände kommen ebenfalls häufig vor. Legen Sie eine moderate Wärmequelle auf den Bauch des Kranken. Dann kann er seine Hände über dem Bauch falten und sie daran wärmen, was nebenher den Rest des Körpers aufwärmt.
Allgemeines Kältegefühl wird am besten bekämpft, indem Wärmequellen an Brustkorb, Hals und Leistenbeugen plaziert werden. Kann sich ein Verletzter noch bewegen, dann sollte er sich in seinem Schlafsack um eine Wärmeflasche zusammenrollen (Embryohaltung). Dadurch wird die gesamte Wärmeleistung der Wärmequelle vom Körper aufgenommen, und die Wärmedauer verlängert sich.

Improvisation von Heißwasserflaschen und anderen Wärmequellen

Kommerzielle Heizkissen und Heißwasserflaschen sind natürlich ideal, werden auf Wildnistouren aber vermutlich schwer zu finden sein. Chemische Heizpäckchen sind zwar bequem, taugen aber überhaupt nichts mehr, wenn sie hartgefroren sind oder bei großer Kälte benutzt werden. Diese Beutelchen müssen bei Raumtemperatur aktiviert werden, um so zu funktionieren, wie die Werbung das verspricht. Es können aber gute Körpererwärmer mit etwas Vorsicht improvisiert werden. Je größer und schwerer ein Objekt ist, desto mehr Wärme wird es speichern. Heizer in der Größe von ungefähr einem Liter sind handlich und können normlerweise noch leicht mit Socken, Kamiks oder Mukluks isoliert werden.

Glasflaschen oder Glasbehälter, gefüllt mit heißem Wasser, sind exzellent, wenn diese Behälter dicht sind. Wasser kann viel Wärme speichern. Man muß nur für genügend Isolierung sorgen, damit sich der Verletzte daran nicht verbrennt. Vorsicht beim Einfüllen des heißen Wassers. Wenn das Glasbehältnis kalt ist, wird es vermutlich zerspringen. Wärmen Sie es also vorher an, um ein Verbrühen zu vermeiden.

Plastikflaschen und Plastikgefäße sind auch sehr gut geeignet, auch wenn sie sich durch Wärme etwas verformen können. Überprüfen Sie sie aber sorgfältig auf undichte Stellen.

Heiße Steine sind gut, solange sie nicht zu sehr erhitzt werden. Ein sehr heißer Stein wird das für die Isolierung verwendete Material verbrennen – und vermutlich den Verletzten auch. Es ist vorteilhafter, die Steine über längere Zeit neben dem Feuer aufzuheizen und nicht mitten im Feuer. Extreme Vorsicht ist vor porösen oder mit Rissen übersäten Steinen angeraten: Sie enthalten Wasser in den Spalten. Wird der Stein erhitzt, dann dehnt sich das nunmehr heiße Wasser aus und bringt den Stein zur Explosion. Es sind schon viele Kranke durch explodierende Steine verletzt worden: Nehmen Sie also Steine, die kein Wasser enthalten können.

Konservendosen mit Flüssigkeit (optimal) und Nahrungsmitteln

(nicht ganz so gut) sind gut zu gebrauchen, auch wenn die kleineren Dosen recht schnell abkühlen. Erhitzen Sie eine Dose nie direkt über der Flamme: Entsteht in der Dose Dampf, wird sie explodieren. Erwärmen Sie die Dose in einem Warmwasserbad. Sobald sich Dosendeckel oder Boden auswölben, müssen Sie die Dose aus dem kochenden Wasser nehmen. Hat die Dose alle Wärme an den Verletzten abgegeben, dann nehmen Sie Dosenöffner und Löffel und lassen sich den lauwarmen Inhalt schmecken: Guten Appetit!
Ölflaschen und Getränkedosen bilden ebenfalls gute Wärmespeicher. Sie dürfen diese Materialien allerdings nicht stark erhitzen.
Heiße Sandsäckchen sind ebenfalls nicht zu verachten. Sand und Salz – kein Zucker: der würde schmelzen – können in einer Pfanne erhitzt und dann in Beutel oder Socken abgefüllt werden.
Metallgegenstände sind weniger gut geeignet, da sie die Wärme sehr schnell abgeben und bald wieder kalt werden.
Zum Thema »Wärme von Körper zu Körper« schauen Sie bitte im Kapitel »Unterkühlungen« nach.

Wärme von Innen

In nördlichen Breiten ist unsere verläßlichste Wärme die, die wir in unserem Körper selber erzeugen, indem der Körper Nahrungsmittel verbrennt.
In jeder Situation, in der Kälte zum Problem werden könnte, ist oberste Priorität, den Verletzten oder Erkrankten gut ernährt zu halten.

Achtung: Nahrungsmittel sollten Personen, denen schlecht ist und bei denen die Gefahr des Erbrechens besteht, nicht gegeben werden. Erbrochenes könnte die Atemwege verlegen, entzieht dem Körper viel Flüssigkeit, und das Erbrechen kostet viel Energie. Wenn Sie schon einmal eine Nacht lang gebrochen haben, werden Sie sich sicher noch daran erinnern, wie körperlich erschöpft Sie am nächsten Tag waren.

Welche Nahrungsmittel eignen sich bei Verletzten für die Wärmeproduktion?

- Geben Sie **keine Nahrungsmittel** Personen, denen übel ist, die sich im Schock befinden, die innere oder Kopfverletzungen oder akute Magenleiden haben oder nicht voll bei Bewußtsein sind.
- Geben Sie zunächst **Flüssigkeiten**, die kein Fett enthalten. Warme, süße Getränke produzieren Körperwärme am schnellsten. Suppen und salzige Flüssigkeiten werden helfen, verlorene Blutkomponenten wiederherzustellen. Vermeiden Sie Kaffee. Tee sollte schwach sein, oder benutzen Sie Früchtetee. Geben Sie auf keinen Fall Alkohol.
- **Stärke und Zucker** werden schnell in Wärme umgewandelt. Süßigkeiten, Zucker, getrocknete Früchte, Brot und Marmelade sind alle brauchbar und kommen fast auf jeder Tour im Proviant vor.
- Geben Sie lieber **öfters wenig zu essen**, als auf einmal viel.
- **Fette und Fleisch** sollten erst dann in kleinen Mengen gegeben werden, wenn sicher ist, daß sie im Magen bleiben.

Externe Wärmequellen

Wenn sich ein Lager warm und komfortabel für eine gesunde Person anfühlt, kann es deutlich zu kalt für eine kranke Person sein. Fragen Sie deshalb immer nach, ob die Temperatur angenehm ist.
Lagerfeuer sind schlechte Wärmequellen, es sei denn, der Verletzte liegt zwischen dem Feuer und einem Reflektor (Rettungsdecke) – oder zwischen zwei Feuern.
Ist der Boden schneefrei, kann man dort ein Feuer entfachen und warten, bis der Boden angewärmt ist. Schieben Sie dann das Feuer zur Seite, und isolieren Sie die heiße Bodenfläche mit Materialien, die nicht schmelzen. Legen Sie dann den Verletzten auf diese Isolierung. Die Wärme des Bodens wird viele Stunden anhalten.
Flüssigbrennstoffkocher sind die üblichen Brenner, um ein Zelt zu

heizen. Muß ein Zelt zur Behandlung eines Verletzten schnell aufgeheizt werden, dann können mehrere Brenner gleichzeitig verwendet werden. Vorsicht ist allerdings vor der Kohlenmonoxidansammlung (CO) geboten: Ohne gute Belüftung ist die Gefahr einer Vergiftung extrem. Bedenken Sie, daß ein Verletzter oder Kranker wesentlich anfälliger für CO ist als ein Gesunder.
Wird ein unterkühlter Patient in ein warmes Zelt gebracht, dann bedenken Sie bitte, daß es sehr lange dauert, bis die Wärme den Schlafsack durchdringt. Fühlen Sie in den Schlafsack hinein. Sollte die Luft im Schlafsack kälter sein als im Zelt, dann öffnen Sie den Schlafsack, damit die warme Luft das Innere erwärmen kann.

Einsatz externer Wärmequellen oder zittern lassen?

Zittern ist der natürliche Abwehrmechanismus des Körpers gegen Kälte. Die größte Zitterintensität findet bei einer Körpertemperatur von ungefähr 35°C statt: Diese Temperatur entspricht dem Übergang vom milden zum mittleren Unterkühlungsstadium. Wenn ein Patient nicht zittert, ist er entweder warm genug oder so stark unterkühlt, daß er bereits die Grenze erreicht hat, bei der der Zittereffekt aufhört (etwa 33°C). Bitte lesen Sie zu diesem Thema nochmals das Kapitel über Unterkühlungen durch.

6

Weiterführende Versorgung und Pflege des Patienten (Zweite Hilfe)

In einer extremen Erste-Hilfe-Situation im Sinne dieses Buches kann es sehr lange dauern, bis man medizinische Hilfe bekommt oder den Patienten abtransportieren kann. Der Verletzte braucht Pflege über mehrer Stunden oder gar Tage. Und das mit einfachsten Mitteln unter erschwerten Bedingungen. Meist sind nur sehr wenige Verbandmaterialien und kaum Medikamente vorhanden. Nach der Ersten Hilfe, die nur lebensbedrohliche Verletzungen und Krankheitsbilder behandelt, muß der Helfer dann Zweite Hilfe leisten. Unterschätzen Sie nicht den Stellenwert dieser erweiterten Rolle des Retters. Die Zweite Hilfe entscheidet genauso über den Gesundheitszustand und das Wohlbefinden des Patienten wie die Erste Hilfe.

Glücklicherweise wird ein Körper, der Ruhe und Nahrung zur Verfügung hat, auch ohne umfassende medizinische Maßnahmen heilen. Auch wenn dies nicht immer der Fall ist, so wird doch eine gute Pflege zu einem stabilen Zustand beitragen, bis Hilfe kommt oder der Patient zur nächsten Hilfe transportiert werden kann.

Die Hauptbereiche der Extrempflege sind: Atemwege, Wärmehaushalt, Lagerung, Moral, Ruhe, Flüssigkeitshaushalt, Nahrung, Überwachung der Ausscheidungen, allgemeine Überwachung der Körperfunktionen.

Pflege der Atemwege

Die Lungen einer über lange Zeit inaktiven Person werden nicht mehr voll benutzt und ventiliert. Flüssigkeiten sammeln sich in der Lunge – ein idealer Nährboden für Bakterien und somit einer möglichen Lungenentzündung (Pneumonie). Diese Entwicklung wird bei Verletzungen im Thoraxbereich noch verstärkt.
Ermuntern Sie den Patienten zu tiefen Atemzügen und zum Abhusten dieser Flüssigkeiten, auch wenn es etwas Schmerzen bereitet. Dies sollte – wenn möglich – in sitzender Position geschehen. Ätherische Öle oder Salben auf Brust und Rücken bilden auch eine gute Pneumoniaprophylaxe (Vorbeugung). Vermutlich wird so etwas auf Tour nicht vorhanden sein: Wenn Sie Pfefferminz oder dergleichen finden, können Sie auch diese Kräuter auf dem Brustkorb zerreiben.
Der Patient darf auf keinen Fall rauchen: Rauch vermindert den Sauerstofftransport zum Gewebe. Bitte denken Sie auch daran: Wenn Ihr Patient nicht raucht, dann sollten Sie auch nicht rauchen – oder zumindest nur an einem Ort, an dem es ihn nicht beeinträchtigt.

Wärmehaushalt

Dieses Thema wurde bereits im Kapitel über das Warmhalten eines Patienten besprochen; es kann dort nachgelesen werden.

Lagerung

Eine besondere Lagerung des Körpers kann einen grundlegenden Einfluß auf das Befinden des Patienten haben. Normalerweise möchte der Verletzte in eine andere Position als die Flachlage auf dem Rücken. Lassen Sie ihn ruhig die Position einnehmen, die für ihn am bequemsten ist.

Es gibt allerdings bestimmte Lagerungsarten, die für bestimmte Verletzungen gedacht sind:

- Die stabile Seitenlage wird bei bewußtlosen Patienten oder bei Patienten angewandt, denen schlecht ist oder die nicht voll ansprechbar sind. Sie ist auch anzuwenden, wenn Blutungen im Mund und Rachenraum auftreten, die die Atmung beeinträchtigen könnten. Die stabile Seitenlage wurde schon in einem früheren Kapitel angesprochen; sie kann dort nachgelesen werden. Ist der Patient voll ansprechbar, dann kann er auch sitzen, um zu erbrechen oder sich die Atemwege freizuhalten.

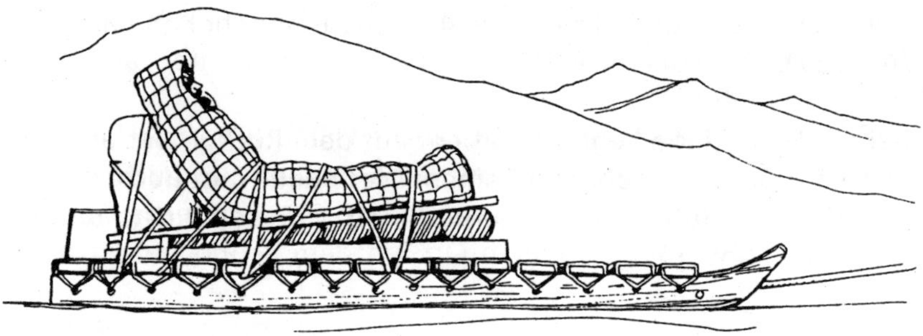

Abb. 36: Halbsitzende Lagerung mit leicht erhöhten Beinen

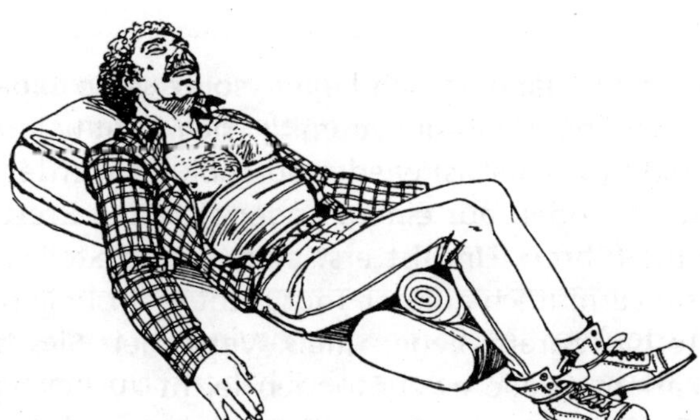

Abb. 37: Eine Knierolle entlastet die Bauchdecke bei Personen mit Bauchverletzungen

- Die sitzende oder halbsitzende Position vereinfacht die Atmung, da der Druck der inneren Organe auf das Zwerchfell (Diaphragme) reduziert wird. Bei Asthma, Lungenentzündung, Bronchitis, Lungenverletzungen und Herzinfarkt ist diese Position unumgänglich. Besteht ein Patient auf der Sitzposition, dann lassen Sie ihn auch sitzen (Abb. 36).

- Angehobene Knie reduzieren die Spannung im Bauch- und Brustbereich. Mit einer Knierolle (Schlafsack, Jacke, Decke) unter den Kniekehlen wird dem Patienten bei Bauchverletzungen ein großer Teil der Schmerzen genommen, die sonst durch den starken Zug an der Wunde entstehen würden. Manchmal ist es auch gut, wenn der Oberkörper zusätzlich etwas angehoben wird (Abb. 37).

- Bei der Schocklage liegt der Patient auf dem Rücken mit um ungefähr 30° angehobenen Beinen: Dies begünstigt den Rückfluß des Blutes zum Körperkern und wirkt somit dem Schock entgegen (Abb. 6).

Umlagerung

Muß der Patient für eine längere Zeit liegen, sollte seine Lagerung so oft wie möglich verändert werden, damit er sich nicht wund liegt und die Druckpunkte (Dekubitus) wieder durchblutet werden können. Schon wenige Stunden auf einem ungepolsterten Brett können zum Dekubitus führen. Und ist erst einmal eine Stelle wund und offen, wird sie vermutlich auf der Tour nicht mehr heilen, falls der Patient weiterhin darauf liegen muß. Versuchen Sie, bewegungsunfähige Patienten alle zwei Stunden leicht zu bewegen – das heißt, legen Sie ihn einmal auf den Rücken, dann auf die linke Seite, danach auf die rechte, und fangen Sie den Zyklus danach wieder von vorne an.

Wird ein Patient auf einem Brett transportiert, dann muß dieses sehr gut gepolstert sein.
Ist erst einmal eine Stelle offen (Dekubitus), dann müssen Sie diese wie eine infizierte Wunde behandeln und jeden weiteren Druck auf diese Stelle vermeiden.

Moral des Patienten

Zeigen Sie dem Patienten, daß Sie sich um ihn kümmern, und beruhigen Sie ihn, wann immer es möglich ist. Der Verletzte bangt vielleicht um sein Leben. Er hat vielleicht vor den nicht zu vermeidenden Schmerzen Angst. Er hat vielleicht vor einem dauerhaften Schaden durch die Verletzung Angst – Angst davor, gelähmt oder verkrüppelt zu werden. Und ein »ganzer Mann« mag es hassen, schwach und abhängig zu sein: Jeder haßt es, seine Würde zu verlieren; jeder haßt es, in einer Lage zu sein, bei der er nicht weiß, wie es weitergeht; und jeder haßt es, alleine zu sein ohne den notwendigen tröstenden Zuspruch. Daher ist es keine Schande, als Verletzter danach zu verlangen.
Gefühle und Psyche des Patienten haben einen starken und oft entscheidenden Einfluß auf den körperlichen Zustand. Gibt sich der Patient auf, dann können auch Sie nicht mehr allzuviel ausrichten.
Im folgenden einige Grundregeln:

- Strahlen Sie **gute Laune und Optimismus** aus, auch wenn Ihnen nicht danach zumute ist. Wenn Sie besorgt aussehen, wird sich auch der Verletzte Sorgen machen: Suchen Sie sich für Ihre Trauermiene einen Ort, an dem Sie der Verletzte nicht sehen kann.

- **Beruhigen Sie den Patienten** so oft wie möglich. Erklären Sie ihm, was Sie mit ihm machen und wie Sie ihn pflegen wollen. Erzählen Sie ihm keine offensichtlichen Lügen wie: »Das ist alles kein Problem, Sie sind ja schon fast wieder gesund.«

- Suchen Sie so oft wie möglich **Körperkontakt** mit dem Verletzten. Eine unterstützende und freundschaftliche Hand auf der Schulter wird jedem Verletzten guttun. Sie sollten aber auf keinen Fall so weit gehen, daß Sie mit einem Grabscher verwechselt werden. Hat der Patient Freund oder Freundin, Mann oder Frau dabei, lassen Sie diese diesen Part der Beruhigung übernehmen.
- Lassen Sie den Patienten an seiner eigenen **Pflege teilnehmen**: Lassen Sie ihn alles machen, was er selbst kann – sich waschen, alleine essen, Dinge halten, wenn Sie die Verbände wechseln und dergleichen.
- **Informieren Sie ihn** über die Pläne. Soll er mit dem Schlitten abtransportiert werden, sobald das Wetter besser ist, dann lassen Sie ihn dies wissen: Jeder Mensch hat Angst vor dem Ungewissen – helfen Sie dem Patienten, diese Angst abzulegen.

Ruhe

Ruhe unterstützt den Heilungsprozeß, reduziert Schwellungen und kann weitere Blutungen stoppen. Eine psychisch beanspruchte Person kann durch Schlaf ihre Psyche wieder regenerieren.

Flüssigkeiten

Für eine geregelte Flüssigkeitszufuhr zu sorgen, ist einer der wichtigsten Punkte, den Sie für den Verletzten – weit weg von der nächsten Hilfe – erledigen können.
Eine sehr kranke Person in einer Klinik wird in der Regel Flüssigkeit über Infusionen bekommen, um den Flüssigkeitshaushalt aufrechtzuerhalten. Diese Infusionen sind nichts Magisches, sondern enthalten in aller Regel Wasser mit etwas Salz, Zucker oder anderen kleinen Zusätzen. Auf Tour können Sie fast den gleichen Effekt mit Flüssigkeiten, die über den Mund eingenommen werden, erreichen, solange der Patient sie zu sich nehmen kann.

Dem Patienten Flüssigkeiten über den Mund darzureichen – oder auch nicht – ist eines der schwierigsten Probleme für den Retter: Flüssigkeit sollte nämlich bei bestimmten inneren Verletzungen, oder wenn sie Brechreiz auslöst, nicht gegeben werden. Leider kann man ohne entsprechende Hilfsmittel diese Fälle nicht immer klar erkennen. Darüber hinaus kann unglücklicherweise eine Austrockung des Patienten über ein oder zwei Tage mehr Schaden anrichten, als wenn der Verletzte etwas Flüssigkeit zu sich nimmt – auch wenn dies für normale Erste-Hilfe-Situationen nicht empfohlen wird.

Vielleicht helfen Ihnen die folgenden groben Richtlinien etwas weiter:

- Versuchen Sie immer, **medizinischen Rat** zu bekommen, wenn Sie im Zweifel sind – auch wenn das nur per Telefon oder Funkgerät möglich ist.
- Geben Sie **keine Flüssigkeiten oder Nahrungsmittel**, wenn der Patient bewußtlos ist, er Übelkeit verspürt oder bricht – und auch nicht bei Bauchverletzungen.
- Geben Sie erstmal **kleine Mengen**, um die Reaktion des Patienten darauf zu beobachten.
- Geben Sie ihm **kleine Mengen häufig über den Tag verteilt**, und nicht alles auf einmal. Kann er kaum schlucken, dann geben Sie ihm alle fünf bis zehn Minuten einen kleinen Schluck.
- Geben Sie **gehaltvolle Flüssigkeiten**. Suppen und Fuchtsäfte sind sehr gut geeignet. Vermeiden Sie Alkohol, Kaffee, heiße Schokolade und Tee: Diese Getränke verstärken die Harnproduktion und entziehen damit Flüssigkeit.
- Geben Sie Schock-, Verbrennungs- oder Dehydrationsopfern **Wasser**, soweit diese es vertragen können.
- Der Patient sollte zwischen **zwei und fünf Litern Flüssigkeit am Tag** zu sich nehmen und mindestens drei bis viermal Wasser lassen.

Bitte bedenken Sie, daß dies sehr allgemeine Regeln sind. Bestimmte Situationen verlangen mehr oder weniger Flüssigkeit, was in diesem Buch an anderer Stelle noch näher erläutert wird.

Nahrung

Möchte der Patient essen, dann geben Sie ihm auch Nahrung – nicht jedoch, wenn er bestimmte Probleme mit der Bauchhöhle hat. Versuchen Sie, die Nahrungsmittelaufnahme zu vermeiden, wenn der Patient in den Schock driften könnte. Ein bereits im Schock befindlicher Patient wird vermutlich sowieso nicht essen wollen. Wenn Sie einen Schockpatienten füttern, wird sein Magen die Nahrungsmittel nicht verdauen können und wieder von sich geben. Keinerlei Nahrung darf Personen mit Blinddarmentzündung (Appendicitis), akutem Abdomen und Stich- oder Schußverletzungen im Bauchraum verabreicht werden.
Versorgen Sie den Patienten mit gehaltvollen Nahrungsmitteln wie Kartoffeln, Reis oder Müsli. Brot ist auch gut, und wenn der Patient die stark fetthaltigen Bannocks (Mehlkuchen) verträgt, kann er auch diese gerne essen.
Während der Genesungsphase sind Fleisch, Milch, Käse, Eier, Fisch, Füchte und Gemüse sehr gut. Ist der Patient sehr schwach und kann keine feste Nahrung zu sich nehmen, dann kochen Sie eine Brühe aus Fleisch und Gemüse: Es ist die beste Aufbaunahrung, die der Verletzte bekommen kann.
Bitte bedenken Sie, daß Diabetis, Gallenkoliken und Geschwüre eine besondere Diät erfordern.

Stuhlgang

Patienten, die wenig essen, sich wenig bewegen, nicht genug trinken und den Stuhlgang zurückhalten, können sehr schnell Verstopfung bekommen: Das kann so weit gehen, daß nach einiger Zeit überhaupt kein Stuhlgang mehr möglich ist. Besonders Patienten mit einer codeinhaltigen Medikation sind hier sehr gefährdet.
Stellen Sie sicher, daß sich die Patienten bewegen, wann immer möglich, und gut mit Flüssigkeit versorgt sind. Ermutigen Sie die

Patienten, regelmäßig Stuhlgang zu haben und ihn nicht zurückzuhalten.

Urin/Wasserlassen

Kann ein Patient nicht aufstehen, dann geben Sie ihm eine Urinflasche (Glasflasche, Trinkflasche) oder eine Bettpfanne (Topf, Pfanne). Notieren Sie sich die Ausscheidungen und auch deren Menge. Untersuchen Sie den Urin auf Blut, dunkle Farbe und starken Geruch: Dunkle Farbe und starker Geruch sind Zeichen von Austrockung – der Patient muß mehr trinken. Eine gesunder Mensch scheidet ungefähr 1000 ml Urin innerhalb von 24 Stunden aus. Wird weniger ausgeschieden, dann vermuten Sie Schock oder Dehydratation.

Beobachtung von Patienten (Monitoring)

Um beurteilen zu können, ob sich die Situation eines Patienten verbessert oder verschlechtert, müssen der Zustand oft überprüft und die Ergebnisse immer notiert werden.
Überprüfen Sie die Vitalfunktionen alle 15 Minuten, wenn der Patient sich in einer kritischen Situation befindet. Verbessert sich die Situation, dann können Sie die Intervalle auf 30 Minuten ausdehnen.
Überlegen Sie immer, welche Komplikationen eine Verletzung mit sich bringen könnte. Beobachten Sie den Patienten ständig auf diese Komplikationen hin, und handeln Sie sofort, wenn die ersten Anzeichen sichtbar werden.

7

Transport eines Verletzten zur nächsten Hilfe

Jede Person mit einer größeren Verletzung oder starken Erkrankung muß zu medizinischer Hilfe gebracht werden. Nachdem Erste Hilfe und vielleicht auch Zweite Hilfe geleistet worden sind, müssen Sie sich fragen, ob es möglich ist, den Patienten zu transportieren? Wenn ja – wie soll er transportiert werden? Bei der Antwort auf diese Fragen könnte es um Leben und Tod gehen. Sind Sie bereits über Funk mit Rettungskräften in Kontakt, dann sollten Sie die Entscheidung den Profis überlassen. Teilen Sie der Gegenstelle alle Fakten mit, und überlassen Sie denen dann die Entscheidung. Sie erkennen schon: Hier sind Ihre Aufzeichnungen und sorgfältigen Untersuchungen von entscheidender Bedeutung. Meist wird das Rettungszentrum versuchen, eine Luftrettung zu organisieren. Es handelt sich hierbei um die beste Möglichkeit, einen Verletzten schnell und schonend abzutransportieren. In kritischen Fällen können Rettungskräfte aus dem Helikopter mit dem Fallschirm zu Ihnen abspringen. (In Kanada gibt es hierfür eine besondere militärische Einheit: Search and Rescue Technicians).
Können Sie nicht auf medizinischen Rat zurückgreifen, dann müssen Sie die Entscheidung allein treffen. Haben Sie Zweifel, dann transportieren Sie den Patienten, falls eine geeignete Art des Transportes zur Verfügung steht.

Versuchen Sie in lebensbedrohlichen Fällen stets, eine Luftrettung zu arrangieren.

Müssen Sie den Patienten selber transportieren, dann stellen und beantworten Sie sich zuerst folgende wichtige Fragen:

- Hat sich die Situation des Patienten **stabilisiert**?
- Gibt es eine **geeignete Transportmöglichkeit**?
- Wird der Transport für den Verletzten **sehr anstrengend** sein?
- Ist der Transport **zeitkritisch**?
- Welche **Gefahren** liegen an der Strecke?
- Kann der Patient während des Transportes **versorgt** werden?

Hat sich die Situation des Patienten stabilisiert?

Kurz nach einer Verletzung kann sich der Zustand des Verletzten sehr schnell verändern. Blutungen sind noch nicht zum Stillstand gekommen. Vitalfunktionen ändern ständig die Werte, da der Körper versucht, gewisse Mißstände zu kompensieren. Der Patient hat Angst. Schwellungen entwickeln sich. Noch sind nicht alle Symptome entwickelt, die Ihnen mitteilen, was dem Verletzten alles fehlt. Treffen Sie keine übereilte Entscheidung, den Patienten über eine längere Strecke zu transportieren.
Warten Sie, bis sich der Zustand des Patienten stabilisiert hat. Benutzen Sie diese Zeit, um alle Auswirkungen der Verletzung oder der Erkrankung zu erkennen. Leisten Sie Erste und Zweite Hilfe, so gut es Ihnen möglich ist.
Ist ein Abzutransportierender in einer kritischen Lage, dann sollten Sie keinen schnellen und rauhen Transport durchführen: Der Patient würde vermutlich während des Unternehmens sterben.

Gibt es eine geeignete Transportmöglichkeit?

Falls es irgendwelche Zweifel daran gibt, ob ein Transport sicher und ohne Gefahr für den Verletzten durchgeführt werden kann, dann sollten Sie Ihre Alternativen gut abwägen.

Wird der Transport für den Verletzten sehr anstrengend sein?

Frakturen des Oberschenkels oder des Beckens können bei Bewegung derart starke Schmerzen auslösen, daß der Verletzte einen Transport nicht ertragen könnte. Ein Schock könnte verschlimmert und weitere Verletzungen des Gewebes und der Nerven könnten provoziert werden. Die Bewegungen durch den Transport könnten weitere Blutgefäße verletzen und zu gefährlichen Blutungen führen, die meist gar nicht sofort entdeckt werden. Personen, die an einer starken Infektion leiden, können möglicherweise die Belastungen eines Transportes nicht überstehen. Nur wenn Sie für den Verletzten ein geeignetes Transportmittel zur Verfügung haben, sollten Sie den Transport wagen. Vergessen Sie Behelfstransportmethoden: Es ist illusorisch zu glauben, einen Verletzen 30 Kilometer mit einer Trage transportieren zu können. Selbst mit einem Team von sechs Leuten ist das nicht möglich. Nehmen Sie sich also lieber etwas Zeit, eine kräftesparende Transportmethode zu suchen.

Ist der Transport zeitkritisch?

Vielleicht wissen Sie, daß am nächsten Tag ein Schneesturm droht oder das Eis gefährlich und unpassierbar wird. Bäche können nach Regen so anschwellen, daß es nicht mehr möglich ist, sie zu überqueren. Hier müssen Sie sich sofort entscheiden!

Welche Gefahren liegen an der Strecke?

Wenn es Gefahren gibt: Wird es Ihnen möglich sein, den Patienten sicher durch diese Gefahren zu bringen und für ihn zu sorgen? Gefährden Sie sich selber? Kann es sein, daß Sie unterwegs festsitzen und dann ohne eine sichere Unterkunft ausharren müssen?

Kann der Patient während des Transportes versorgt werden?

Überlegen Sie, welche Versorgung der Patient während des Transportes benötigt. Ist der Patient bewußtlos, gibt es jemanden, der ihn während des ganzen Transportes überwachen kann? Können Sie seine Verbände wechseln, ihn mit Nahrung und Flüssigkeit versorgen und ständig die Vitalfunktionen kontrollieren? Wird er es warm genug haben, oder besteht die Gefahr von Unterkühlung und Erfrierungen?
Sie sollten sich über all diese Fragen im klaren sein, bevor Sie einen Transport beginnen: Das kann über Leben und Tod des Patienten entscheiden! Es liegt in Ihrer Hand!

Vorbereitung für den Transport

Ein Transport über die weiten Flächen des Nordens oder zu Wasser mit einem kleinen Boot kann sehr rauh und hart werden. Der Patient wird hin und her geworfen (Seegang), ist Vibrationen ausgesetzt oder bekommt Schläge durch den unebenen Untergrund (Schlitten, Skidoo). Verbände und Schienen werden durch diesen Prozeß gelockert, und der durch die Bewegung entstehende Wind ist eine große Gefahr für den Verletzten. Ist er nicht gegen diese Einflüsse geschützt, wird ein Transport nur Schaden anrichten.
Gleichzeitig muß der Helfer den Verletzten unterwegs untersuchen können, die Vitalfunktionen kontrollieren und sich um die Blasen- und Darmtätigkeit kümmern. Sie müssen also den Verletzten so verpacken, daß Sie mit der Versorgung fortfahren können.
Hier die wichtigsten Regeln für die »Transportverpackung« eines Verletzten:

- Überzeugen Sie sich davon, daß alle **Schienen** fest und sicher sitzen. Umwickeln Sie eine Schiene nochmals, wenn diese Gefahr läuft, sich zu lösen. Wickeln Sie aber auf keinen Fall so fest, daß die Zirkulation eingeschränkt wird.

- Alle **Verbände und Polsterungen**, die zu Beginn des Transportes auch nur minimal unkomfortabel sind, werden unterwegs garantiert Schmerzen bereiten. Schwellungen könnten die Durchblutung abschneiden.
- Schienen Sie die Gelenke in der Nähe von **großen Schnitten**. Dies verhindert, daß sich durch Bewegung die Wunde öffnet.

Wird der Patient auf einem steifen Brett (backboard) auf dem Land- oder Seeweg transportiert, dann:

- Stellen Sie sicher, daß das Brett **sehr gut gepolstert** ist. Verwenden Sie eine Polsterung, die gleichwertig mit mehreren Zentimetern (5-7 cm) weichem Schaumstoff ist. Verwenden Sie auf keinen Fall mehr als 10 cm Polstermaterial, da das wieder Spielraum für die Bewegung der Wirbelsäule gibt.
- Polstern Sie **Körperhöhlen** wie unter den Knien, Nacken und dem Rücken aus.
- Stopfen Sie die **Freiräume** zwischen dem Patienten und den Brettseiten mit zusammengerollten Decken, Schlafsäcken oder Kleidung aus, damit der Patient nicht in diese Freiräume rutscht.
- Befestigen Sie das Brett auf zwei **Schaumstoffstücken oder Isomattenstücken**, und befestigen Sie das Brett gut. Diese zwei Streifen sind die Stoßdämpfer.

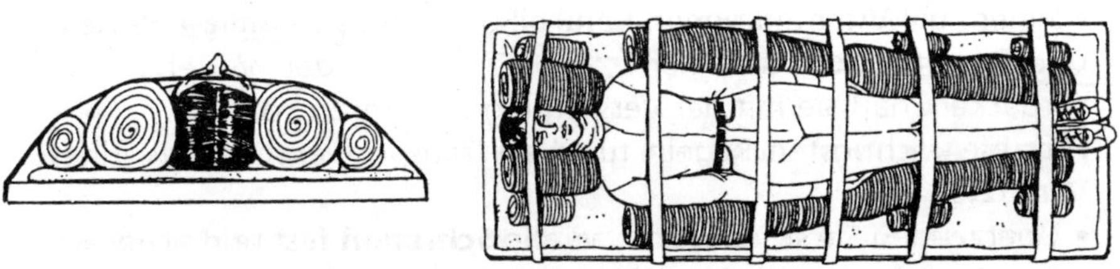

Abb. 38: Der Patient wird mit zusammengerollten Decken vor einem Verrutschen gesichert

- Sichern Sie das Brett mit einigen **leicht zu öffnenden Knoten** auf einem Schlitten oder anderem Transportmittel. Sollte der Patient brechen müssen, kann das ganze Brett sehr schnell mit dem Patienten zur Seite gekippt werden. Befestigen Sie das Brett aber auf keinen Fall in einem kleinen Boot: Beim Kentern hätte der Patient keine Chance.

Wenn der Verletzte geschient ist, nicht aber auf ein Brett gebunden:

- Legen Sie ihn auf eine **Kombination von Polsterung** plus Versteifung plus Polsterung (zum Beispiel Isomatte + Brett + Isomatte).
- Polstern Sie einen **geschienten Arm oder Fuß** in einer komfortablen, leicht angehobenen Position, so daß er gut bewegt werden kann.
- Lagern Sie den Patienten so, wie es ihm am **bequemsten** ist.

Wenn Bewegung dem Verletzten keine Schmerzen bereitet, dann:

- Plazieren Sie den Verletzten auf zwei Polsterunterlagen **ohne ein Brett** dazwischen.
- Wenn er es möchte, dann polstern Sie ihn mit dem Kopf und den Füßen in einer **leicht angehobenen Position**, damit er nicht herunterrutscht und sehen kann. Dies wird seine hilflose Lage etwas verbessern. Da sein Gesicht nun dem Wind ausgesetzt ist, müssen Sie es im Winter mit einem Schal oder einer Gesichtsmaske schützen.

Für alle Arten von Verletzten gilt allgemein:

- Versorgen Sie den Verletzten mit **Sonnenbrille, Insekten- oder Sonnenschutzmittel und Taschentüchern**, wenn Bedarf dafür besteht. Bitte bedenken Sie, daß er alles, was Sie benötigen, ebenfalls benötigt.

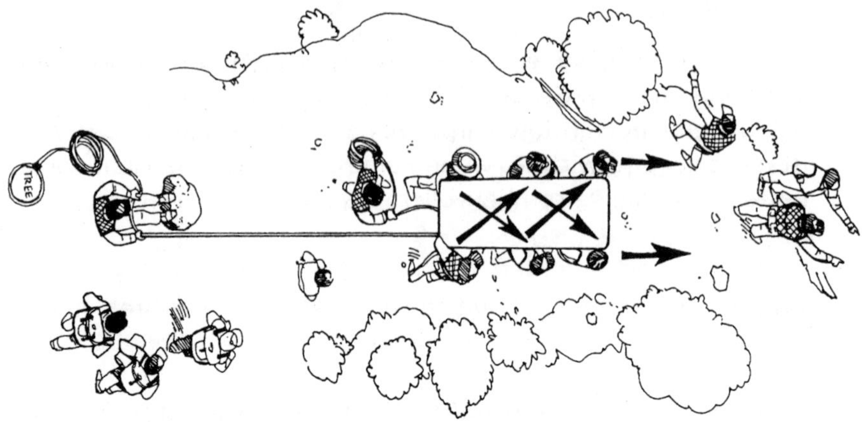

Abb. 39: Typische Reihenfolge, in der sich die Träger abwechseln

- Versorgen Sie einen männlichen Verletzten mit einem **dichtverschließbaren Behälter**, wenn er ihn ohne fremde Hilfe benutzen kann. Ist es kalt, dann nehmen Sie für Frauen eine improvisierte Bettpfanne innerhalb des Schlafsackes mit, damit diese für die Benutzung angewärmt ist.

- Improvisieren Sie **Windeln**, wenn der Verletzte seinen Stuhlgang oder das Wasserlassen nicht kontrollieren kann. Legen Sie in diesem Bereich den Schlafsack mit Plastikfolien aus, damit dieser trocken bleibt.

- Versorgen Sie den Patienten mit **Zwischenverpflegung und Getränken**, soweit er sie zu sich nehmen kann.

- Legen Sie **zusätzliches Isoliermaterial** in den Schlafsack, damit der Verletzte entstehende kalte Punkte abdichten kann.

- Packen Sie Ihr **Erste-Hilfe-Material** an eine leicht erreichbare Stelle, damit Verbände schnell und mühelos gewechselt werden können.

- Sorgen Sie dafür, daß ein Helfer den Verletzten **immer beobachten** kann und sein Gesicht sieht. Dies ist extrem wichtig, wenn es sich um eine bewußtlose Person handeln sollte. Die Beobachtung ist nicht ganz so wichtig, wenn keine Gefahr für die Atemwege besteht und die Person bei vollem Bewußtsein ist.

- Decken Sie den Patienten mit einem **wetterfesten Tarp (Plane)** zu, und schützen Sie ihn so vor Wind, Schnee und Regen. Wenn möglich, sollten Sie allerdings ein Baumwoll- oder Leinentarp verwenden, um Kondenswasser zu vermeiden. Regnet es, dann bleibt Ihnen zu einer Plastikfolie keine Alternative.

Abb. 40: Seilsicherung

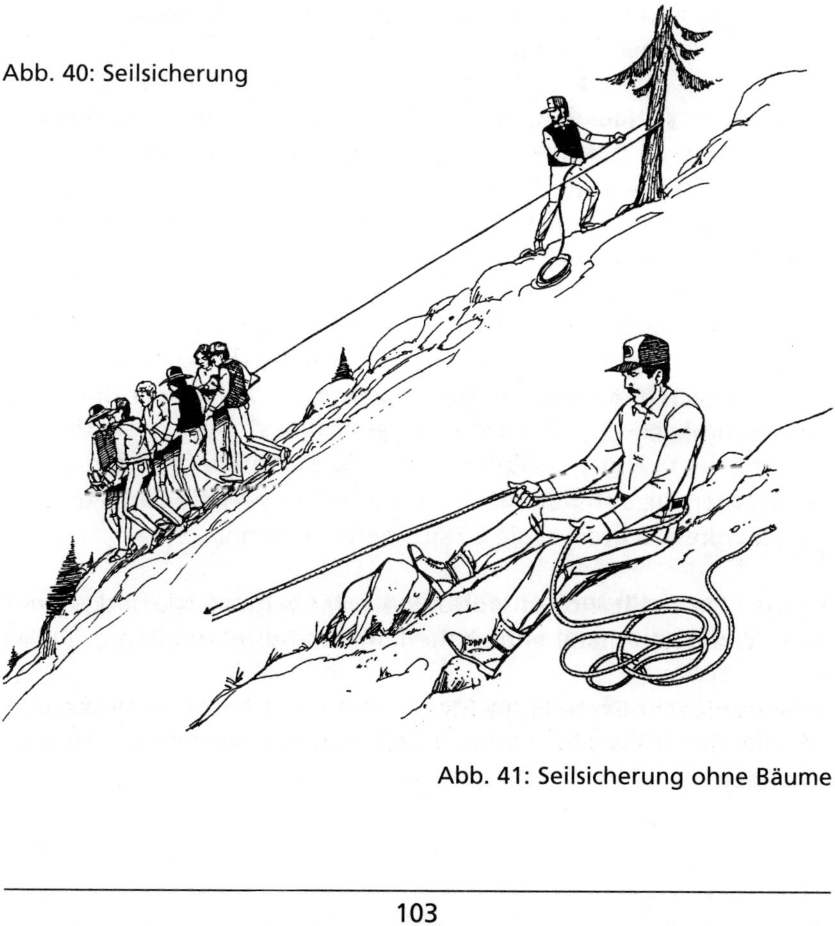

Abb. 41: Seilsicherung ohne Bäume

Transportmöglichkeiten

Im Norden übliche Überlandtransportmethoden für Verletzte sind Tragen, Rodel- und Indianerschlitten (Tobbogans), die direkt auf einem Snowmobilanhänger oder Geländewagen befestigt sind. Im Süden wird das Allradfahrzeug neben Transporttieren heute am häufigsten zum Transport von Verletzten verwendet. Auf dem Wasser findet der Transport meist in kleinen Motorbooten, Fischerbooten oder Kanus statt.

Tragen

Tragen werden sehr selten für einen längeren Transport verwendet. Auf vielen Übungen der Johanniter-Unfall-Hilfe habe ich mit Schwielen an den Händen und Kreuzschmerzen gelernt, daß es schon zuviel ist, eine Person auch nur 500 m auf einer Trage zu transportieren. Nachdem man dann zwei- oder dreimal eine Person (mit 4 Helfern an der Trage) zum Sanitätszelt transportiert hatte, versucht man bereits, sich vor der nächsten Fuhre zu drücken. Sollte man dann noch eine Verletztenanhängekarte mit einem Kuli ausfüllen, dann mußte man einfach resignieren und sich eine Sekretärin organisieren: Sehnen und Muskeln waren so verkrampft, daß man gerade noch ein Kreuz auf das Formular malen konnte – mehr ging da nicht mehr. Und das schon nach einer Gesamttragestrecke von nur rund 1500 m. Und was sind schon 1,5 km in Vergleich zu Distanzen in der Wildnis? Vergessen Sie die Trage für den Langstreckentransport. Für kurze Strecken kann eine Trage aber sehr hilfreich sein.

Schlitten

Jede Art von Schlittentransport kann sehr rauh und unkomfortabel sein. Je schneller ein Schlitten ist, desto kälter wird die ganze Angelegenheit.
Der Verletzte muß sehr gut gegen Schläge und Kälte gepolstert werden. Komatiks und westliche Schlitten mit flachem Boden sind von der Bodenkälte her sehr problematisch.

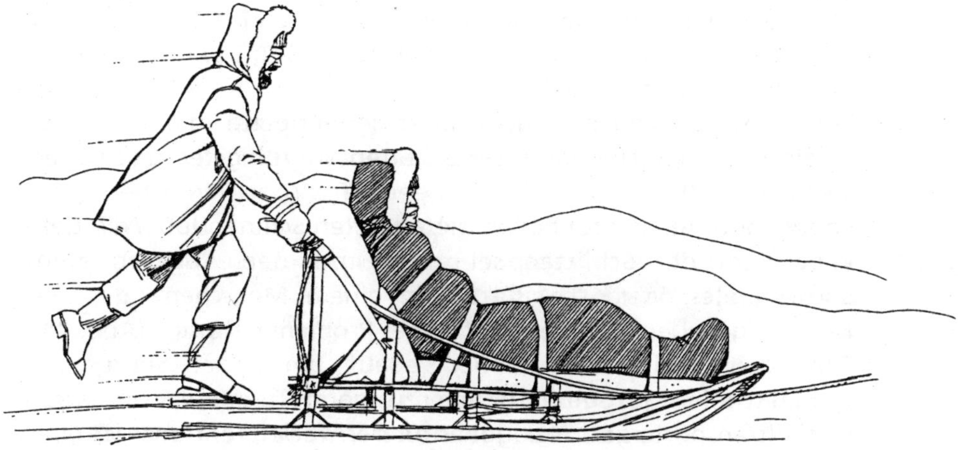

Abb. 42: Auf einem Hundeschlitten kann ein Verletzter gut beobachtet werden

Können Sie einen Schlitten mit hochgezogenen Seiten bekommen, dann sollten Sie diesen verwenden. Es besteht immer die Gefahr, daß ein Schlitten überrollt (Abb. 42).
Fast alle Schlittenarten sind mit Schnur geknüpft. Dies macht sie flexibel, ohne daß sie bei großen Belastungen brechen. Somit bewegt und verwindet sich die Auflagefläche bei der Fahrt ständig, besonders in schwierigem Gelände. Bei schweren Frakturen oder Wirbelsäulenverletzungen muß aus diesem Grunde immer ein Brett auf die Auflage gelegt werden.
Wenn der Schlitten von Hunden gezogen wird, dann sollten Sie den Verletzten nie mit den Hunden alleine lassen. Wittern die Hunde Wild, dann ist es unmöglich, hetzende Hunde mit dem Verletzten wieder anzuhalten: Wenn Sie nicht auf dem Schlitten sind, haben Sie keine Chance, die Hunde je wieder einzuholen. Fängt eine Rauferei unter dem Gespann an, müssen Sie auch sofort zur Stelle sein, sonst könnte durch die zankenden Hunde der Schlitten umgerissen werden. Lassen Sie aus diesem Grunde den Verletzten nie allein auf dem Schlitten. Müssen Sie den Schlitten für einige Zeit

verlassen, dann spannen Sie die Hunde aus und befestigen diese anderweitig. So wird der Verletzte nicht unnötig bewegt und kann auf dem Schlitten liegenbleiben.
Verwenden Sie Komatiks, dann sollte der Verletzte im hinteren Teil plaziert werden. Hier läuft der Schlitten am ruhigsten und sichersten (Abb. 43).
Sogenannte Akjas oder Pulkas bieten guten Schutz. Durch die tiefe Lage liegt der Schlitten sehr nahe bei den Abgasen eines Snowmobiles. Wird die Pulka von einem Menschen oder von Hunden gezogen, dann entfällt dieses Problem natürlich (Abb. 44).
Toboggans sind extrem schmal gebaut, um in den Spuren der Schneeschuhe gezogen werden zu können. Außer für kurze Notfalltransporte sind Toboggans für den Verletztentransport über längere Strecken nicht geeignet (Abb. 45).

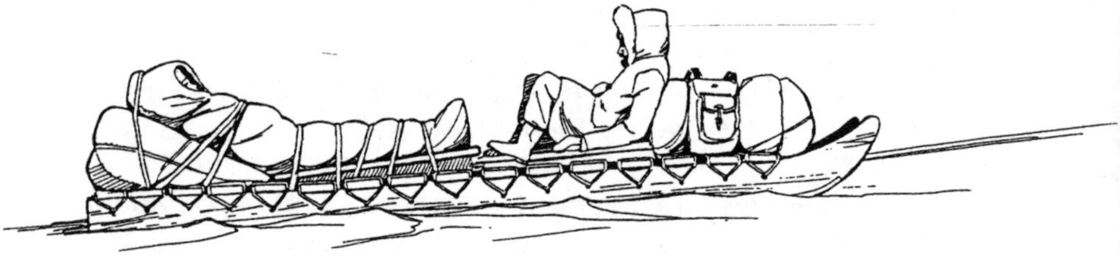

Abb. 43: Komatiks erlauben es dem Verletzten und dem Retter, sich gegenüber zu sitzen

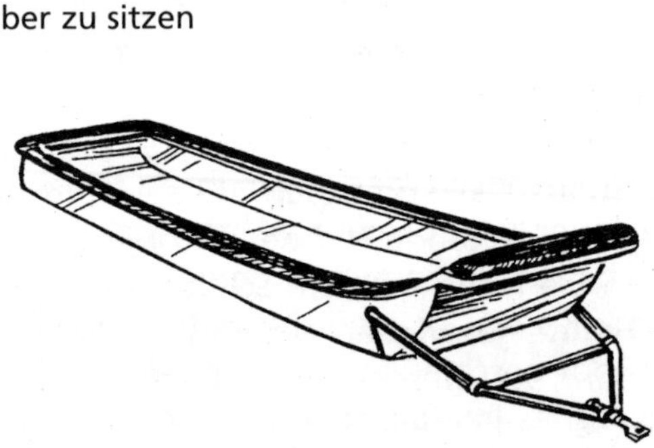

Abb. 44: Pulkas bieten einen guten Schutz für den Verletzten, sind aber meist zu klein, um eine Person darin hinzulegen

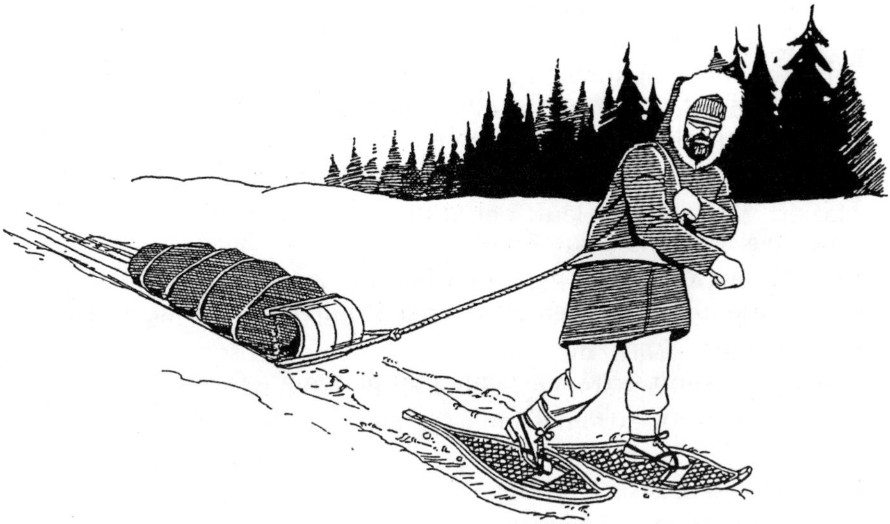

Abb. 45: Toboggans sind meist zu schmal, um einen Verletzten darin zu transportieren

MOTORBOOTE, WANDER- ODER FRACHTENKANADIER

Ist das Wasser ruhig, dann bieten Boote eine ideale Kombination aus gutem Platzangebot, Verwindungssteifigkeit und Geschwindigkeit. Andererseits sind Boote oft sehr naß und feucht. Bei starkem Wind sind die Insassen sehr schnell durchnäßt (Spritzwasser), und bei starkem Seegang oder Wellen auf einem See hat man Mühe, sich überhaupt noch im Boot halten zu können. Die Kombination aus Seegang, Außenborderabgasen und einer gewissen Immobilität durch Schienen oder Tragen können sehr schnell zur Seekrankheit führen. Die Fische werden zwar ihre Freude daran haben, Sie haben dafür aber um so mehr zu tun, den Patienten einigermaßen sauber zu halten und zu versorgen.
Wie auch auf Schlitten müssen Sie den Patienten stabilisieren, damit er nicht aus dem Boot geschleudert wird. Binden Sie ihn auf keinen Fall fest, sonst kann es im Falle eines Kenterns unmöglich werden, ihn zu retten. Versuchen Sie ihn mit Kanistern, Bootskissen und dergleichen festzukeilen.

KANUS

Die Instabilität von Kanus macht diese zu einem sehr schlechten Transportmittel für einen hilflosen Patienten. Manchmal bleibt aber keine andere Wahl. Ein Kanu bietet folgende Vorteile:

- eine weiche und ruhige Fahrt,
- der Verletzte ist leicht zu beobachten,
- den Patienten kann man wegen der Steifheit des Kanukörpers gut lagern,
- zusätzlich kann seine Ausrüstung mitgenommen werden und muß nicht zurückbleiben.

Die Nachteile sind:

- Kanus kentern leicht,
- es kann sehr naß werden, auch wenn man nicht kentert (Paddel schöpft Wasser),
- man kann den Patienten erst versorgen oder die Verbände wechseln, wenn man ihn an Land bringt,
- es ist schwer, den Verletzten einzuladen,
- es ist meist sehr kalt in einem Kanu.

Ein leichtes Kanu ist ein guter Ersatz für eine Korbtrage. Im Winter kann ein Verletzter in einem Kanu über den Schnee gezogen werden. Im folgenden nun einige Regeln für den Transport eines Verletzten in einem Kanu:

- Verwenden Sie keine Kanus, um hilflose Verletzte zu transportieren, solange es Alternativen gibt.
- Transportieren Sie einen Patienten nur, wenn die Paddler Experten im Kanufahren sind.
- Lassen Sie, wenn möglich, ein zweites Boot oder Kanu mitfahren.
- Knoten Sie zwei Kanus Seite an Seite zusammen, um die Stabilität zu erhöhen, soweit das Gewässer dies zuläßt.

- Laden Sie den Verletzten mit seinem Kopf zum Heck. Es sollte aber genug Platz vorhanden sein, damit der Heckpaddler mit dem Paddel hantieren kann.
- Versuchen Sie, den Verletzten aus dem Wasser am Boden des Kanus zu halten.
- Versehen Sie den Verletzten mit einer Schwimmweste.
- Binden Sie den Verletzten nicht im Kanu fest.
- Packen Sie den Schlafsack mit dem Verletzten in wasserdichtes Planenmaterial.
- Landen Sie mit dem Kanu seitwärts, und fahren Sie nicht mit dem Bug auf den Strand, da hierdurch das Kanu sehr instabil wird.
- Ziehen Sie das Kanu an Land, wenn Sie ausgestiegen sind.

Flugzeuge

Ein Flugzeug ist das beste Transportmittel. Im nächsten Kapitel wird darauf eingegangen.

8

Vorbereitung einer Luftrettung

Der Luftweg ist die geeignetste Form, einen Schwerverletzten oder Kranken zu evakuieren. Es stellt auch die häufigste Rettungsart im Norden dar. Leider wird die Luftrettung als eine Selbstverständlichkeit betrachtet und oft verwendet, wenn es eigentlich nicht nötig wäre. Die Kosten werden oft von der Regierung bezahlt, was wir wiederum gerne für selbstverständlich erachten. Solch ein Einsatz kostet selten unter 10 000 DM. Viel wichtiger als die Kosten ist aber das Faktum, daß die Piloten sich sehr für die Rettung einsetzen und oft ungewöhnliche Anstrengungen auf sich nehmen, um den Personen zu helfen. Nicht selten stellt solch eine Rettung ein Risiko für die ganze Besatzung dar, die sich damit in Lebensgefahr begibt. Sie fliegen in schlechtem Wetter, landen und starten an Orten, die sie sonst nie als Landeplatz verwenden würden. Und das, um einer in Not geratenen Person zu helfen.

Alarmieren Sie also die Luftrettung nur, wenn Sie nach bestem Wissen und Gewissen der Meinung sind, daß Sicherheit und Gesundheit oder gar das Leben Ihres Patienten davon abhängen!

Dies heißt natürlich nicht, daß Sie sofort zur Rechenschaft gezogen werden, wenn sich anschließend im Krankenhaus herausstellen sollte, daß der Fall nicht ganz so dringlich war, wie er zunächst ausgesehen hatte. Es verlangt keiner von Ihnen, eine spruchreife Diagnose wie in einer Klinik zu stellen: Sie sollten nur zwischen Lebensgefahr und leichter Erkrankung unterscheiden können. Aber: Wenn Sie nicht einschätzen können, wann eine Verletzung oder Erkrankung lebensgefährlich ist, dann sollten Sie sich auch

nicht in die Wildnis begeben. Aber Sie sind ja momentan auf dem besten Wege, sich das nötige Wissen anzueignen!
Tragen Sie Satellitennotrufsysteme oder andere Möglichkeiten, eine Luftrettung zu alarmieren, bei sich, dann sollten Sie die Vorbereitung der Tour und die Tour selbst trotzdem so gestalten, als ob Sie kein Gerät bei sich hätten: Allein die Tatsache, daß man um Hilfe gerufen hat, gibt noch nicht die Sicherheit, daß auch Hilfe kommt! Schließlich ergibt sich bei Schneesturm, Nebel und weiteren Unfällen schnell eine Überlastung des Rettungssystems!

Alarmierung der Luftrettung

Wenn Sie die Luftrettung anfordern, dann gibt es bestimmte Daten, die der Pilot wissen muß.
Sie sollten diese Daten gleich beim ersten Kontakt durchgeben. Es kann schließlich sein, daß ein zweiter Kontakt nicht mehr zustande kommen kann. Geben Sie zum Beispiel über Funk folgendes durch:

- Die exakte Position. Wenn Sie sich mit Karten auskennen – und das sollten Sie schon, wenn Sie auf Tour gehen – dann geben Sie Längen- und Breitengrad mit den entsprechenden Dezimalminuten oder die Position nach UTM (Universales Transversales Merkatorsystem) durch. Es sei hier auf die entsprechende Spezialliteratur verwiesen. Weiterhin sollten Sie sämtliche Namen und Besonderheiten des Geländeabschnittes nennen.
- Die Anzahl der zu transportierenden Passagiere, unterteilt in Erwachsene und Kinder.
- Das zu transportierende Gesamtgewicht, soweit es abschätzbar ist.
- Details zum Landeplatz.
- Wolkenhöhe, Wolkenarten und Sichtweite abschätzen!
- Windrichtung und Windgeschwindigkeit. Geben Sie die Richtung an, aus der der Wind kommt und nicht die Richtung, in die er weht. Teilen Sie auch mit, ob der Wind gleichmäßig bläst, oft wechselt oder in Böen kommt.

Je genauer Ihre Angaben sind, desto sicherer wird der Flug sein. Manchmal wird es nötig sein, den Patienten eine bestimmte Strecke bis zum Landeplatz zu transportieren. Kalkulieren Sie genug Zeit ein, um dorthin zu kommen, und stellen Sie sich auch auf eine geringe Wartezeit ein: Der Flieger könnte verspätet sein.

Flugzeugtransport

Alle Flugzeuge außer dem Helikopter fallen unter die Kategorie »starre Tragflächen« oder »Starrflügler«. Als Buschflugzeuge werden meist Otters, Twin Otters oder Cessnas verwendet. Diese Flugzeuge können eine Trage mit Passagieren aufnehmen, benötigen aber eine – wenn auch nur kurze – Piste zum Landen und Starten.

Verhalten am Boden

Hängen Sie ein farbiges und gut sichtbares Kleidungsstück an ein Ende der Landebahn: Dort muß es gut sichtbar im Wind wehen können, um die Windrichtung anzuzeigen. Oder entzünden Sie ein rauchiges Feuer neben – nicht auf – dem Landestreifen. Sie können auch eine Signalrakete oder Rauchfackeln verwenden, sobald das Flugzeug in Sichtweite ist.

Wenn Sie den Verletzten in Schlafsäcke und Matten für den Lufttransport »verpacken«, dann bedenken Sie bitte, daß Übelkeit in Flugzeugen viel wahrscheinlicher ist als am Boden. Wird der Patient auf ein Brett geschnallt oder auf eine improvisierte Trage, dann bedenken Sie bitte, daß Platz in Flugzeugen knapp ist und Sie nichts verwenden sollten, das länger oder breiter als der Körper des Verletzten ist.

Landet das Flugzeug, dann hetzen Sie nicht sofort hin. Beobachten Sie den Piloten, und befolgen Sie seine Anweisungen und Sichtzeichen. Warten Sie, bis die Propeller vollständig zum Stillstand gekommen sind: Selbst ein langsam rotierender Propeller kann töten.

Schlagen Sie die Türen nicht zu, sondern ziehen Sie diese zu – oder lassen den Piloten dies machen. Müssen Sie den Patienten während des Fluges betreuen, dann sagen Sie dem Piloten, daß Sie am Kopfende des Patienten untergebracht werden müssen. Schnallen Sie sich an, wenn Gurtsysteme vorhanden sind.
Leidet der Verletzte unter Schock, hat Herz- oder Atemprobleme, dann bitten Sie den Piloten, so tief wie möglich zu fliegen: Die Sauerstoffmenge nimmt mit zunehmender Höhe schnell ab. Sie sollten möglichst nicht über 3000 m (10 000 ft) aufsteigen.
Trägt der Patient Luftkammerschienen, so dehnen sich diese in der Höhe aus und können die Blutzirkulation unterbinden: Lassen Sie Luft ab, wenn Sie aufsteigen.
Bei Vakuummatratzen ist es genau umgekehrt: Da hier Luft abgesaugt wurde, um die Schienungsmasse hart zu machen, wird sich die wenige verbleibende Luft ausdehnen und die steife Schiene möglicherweise weich werden lassen.
Kennen Sie weder Luftkammerschienen noch Vakuummatratzen, dann kümmern Sie sich nicht um den letzten Absatz: Es handelt sich hier um Rettungsdienstmaterial, welches Sie auf einer Tour vermutlich ohnehin nicht zur Verfügung haben werden.

Helikoptertransport

Helikopter können auch ohne Landebahn weich landen und sind daher für die Rettung aus schwierigem Gelände am besten geeignet. Zusätzlich können Helikopter leichter in geringer Höhe geflogen werden und unter einer niedrigen Wolkendecke hindurchschlüpfen. Kleine Helikopter bieten aber meist nicht den Platz, um den Verletzten flachzulegen. Meist haben diese kleinen Helikopter speziell auf den Typ abgestimmte Tragen. Diese oft sehr schmalen Tragen bedeuten, daß der Verletzte nochmals umgelagert werden muß.

Verhalten am Boden

Beseitigen Sie alle lose liegenden Objekte vom Landeplatz: Sie könnten hochgewirbelt werden und Umstehende verletzen. Die Landefläche sollte hart und flach sein. Sie sollte dem Helikoper einen Start vorwärts in den Wind erlauben. Ein Senkrechtstart ist meist ungünstiger und gefährlicher. Am besten eignet sich ein Platz, der flach ist und dann in Windrichtung hin abfällt (Abb. 46). Seien Sie aber nicht erstaunt, wenn der Pilot sich einen anderen Platz sucht: Er weiß am besten, was er braucht.

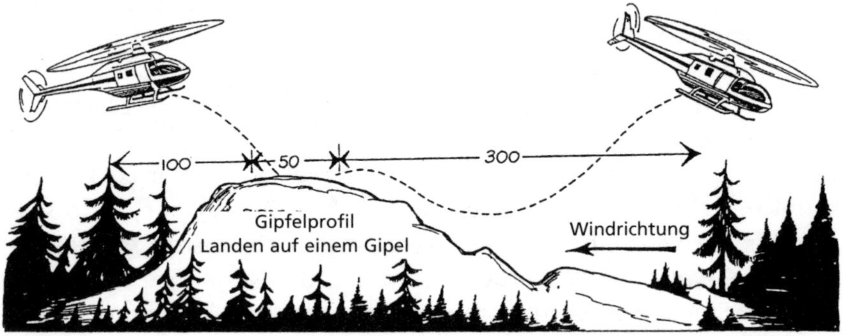

Abb. 46: Die Zeichnung zeigt einen guten Helikopterlandeplatz mit freiem Boden und einer Möglichkeit, gegen den Wind aufzusteigen

- Hängen Sie einen Windrichtungsanzeiger auf, oder machen Sie ein kleines Feuer mindestens 50 m vom Platz entfernt – nicht auf dem Landeplatz: Auffliegende brennende Äste könnten den Helikopter entzünden.

- Halten Sie sich während des Landevorgangs vom Landeplatz fern. Sand, Schnee oder andere lose Teile werden durch die Rotoren aufgewirbelt und könnten Sie verletzen. Stehen Sie mit dem Rücken zur Landefläche. Sollte der Helikopter bei der Landung verunglücken, dann fliegen die Rotorblätter eine weite Strecke und haben auch noch genug Wucht, Sie in 100 m Entfernung zu vierteilen.

In einem Sanitätsausbildungscamp der Johanniter in Friedrichshafen war eine Hubschrauberübung mit Maschinen der Bundeswehr geplant. Es wurde eifrig geübt, und man staunte über die gewaltige Windkraft, die von den Rotoren der großen Hubschrauber entwickelt wurde – leider bemerkten einige Helfer zu spät, daß sie ihre Zimmerfenster in der direkt neben dem Landeplatz liegenden Kaserne offengelassen hatten. Nach drei Stunden harten Kampfes mit Besen, Staubsauger und Wassereimer hatten sie dann die Unmengen an Laub, Ästen und Steinchen beseitigt, die der »Hubi« in die Zimmer geblasen hatte. Die Lose-Blatt-Sammlung der Kursunterlagen zu sortieren, dauerte dann allerdings noch etwas länger.

Vorbereitung eines Landeplatzes im Schnee:

- Treten Sie den Schnee mit Ski, Schneeschuhen oder Füßen fest. Wenn Sie ein Schneemobil haben, dann befestigen Sie den Schnee zuerst mit der Maschine, dann mit den Füßen und dann wieder mit der Maschine. Machen Sie dies mindestens eine halbe Stunde vor der erwarteten Ankunft des Hubschraubers, damit der Schnee wieder gefrieren kann.
- Legen Sie eine quadratische Matte aus Fichten- oder Kiefernzweigen von 3 m Seitenlänge und 15 cm Dicke aus.
- Legen Sie über diese Matte sechs starke – 2,5 m bis 3 m lange – Stangen auf die Matte. Legen Sie die Stangen im rechten Winkel zur Windrichtung. Befestigen Sie sie so, daß sie nicht wegrollen können.

Befinden Sie sich auf sumpfigem oder lockerem Untergrund, dann sollten Sie das gleiche Arrangement aus Ästen und Stangen anfertigen.

Vielleicht läßt der Pilot den Motor laufen, während die Maschine beladen wird: Achten Sie auf seine Signale.

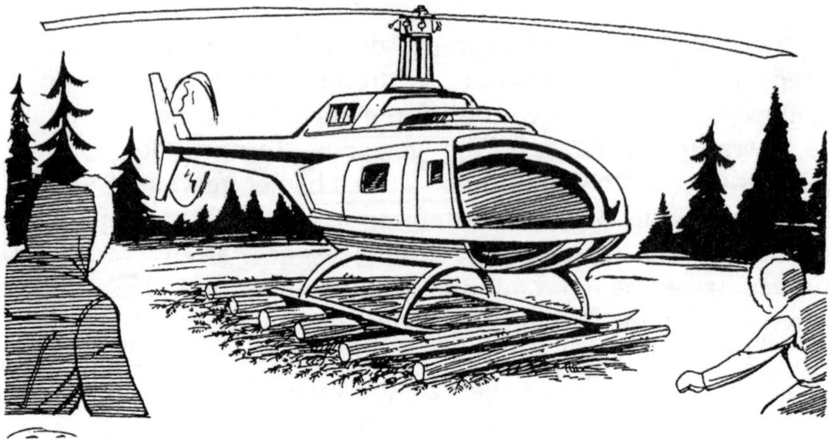

Abb. 47: Eine Helikopterlandefläche auf Schnee

- Halten Sie alle Personen, die für den Ladevorgang nicht unbedingt benötigt werden, aus dem Landebereich heraus.
- Nähern Sie sich dem Helikopter nicht, bevor der Pilot eindeutig das Zeichen dazu gibt. Laufen Sie nie von hinten zum Helikopter, sondern immer von vorne: Der kleine Heckrotor wird oft – mit fatalen Folgen – übersehen.
- Nähern Sie sich immer von der Talseite, niemals von der Hangseite. Der Rotor ist auf der Hangseite deutlich näher am Boden, und es ist lebensgefährlich, darunter hindurchzugehen (Abb. 48).

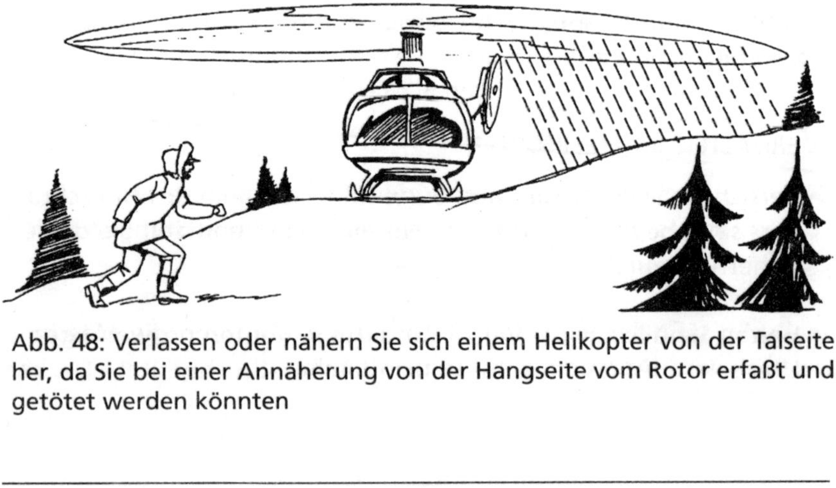

Abb. 48: Verlassen oder nähern Sie sich einem Helikopter von der Talseite her, da Sie bei einer Annäherung von der Hangseite vom Rotor erfaßt und getötet werden könnten

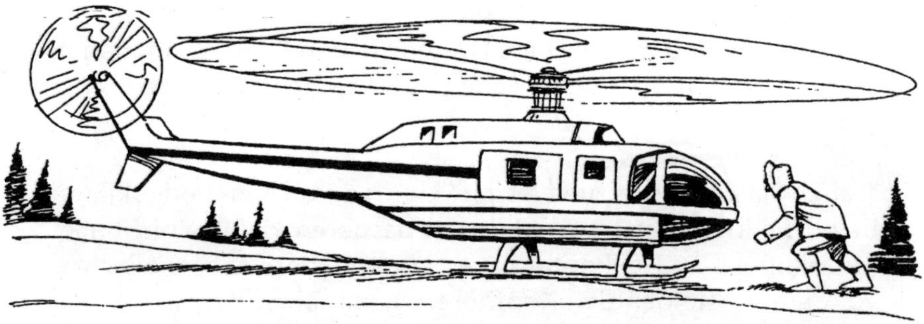

Abb. 49: Vorsicht vor dem Heckrotor! Nähern Sie sich dem Helikopter nur auf ein Signal des Piloten hin

- Der Rotor senkt sich nach unten, sobald sich die Umdrehungsgeschwindigkeit verlangsamt. Nähern Sie sich aus diesem Grunde immer in gebückter Haltung (Abb. 49).
- Halten Sie alle losen Kleidungsstücke fest – inklusive Hut oder Mütze – wenn Sie unter laufenden Rotoren hindurchgehen.
- Bei starker Kälte sollten Sie sich und den Patienten gut vermummen, sonst werden Sie durch den starken Rotorstrahl auf der Stelle Erfrierungen bekommen.

Ist der Boden uneben, und der Pilot setzt nur mit einer Kufe auf, während die andere Kufe in der Luft bleibt, dann belasten Sie die Maschine mit Ihrem Gewicht nur stufenweise – und nicht plötzlich: Der Pilot könnte sonst Schwierigkeiten haben, die Maschine im Schwebezustand zu halten.

Verhalten im Helikopter

- Versichern Sie sich, daß alle Gurte im Innenraum des Hubschraubers sind, bevor Sie die Tür zuziehen – und benutzen Sie den Sicherheitsgurt!

- Halten Sie alle für die Versorgung des Patienten notwendigen Utensilien in Reichweite – Urinflasche, Brechbeutel, Decken,

Medikamente und dergleichen. Fragen Sie den Piloten, wo man im Helikopter den Verletzten im Falle des Erbrechens zur Seite drehen kann.

- Tragen Sie Kopfhörer, und lassen Sie sich deren Funktion erklären, bevor Sie losfliegen – sonst kann es passieren, daß Sie nicht alle Mitteilungen im Helikopter hören können. Vergessen Sie nicht, vor dem Aussteigen den Kopfhörer wieder abzusetzen.

- Sorgen Sie für einen Gehörschutz beim Verletzten, soweit verfügbar.

- Teilen Sie dem Piloten sofort mit, wenn Sie Probleme mit dem Verletzten haben und Raum zur Versorgung brauchen.

- Beobachten Sie den Verletzten ständig, besonders im Hinblick auf Atemprobleme.

- Hat der Verletzte Angst vor dem Fliegen, dann versuchen Sie, ihn zu beruhigen, und zeigen Sie Verständnis.

Nach der Landung warten Sie auf die Anweisungen des Piloten, bevor Sie aussteigen.

9

Unterkühlung (Hypothermie)

Überall auf der Welt, wo kühle oder kalte Temperaturen vorkommen, sterben Menschen an Unterkühlung. Eine Unterkühlung kann einen Menschen schon bei Temperaturen weit über dem Gefrierpunkt umbringen. Alte, bettlägerige Leute sind schon an Unterkühlung in Räumen mit einer Temperatur von 16° C gestorben, gut trainierte Männer bei Wanderungen in Sturm und Regen bei fünf bis sieben Grad. Selbst Schiffbrüchige, die in Wassertemperaturen von 20° C schwimmen, was ja fast der Raumtemperatur entspricht, haben eine Überlebenschance von ungefähr zwölf Stunden, bevor sie zu viel Wärme verloren haben und sterben. Unterkühlung ist eine der häufigsten Probleme der extremen Ersten Hilfe in nördlichen Regionen. Sie kann fast jede Erste-Hilfe-Situation erschweren und beeinflussen. Untersuchen Sie den Patienten bei Unterkühlungen genauso sorgfältig, wie Sie ihn auf einen Schock hin untersuchen.

Was ist eine Unterkühlung?

Ihr Körper produziert Wärme – ähnlich wie ein Campingkocher. Der Brennstoff ist die Nahrung, die wir zu uns nehmen. Über den Verdauungsprozeß wird sie in verschiedene Bestandteile – wie zum Beispiel Zucker – zerlegt, die dann verbrannt werden. Auf diese Weise erhält der Körper die Energie, die er zum Leben braucht.
Der Großteil der dabei entstehenden Energie ist Wärme, die hauptsächlich von der Leber und in den großen Muskelpaketen

erzeugt wird. Ihr Körper braucht diese Wärme zum Überleben. Die wichtigen Organe im Körperinnern – insbesondere das Herz, die Lunge und das Gehirn – müssen peinlich genau bei einer Temperatur zwischen 36°C und 37°C gehalten werden, um gut zu funktionieren. Diese Organe bilden den Körperkern. Kühlt der Körperkern auch nur leicht auf eine Temperatur von 34°C bis 35°C ab, was der Temperatur eines heißen Tages entspricht, werden Sie zu frieren und frösteln anfangen, nicht mehr in der Lage sein, sich deutlich zu artikulieren, und die Urteilsfähigkeit wird abnehmen. In diesem Zustand leiden Sie an einer Unterkühlung. Wahrscheinlich werden Sie das aber gar nicht wahrnehmen, da das abgekühlte Gehirn nicht mehr richtig logisch arbeitet. Kühlt der Körperkern auf 32°C ab, werden Sie sich lethargisch fühlen. Atmung und Puls verlangsamen sich, Sie werden nicht mehr klar denken können, und die Zitterbewegungen hören vermutlich auf. Sie sind jetzt dem Tod sehr nahe, werden dies vermutlich aber nicht wahrnehmen.

Erreicht die Körperkerntemperatur 30°C, dann werden Sie bewußtlos. Bei 25°C, der Temperatur eines warmen Sommertages, hört Ihr Herz auf zu schlagen. Bitte beachten Sie, daß eine Unterkühlung den Körperkern betrifft. Hände und Füße können sehr kalt oder gar hartgefroren sein, ohne das Leben zu gefährden. Wenn aber der Körperkern auch nur geringfügig abkühlt, dann besteht Lebensgefahr.

Wie wir Wärme verlieren

Bevor wir mit Unterkühlungen fortfahren, ist es wichtig, einiges über den Wärmehaushalt des Körpers zu lernen. Mit diesem Wissen ist es dann auch möglich, in einer Extremsituation den Wärmeverlust zu bekämpfen. Unser Körper verliert Wärme hauptsächlich auf den folgenden vier Wegen: Abstrahlung, Konvektion, Wärmeleitung und Verdunstung. Vermutlich werden Sie aus eigener Erfahrung wissen, wie sich jede Wärmeverlustart anfühlt.

Abstrahlung (Radiation) ist die Art von Wärme, wie sie die Sonne abgibt, ein Ofen oder eine Glühlampe. Unser Körper verliert auf diese Art und Weise konstant Wärme. Abstrahlung ist vermutlich der größte Wärmeverlustfaktor. Nur wenn wir mehr Wärme von einer externen Wärmequelle empfangen (Ofen, Feuer, Sonne), wird dieser Prozeß umgekehrt, und wir erhalten mehr Wärme, als wir abgeben. Diese Art des Wärmeverlustes kann durch gut isolierende Kleidung zwar eingeschränkt werden, ganz verhindern läßt sie sich aber nicht, da wir ständig Wärme an die Kleidung abgeben. Die Kleidung wiederum strahlt dann diese Wärme in die Umgebung ab.

Konvektion ist ein anderer Name für Luftbewegung. Die Haut erwärmt eine dünne, direkt auf der Haut aufliegende Luftschicht. Körperwärme wird somit an die Luft abgegeben. Die Luft erwärmt sich, wird leichter und steigt auf. Kalte Luft fließt nach, wird wieder vom Körper erwärmt, steigt auf und der Kreislauf setzt sich fort. Je kälter die Luft ist, desto schneller funktioniert dieser Effekt. Wind entzieht dem Körper noch schneller Wärme. Dies nennt man den Auskühlungseffekt durch Wind (wind chill factor). Wir können diese Art von Wärmeverlust durch das Tragen von winddichter Kleidung reduzieren, alle Kleidungsöffnungen verschließen und sämtliche dem Wind ausgesetzten Körperteile bedecken. Oder wir schützen uns ganz einfach, indem wir aus dem Wind gehen. In einem Sturm oder bei einem Notfall verhindert das Bedecken des Körpers mit einer Zeltplane oder Plastikfolie den Abkühlungseffekt weitgehend.

Wärmeleitung bezeichnet den Fluß von Wärme bei direktem Kontakt von einem Objekt zum anderen. Wenn Sie zum Beispiel einen Schneeball in der bloßen Hand halten, werden Sie die Kälte sehr schnell spüren. Oder, wenn Sie durch Ihren Schlafsack hindurch Bodenkälte spüren, dann heißt das, daß Sie Wärme durch direkte Konduktion (Wärmeleitung) verlieren. Wasser und viele andere Flüssigkeiten leiten die Wärme um ein Vielfaches schneller vom

Körper ab als trockene Luft. Aus diesem Grunde werden Sie in nasser Kleidung sehr viel schneller frieren als in trockener. Einige Flüssigkeiten (Alkohol, Benzin, Petroleum) haben einen deutlich niedrigeren Gefrierpunkt als Wasser und können daher sehr kalt werden. Ein Hautkontakt mit diesen extrem kalten Flüssigkeiten führt zu sofortigen Erfrierungen. Meerwasser gefriert durch den hohen Salzgehalt ebenfalls bei tieferen Temperaturen als Süßwasser.

Verdunstung ist die Umwandlung von Wasser in Dampf. Wenn Schweiß auf der Haut trocknet oder verdunstet, kühlt das den Körper. Jeder aktive Sportler weiß, wie schnell man mit schweißdurchnäßter Kleidung auskühlt. Auf der Haut wird aber immer eine dünne Schweißschicht sein, auch wenn diese vielleicht sehr dünn ist und mit dem bloßen Auge nicht gesehen werden kann.
Sie verdampft und kühlt dabei ständig. Weniger bekannt hingegen ist der Verdunstungseffekt bei der Atmung. Er kann reduziert werden, indem man die Jacke hochschließt und aus dem Kragen und der Kapuze einen Tunnel formt. In diesem Tunnel mischen sich die warme, feuchte Luft der Ausatmung und des Körpers mit der kalten und zunächst trockenen Einatemluft. Dieser Trick verlangsamt den Verdunstungskälte-Effekt. Die Atmung durch Schal, Gesichtsmaske oder Halstuch befeuchtet und erwärmt die Einatemluft ebenfalls, auch wenn das Gewebe schließlich vereisen wird. Wenn Sie Ihre Schlafsackkapuze komplett schließen und in den Schlafsack hineinatmen, dann haben Sie zwar warme und feuchte Einatemluft zur Verfügung, die Atemluft wird aber im Schlafsack kondensieren. Hierbei entstehen ungefähr 500 ml Wasser in einer Nacht. Jede Nacht wird der Schlafsack feuchter, schwerer und kälter. Gleiches geschieht durch die Verdunstung der Körperflüssigkeit. Aus diesem Grund ist es wichtig, den Schlafsack bei jeder sich bietenden Möglichkeit – in der Sonne oder im Wind – zu trocknen. Wie reagiert nun aber der Körper auf Wärmeverluste?

Reaktion des Körpers auf Unterkühlung

Im Gegensatz zum Körperkern können Finger, Zehen und Haut fast bis zum Gefrierpunkt gekühlt werden, ohne daß ein Schaden entsteht. Und das passiert auch sehr oft, birgt aber ein Problem. Würde das Blut, wie sonst auch, durch die gekühlten Körperteile fließen, dann führte dies zu einer starken Abkühlung des Blutes. Ein Rückfluß dieses gekühlten Blutes in den Körperkern würde diesen ebenfalls abkühlen und damit akute Lebensgefahr darstellen. Um das zu verhindern, reduziert der Körper die Blutzufuhr in diese Regionen um bis zu 99 Prozent, indem er die Blutgefäße verengt oder fast ganz verschließt. Die Folgen davon sind eine blasse, kalte und pelzige Haut.
Unglücklicherweise begünstigt diese Situation Erfrierungen, hilft aber, die Körperkerntemperatur zu erhalten. Wenn der ganze Körper schnell abgekühlt wird, was zum Beispiel passiert, wenn Sie in kaltes Wasser eintauchen, dann werden die Blutgefäße der gesamten Hautoberfläche und des Fettgewebes geschlossen. Mit dem geringen Blutfluß zur Körperoberfläche hat der Körper jetzt eine isolierende, kalte Körperaußenseite, die den Körperkern vor zu schnellem Wärmeverlust bewahrt. Diese Maßnahme des Körpers wird zwar den Wärmeverlust nicht beenden, mit Sicherheit aber verlangsamen. Muskelzittern – eine schnelle und unkontrollierbare Muskelbewegung – ist eine automatische Methode des Körpers, um Wärme zu erzeugen. Der auf diese Weise arbeitende Muskel verbrennt Zucker und erzeugt Wärme. Ein zitternder Muskel produziert weit mehr Wärme als im Ruhezustand.
Auf diese Weise steigt die Körperkerntemperatur. Ein unangenehmer Nebeneffekt dieser Wärmeproduktion ist, daß der Zittereffekt die Energie- und Brennstoffspeicher des Körpers aufbraucht. Es ist deshalb besser, die begrenzten Blutzuckervorräte zum Erreichen einer Unterkunft zu nutzten, als sich auf das Zittern zur Erwärmung zu verlassen. Ab einer Körperkerntemperatur von 32 °C wird das Muskelzittern aufhören, und der Körper fängt an, schneller Wärme zu verlieren.

Wer ist durch Unterkühlung gefährdet?

Jeder – egal wie groß, stark oder erfahren er ist – kann eine Unterkühlung erleiden. Einigen Menschen wird aber schneller kalt als andere, und diese sollten stets bei Kälte gut beobachtet werden, da sie vielleicht gar nicht wahrnehmen, was mit ihnen geschieht.

- *Kleine Personen:* Babys, Kinder, kleine Erwachsene. Sie kühlen durch die große Körperoberfläche im Verhältnis zur geringen Körpermasse schneller aus, ebenso sehr dünne Personen.

- Ältere Personen: kühlen schneller aus.

- *Kranke oder verletzte Personen:* sind in einer kalten Umgebung stark gefährdet.

- *Jugendliche*: sind die am häufigsten betroffene Personengruppe in nördlichen Regionen: Sie gehen ohne gute Ausrüstung und Kleidung in die Kälte. Besonders junge Männer wollen als abgehärtet erscheinen, indem sie weniger Kleidung tragen, als eigentlich von den Temperaturen her erforderlich wäre.

Vermeiden von Unterkühlungen

- Bereiten Sie sich immer auf die unwirtlichsten Bedingungen vor, und nehmen Sie Ersatzkleidung mit.

- Vermeiden Sie eine Überhitzung und zu großen Schweißverlust des Körpers. Tragen Sie lockere, atmungsaktive Kleidung im Schichtaufbau (Zwiebelprinzip). Baumwolle wird schnell naß und trocknet sehr langsam. Wolle hingegen ist auch in nassem Zustand warm. Moderne Sportunterwäsche leitet die Feuchtigkeit vom Körper ab und wärmt auch noch, wenn sie schweißdurchtränkt ist. Dies ist die Schicht, die direkt auf der Haut getragen werden sollte.

- Vermeiden Sie lange Auskühlungsphasen. Machen Sie wiederholt Teepausen, um aus dem Wind zu kommen und mit Gymnastik die Blutzirkulation anzuregen. Machen Sie mit der Tour nicht weiter, wenn Ihnen ernsthaft kalt ist. Wenn Sie das Kältegefühl über spielen und trotzdem weitermachen, dann kann Ihre Urteilskraft schwinden, bevor Sie dies bemerken. Weitere Fehler sind somit vorprogrammiert.

- Essen Sie oft, um Ihrem Körper die nötigen Brennstoffe zu liefern. Zucker und Stärke wirken am schnellsten.

- Trinken Sie viel, aber keinen Alkohol, der die Auskühlung beschleunigen könnte. Dehydratation (Austrocknung des Körpers) ist bei den meisten Unterkühlungen ein Problem. Heiße und süße Getränke sind optimal. Kaltes Wasser ist gut, wenn es nichts anderes gibt. Essen Sie keinen Schnee, wenn Ihnen kalt ist.

- Bewegen Sie Ihre Großmuskulatur, um Wärme zu erzeugen. Sind Finger oder Zehen kalt, dann werden sie durch Wackeln nicht warm werden. Bewegen Sie hingegen die großen Muskeln der Arme oder Beine, werden diese auch Finger oder Zehen erwärmen. Schwingen Sie die Arme kräftig, oder stecken Sie die Hände in die Achselhöhlen.

- Überprüfen Sie Ihre Partner so oft wie möglich. Nehmen Sie bei ihnen steife Bewegungen, undeutliche Sprache oder merkwürdige Handlungen wahr, dann gehen Sie von einer Unterkühlung aus. Bitte bedenken Sie, daß Ihre Partner nicht unbedingt erkennen, was mit ihnen passiert.

Erkennung und Behandlung von Unterkühlungen

Eine Unterkühlung kann man in drei Stadien unterteilen: leicht, mittel und schwer. Es ist schwierig, die Grenze zwischen den Stadien zu ziehen, wenn kein spezielles Tieftemperaturthermometer zur Verfügung steht. Und gerade solch ein Thermometer gibt es nur sehr selten in normalen Erste-Hilfe-Sets.

Symptome leichter Unterkühlung

Der Betroffene:

- ist wach und ansprechbar,
- kann Fragen richtig beantworten,
- beschwert sich über ein Kältegefühl,
- wird vermutlich zittern,
- wird möglicherweise etwas undeutlich sprechen und
- interessiert sich nicht mehr für das, was er macht oder was um ihn herum passiert.

Maßnahmen

Wenn eine Person an einer leichten Unterkühlung leidet, dann sollten Sie:

- die Tour abbrechen,
- weiteren Verlust von Körperwärme verhindern,
- die Person zu einem Unterschlupf bringen,
- nasse Kleidung wechseln,
- ihn ruhig weiterzittern lassen, da dies eine effektive Wiedererwärmung des Körpers ist, und
- den Unterkühlten mit heißen Getränken und Nahrungsmitteln versorgen.

Der Ersthelfer sollte sich deutlich machen, daß eine aktive Erwärmung möglicherweise den Zittermechanismus ausschalten wird. Widerstehen Sie der Versuchung, externe Wärmequellen (Öfen, Feuer und dergleichen) zu verwenden. Ist der Patient jedoch so stark unterkühlt, daß das Körperzittern ausgesetzt hat, dann ist die aktive Erwärmung sehr wichtig. Im Gelände kann die

Geschwindigkeit des Wärmeverlustes zeitweise verlangsamt werden, indem der Patient in Zeltplanen, Schlafsäcke und Kleider gewickelt wird. Diese Maßnahmen stoppen die Auskühlung durch Wind und Verdunstungskälte. Eine Rettungsdecke (mit der silbernen Seite zum Patienten) ist noch besser, da diese die Körperwärme reflektiert. Einem leicht Unterkühlten sollte auf jede zur Verfügung stehende Methode Wärme zugeführt werden. Direkter Hautkontakt, selbst wenn nicht sehr effektiv, kann die einzige Möglichkeit sein, den Unterkühlten zu erwärmen, wenn andere Wärmequellen nicht zur Verfügung stehen. Der Patient und eine oder mehrere Retter entkleiden sich bis auf die Unterwäsche und liegen dann zusammen in einem Schlafsack, bis der Patient wieder erwärmt ist. Bei einer sehr starken Unterkühlung kann es vorkommen, daß es auch dem Retter im Schlafsack kalt wird, noch bevor der Unterkühlte wiedererwärmt ist. In diesem Falle sollte sich der erste Retter mit einem anderen abwechseln.

Symptome mittlerer Unterkühlung

Der Betroffene:

- ist verwirrt und handelt unlogisch,
- möchte sich kaum bewegen und ist vermutlich schläfrig,
- läßt möglicherweise Kleidung offen stehen, zieht sie aus oder läßt Feuer ausgehen,
- ist kalt und bewegt sich eckig und staksig,
- hört zu Zittern auf,
- hat eine versteifte Muskulatur,
- hat eine langsame Pulsrate und eine niedere Atemfrequenz,
- kann eine fruchtig riechende Ausatemluft haben,
- kann weitgestellte Pupillen haben und
- kann in die Kleidung nässen.

Dieser Unterkühlte ist in größter Gefahr. Er ist der schweren Unterkühlung, der Bewußtlosigkeit und dem Tod sehr nahe.

Maßnahmen

Behandeln Sie den Betroffenen wie bei der leichten Unterkühlung. Vermeiden Sie allerdings:

- rauhe Behandlung, und lassen Sie ihn nicht laufen,
- ihm Flüssigkeiten zu verabreichen. Da sein Bewußtsein getrübt ist, könnte er sich an den Flüssigkeiten verschlucken.

Behandeln Sie einen Menschen im Stadium der leichten oder mittleren Unterkühlung immer vorsichtig. Erlauben Sie ihm keine Bewegung, da das Herz sehr empfindlich ist und möglicherweise in ein Kammerflimmern – unkoordinierte Kontraktionen der Herzkammern ohne Blutauswurfleistung – mit den entsprechenden fatalen Folgen übergeht.

Symptome schwerer Unterkühlung

Eine mittlere Unterkühlung wechselt sehr schnell in eine schwere Unterkühlung: Dann ist der Patient im Koma und dem Tod sehr nahe. Die kleinste ruckartige Behandlung kann einen Herzstillstand auslösen. Selbst bei einer sehr vorsichtigen Behandlung des Patienten liegt die Überlebenschanche bei lediglich 50 Prozent. Eine schwere Unterkühlung kann durch langanhaltende Kälte oder plötzlichen Fall in kaltes Wasser ausgelöst werden. In Eiswasser reichen meist 20 Minuten, um dieses schwere Stadium zu erreichen. Der Betroffene:

- ist kaum bei Bewußtsein oder bewußtlos,
- hat einen langsamen, flachen Atem und einen schwachen, langsamen, unregelmäßigen oder gar keinen Puls und
- ist blaß, sehr kalt und hat eine bläuliche Hautfarbe.

In der letzten Phase erscheint der Unterkühlte tot. Aber auch wenn das so scheint, besteht noch immer die Möglichkeit, daß ein schwacher Herzschlag und eine leichte Atmung vorhanden sind:

Einige Opfer, die bereits für tot erklärt wurden, sind später in einem warmen Raum wieder genesen. Gehen Sie nie davon aus, daß ein Unterkühlter tot ist, solange der Körper nicht wieder aufgewärmt ist und dann immer noch keine Lebenszeichen zeigt. Anders ausgedrückt:

Ein Unterkühlter sollte nie als tot bezeichnet werden, solange er nicht wieder aufgewärmt ist und immer noch kein Lebenszeichen von sich gibt.

Maßnahmen

Weist der Patient noch Eigenatmung auf oder hat noch Puls an der Hauptschlagader am Hals (Karotispuls), dann sollten Sie:

- den Patienten sehr vorsichtig handhaben,
- weiterem Wärmeverlust vorbeugen und
- ihn vorsichtigst zu medizinischer Hilfe bringen, solange diese in wenigen Stunden zu erreichen ist. Wenn dies nicht möglich ist, dann alarmieren Sie die Luftrettung.

Sollte eine Hubschrauberrettung nicht möglich sein, und Sie sind weit von jeglicher Hilfe entfernt, dann sollten Sie die folgenden Punkte befolgen:

- Bringen Sie den Unterkühlten unverzüglich und vorsichtig in eine warme Unterkunft und
- legen Sie sehr stark eingewickelte, warme Wasserflaschen an die Seiten von Nacken, Brustkorb und Leisten – nur hier, und an keiner anderen Stelle.
- Halten Sie ihn warm, und lassen Sie ihn sich sehr langsam erholen, ohne daß er bewegt wird.

Es ist überlebenswichtig, daß die eingewickelten Flaschen nur leicht warm sind. Zuviel Wärme könnte das Gewebe zerstören. Wenn Sie die Flasche in die Hand nehmen und die Wärme geradeso als angenehm empfinden, dann hat die Flasche die richtige Temperatur. Fahren Sie mit der Wiedererwärmung fort, bis sich der Patient erholt hat. Versuchen Sie auf keinen Fall, Hände, Arme, Füße oder andere Körperteile warmzureiben oder ohne einen wichtigen Grund zu bewegen. Kaltes und übersäuertes Blut könnte aus den Extremitäten zum leicht zu störenden Herzen zurückfließen und zu einem Herzstillstand führen. Belassen Sie die Extremitäten im kalten Zustand, verhindern Sie jedoch, daß diese gefrieren. Sollte der Patient schon Erfrierungen am Körper aufweisen, dann unternehmen Sie erstmals gar nichts, bis sich der Patient von der Unterkühlung erholt hat. In der Erholungsphase kommt das Gehör meist als erstes zurück, dann das Sehen. Während er sich wiedererwärmt, verliert er manchmal die Kontrolle über seinen Darm und die Blase. Reagieren Sie aber nicht darauf, sondern warten Sie mit dem Frischmachen, bis sich der Zustand des Patienten ins leichte Unterkühlungsstadium verbessert hat. Sobald er seinen Körper wieder fühlen kann, wird er vermutlich den Wunsch nach Erwärmung seiner Hände und Füße äußern. Kommen Sie dem nicht nach! Lassen Sie die Extremitäten sich auf natürliche Weise aufwärmen, während sich der Körperkern erwärmt. Hat er sich so weit erholt, daß er die Anzeichen der leichten Unterkühlung zeigt, dann können Sie ihn auch so behandeln, als ob er in diesem Stadium wäre. Geben Sie nichts über den Mund, bis er bei vollem Bewußtsein ist und alle Vorgänge versteht. Sind alle Zeichen der Unterkühlung verschwunden, dann geben Sie ihm so viel warme Getränke, wie er möchte. Lassen Sie ihn essen, vorzugsweise Nahrungsmittel mit Zucker und Stärke. Er sollte noch eine Nacht ruhen, in der er sich vollständig erholen kann, auch wenn er am nächsten Tag noch ein wenig schwach sein wird. Stirbt der Patient, so wird es vermutlich während der Aufwärmphase sein. Haben Sie hingegen ein bewußtloses Unterkühlungsopfer gerettet, dann haben Sie unvorstellbar gute Arbeit geleistet. Sollten weder Atmung noch Puls zu registrieren sein, dann prüfen Sie nochmals vorsichtig und gewissenhaft den Karotispuls (Halsschlagader) für mehrere Minuten.

Wechseln Sie die Position der Finger und üben Sie mal mehr und mal weniger Druck aus. Schauen, fühlen und hören Sie, ob noch irgendwelche Atembewegungen zu registrieren sind. Sollten weder Puls noch Atmung vorhanden sein, dann:

- beginnen Sie mit der Beatmung. Fahren Sie fort, bis der Patient wieder Eigenatmung aufweist oder bis er wiedererwärmt ist und immer noch keine Lebenszeichen zeigt;

- vermeiden Sie weiteren Wärmeverlust, indem Sie nasse Kleidung vorsichtig entfernen und für eine Isolation gegen Bodenkälte sowie für trockene Decken sorgen;

- behandeln Sie den Unterkühlten sehr vorsichtig;

- transportieren Sie den Patienten schnell und vorsichtig zu medizinischer Hilfe, falls diese innerhalb einiger weniger Stunden zu erreichen sein sollte. Ist dies nicht möglich, dann alarmieren Sie die Luftrettung.

Leider gibt es keine eindeutige Meinung in der Medizin, ob in solch einem Fall die Reanimation begonnen werden sollte oder nicht. In einer extremen Ersten-Hilfe-Situation sollten Sie allerdings erst dann mit einer Herz-Lungen-Wiederbelebung beginnen, wenn diese über einen längeren Zeitraum durchgeführt werden kann und der Patient innerhalb einer Stunde in ein Krankenhaus gebracht wird.
Eine künstliche Beatmung wird hingegen keine Schäden anrichten, solange diese richtig angewandt wird. Zusätzlich wird der Körperkern mit etwas Wärme versorgt.
Sollte keine Luftrettung zur Verfügung stehen, behandeln Sie den Verletzten, als ob er ein bewußtloser Unterkühlter sei. Hoffen Sie, daß er während der langsamen Wiedererwärmung wieder Lebenszeichen aufweist. Gehen Sie aber auf keinen Fall von seinem Tod aus, solange er nicht warm und tot ist.

Kaltwasserunterkühlung

Auch bei großer Vorsicht kommt es vor, daß Boote kentern und Leute durch dünnes Eis brechen. Das Meer und die Flüsse im Norden sind oft so kalt, daß schon eine sehr kurze Zeit im Wasser eine mehr oder weniger starke Unterkühlung hervorruft.

Viele dieser Unfälle gehen auch wegen der großen Kälte tödlich aus. Fällt jemand plötzlich in kaltes Wasser, kann er durch die sich plötzlich verkrampfende Muskulatur kaum atmen. Schwimmen wird dadurch sehr schwer, und innerhalb weniger Minuten werden Finger, Hände und Füße gefühllos und unbrauchbar. In seltenen Fällen kommt es beim Eintauchen in das kalte Wasser sogar zum Herzstillstand und dem sofortigen Versinken des Körpers. Trägt das Opfer keine Schwimmweste, dann wird es sehr schnell ertrinken.

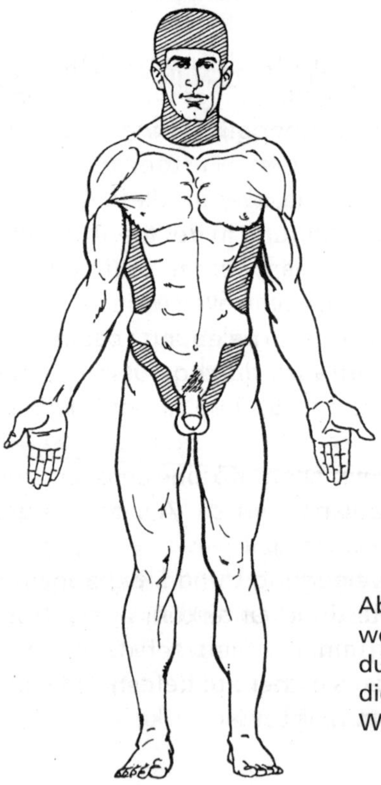

Abb. 50: Die Körperwärme entweicht sehr schnell über die dunkel schraffierten Stellen. An diese Stellen werden auch die Wärmepackungen angelegt

Tragen Sie auf dem Wasser immer eine Schwimmweste! Jeder, der in sehr kaltes Wasser gefallen ist, hat nur wenige Minuten, bis seine Hände unbrauchbar werden und er seine Kraft und Fähigkeit, logisch zu denken, verliert. Aus diesem Grunde müssen Sie sofort tun, was getan werden muß: Schnallen Sie die Ski oder Schneeschuhe ab, werfen Sie den Rucksack von sich, und machen Sie das Boot leichter. Feuern Sie Notsignale ab, aktivieren Sie den Notrufsender, greifen Sie nach Schwimmhilfen, und tun Sie alles, was geeignet ist, das Überleben zu verlängern. Sie müssen an diesem Punkt weit vorrausdenken, auch wenn es nicht leicht ist, um dann alles getan zu haben, bevor Sie von der eiskalten Faust des Wassers unweigerlich festgehalten werden. Tun Sie es sofort, es wird keine zweite Möglichkeit mehr geben: Weder zum Denken noch zum Handeln.

Verbesserung der Überlebenschancen in kaltem Wasser

In kaltem Wasser reduziert der Körper sehr schnell die Blutzufuhr zur Haut, dem darunterliegenden Fettgewebe und den Extremitäten; das ist auch der Grund, warum diese gefühllos werden. Mit dieser geringen Durchblutung wird die Außenhaut des Körpers zu einer Art von Isolierschicht, die den Wärmeverlust des Körperkerns reduziert. Unglücklicherweise gibt es einige Körperstellen, die nur einen sehr geringen Schutz besitzen. Es handelt sich hierbei um die Leistenbeugen, beide Seiten neben dem Brustkorb unterhalb der Achselhöhlen, den Nacken und den Kopf. Die Hauptblutgefäße liegen hier nahe der Körperoberfläche und verlieren sehr schnell an Wärme. Diese Körperregionen müssen in kaltem Wasser zusätzlich geschützt werden. Am besten geschieht dies, indem Sie vorbeugend einen Kaltwasseranzug tragen, der diese Stellen vor der Auskühlung schützt und Sie gleichzeitig über der Wasseroberfläche hält. Diese Jacken sind mit geschlossenzelligem Schaumstoff gepolstert und mit einem Latz versehen, der durch die Beine hindurch an der Vorderseite befestigt werden kann und die Leistengegend schützt. Solch eine Jacke wird – abhängig

von der Temperatur – das Überleben um mehrere Stunden verlängern. Vollanzüge sind noch besser und verdoppeln die Überlebenschancen gegenüber Leichtanzügen oder Jacken um ein Vielfaches. Jacken und Anzüge sind zwar sehr teuer, dafür aber doppelt so warm – und wasserdicht. Sie werden von Profis, die viel Zeit auf dem Wasser verbringen, ständig getragen. Erfahrene Wassersportler führen ein Messer und wasserfeste Streichhölzer oder Feuerzeuge in der Kleidung mit sich, um schnell ein Feuer entfachen zu können, sobald sie Land erreicht haben. Schwimmen oder Wassertreten mag zwar kurzfristig ein Gefühl der Wärme verursachen, läßt aber den Wärmeverlust dramatisch nach oben schnellen, indem durch die Muskelbewegung die Blutzirkulation zur Körperoberfläche stark erhöht wird.
Beachten Sie die folgenden Grundregeln bei Stürzen ins kalte Wasser.

Kentern mit dem Boot

Wenn Ihr Boot – aus welchen Gründen auch immer – kentert, dann:

- klettern Sie auf oder in das Boot, um soweit wie möglich aus dem Wasser zu sein. Sollte das Boot kieloben treiben und nicht wieder aufzurichten sein, dann schnallen Sie sich ans Boot, um nicht wieder herunterzurutschen;

- schütteln und schöpfen Sie Wasser aus dem Boot, um den Freibord zu erhöhen;

- ziehen Sie alle Kleidungsstücke an, und befestigen sie diese sorgfältig an Ihrem Körper. Bedecken Sie Nacken und Kopf. Machen Sie dies sofort – bevor die Hände gefühllos und taub werden;

- paddeln Sie das Boot an Land, soweit dies möglich ist. Entfachen Sie dort sofort ein Feuer, und wärmen Sie Hals, Nacken, Gesicht, Brustkorb und Leisten zuerst auf.

Müssen Sie beim Boot auf Hilfe warten, dann:

- kauern Sie sich zusammen, um Wärme zu erhalten. Halten Sie die Arme an die Brustkorbseiten gedrückt und die Beine angezogen, um die Leisten zu schützen;

- suchen Sie einen Windschutz. Benutzen Sie was immer Ihnen zur Verfügung steht: Planen, Folien, Segel, Bretter – was immer Sie finden können;

- essen Sie! Versuchen Sie ständig an etwas zu knabbern, um den Blutzuckerspiegel hochzuhalten;

- versuchen Sie nicht, an Land zu schwimmen, es sei denn, das Wasser ist nicht übermäßig kalt, Sie haben eine Schwimmhilfe und die Entfernung liegt unter einem Kilometer ohne Gegenströmungen: Schwimmen beschleunigt den Wärmeverlust extrem, und viele Schwimmer werden es nicht schaffen;

- schauen Sie den Tatsachen ins Auge. Entweder Sie haben einen Kaltwasseranzug oder eine Überlebensjacke, oder Sie werden nicht sehr lange am Leben bleiben, wenn das Land nicht sehr nahe ist oder Hilfe kommt. Geben Sie aber niemals auf, auch wenn die Lage noch so aussichtslos erscheint!

Ist es nicht möglich das Wasser zu verlassen, dann:

- verschließen Sie sofort alle Kleidungsstücke. Bedecken Sie Kopf und Nacken;

- benutzen Sie Schwimmhilfen, um soweit wie möglich aus dem Wasser herauszuschauen;

- treiben Sie in folgender Körperhaltung: Knie nach oben, Arme an den Körper und Kinn nach unten: Das wird den Wärmeverlust der Leisten, des Brustkorbes und des Nackens verlangsamen;

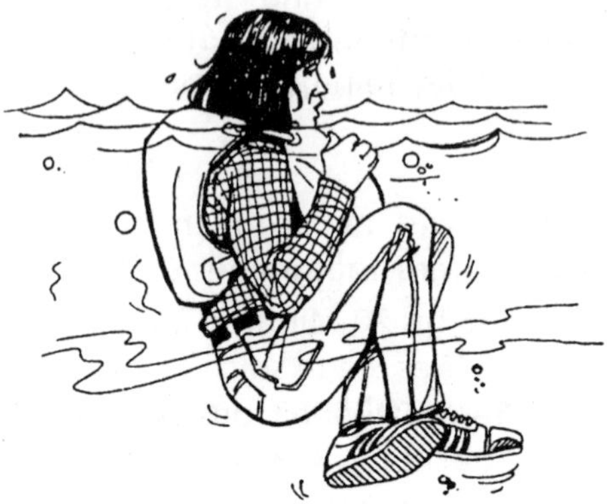

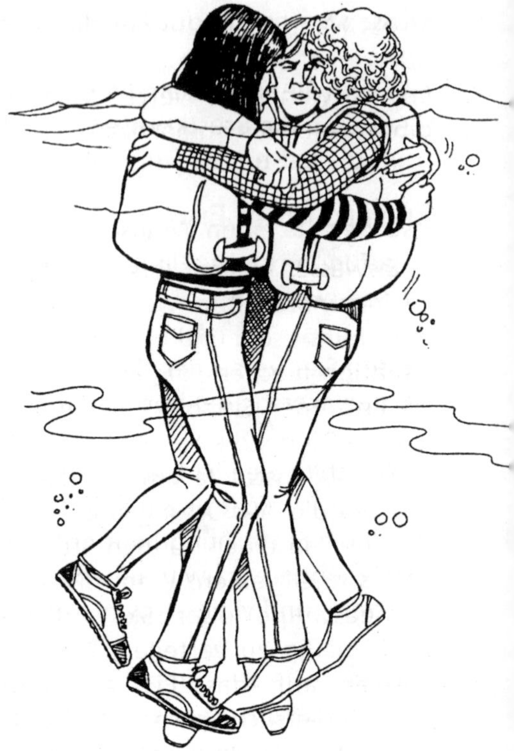

Abb. 51: H.E.L.P-Position, um den Wärmeverlust zu minimieren

Abb. 52: Schließen Sie sich in Gruppen zusammen, um einen Wärmeverlust zu reduzieren

- kauern Sie sich mit anderen zusammen: Das wird ebenfalls den Wärmeverlust verhindern;

- essen Sie, falls sich Nahrungsmittel in den Taschen befinden. Wenn die Hände unbrauchbar sind, dann essen Sie das Einpackpapier einfach mit, bevor Sie nichts essen;

- wenn das Ufer nahe genug ist, dann versuchen Sie, auf dem Rücken – mit dem Kopf aus dem Wasser und mit so wenig Energie wie möglich – zu schwimmen. Sobald Sie an Land sind, machen Sie sofort Feuer und erwärmen sich, wie bereits beschrieben;

Selbst wenn Sie es aus dem Wasser schaffen, können Sie ohne Hilfe oder eine Wärmequelle immer noch an Unterkühlung sterben, ebenso wenn das Wetter schlecht ist und es keinen Unterschlupf gibt. Tragen Sie immer wasserfeste Streichhölzer bei sich.

Einbrechen in Eis

In Eiswasser bleiben Ihnen vielleicht drei bis fünf Minuten, bis die Hände unbrauchbar werden. Sie werden in 15 bis 20 Minuten komplett hilflos sein und kurz darauf bewußtlos. Was Sie in solch einer Situation machen sollten, hängt von der Beschaffenheit des Eises ab. Entfernen Sie sofort Schneeschuhe, Ski, Rucksack, Gewehr oder andere Dinge, die Sie nach unten ziehen. Wenn möglich, legen Sie diese Gegenstände aufs Eis oder befestigen sie anderweitig: Sie werden die Ausrüstung noch benötigen. Ist das Eis hart, und Sie sind nur an einer dünnen Stelle eingebrochen, dann brechen Sie sich schnell einen Weg bis zu dickerem Eis. Pressen Sie die Schneeschuhe oder Ski auf die Eiskante, um das Gewicht gleichmäßig zu verteilen, und versuchen Sie sich dann aus dem Wasser auf das Eis zu hieven. Unternehmen Sie diese Rettungsversuche sofort, da die Kraft der Arme sehr schnell nachlassen wird. Ist das Eis hart, dann können Sie vielleicht einen scharfen Gegenstand in das Eis treiben und sich daran aus dem Wasser aufs Eis ziehen. Haben Sie es allerdings mit Brucheis – es besteht aus langen, vertikalen Kristallen – zu tun, werden Sie Schwierigkeiten bekommen, sich zurück auf die Oberfläche zu ziehen. In der Nähe eines festgetretenen Pfades könnte dies noch am ehesten möglich sein, da hier das Eis gepreßt ist. Ist solch ein Pfad in Ihrer Nähe, dann brechen Sie sich mit Händen und Ellenbogen einen Weg dorthin. Schleifen Sie Ihren Rucksack auf dem Eis nebenher. Sie werden den Inhalt noch sehr nötig brauchen. Vermutlich werden Sie mit der Zeit sehr müde und willenlos werden und sich wünschen, einfach aufzuhören.

Geben Sie aber auf keinen Fall auf!

Ist ein Kamerad durchs Eis gebrochen, dann nähern Sie sich ihm auf keinen Fall – es sei denn, Sie wissen, daß das Eis hält. Versuchen Sie ihm aus der Entfernung mit einem Seil, Stangen oder kleinen Baumstämmen zu helfen. Vermutlich werden Sie ihn »rausfischen« müssen, da ihn die Kälte innerhalb kurzer Zeit bewegungsunfähig machen wird.

Maßnahmen

Sobald das Opfer aus dem Wasser ist, müssen Sie ihn ausziehen und in einen trockenen Schlafsack legen. Wärmen Sie ihn mit Ihrem eigenen Körper auf oder wie in dem Kapitel über Unterkühlung beschrieben.

10

Erfrierungen

Erfrierungen von Gewebepartien oder gar ganzen Körperteilen können mit oder ohne Auftreten von Unterkühlung stattfinden. Meist treten aber Erfrierungen und Unterkühlung gemeinsam auf. Bei einer Erfrierung wird das Gewebe auf zwei Arten geschädigt:

- Das Gewebe gefriert, und es entstehen Eiskristalle zwischen den Zellen, die durch Entzug von Zellflüssigkeit noch weiter wachsen. Die Zerstörung von Gewebe bei diesem Vorgang ist geringer, als man denken mag.

- Der zweite Zerstörungsmechanismus bei der Gefrierung einer Zelle ist die Blockierung der Blutzufuhr zum Gewebe. Die Zellen, die die kleinen Blutgefäße der geschädigten Region enthalten, werden beschädigt. Sie lassen nun den flüssigen Bestandteil des Blutes – das Serum – in das Gewebe übertreten. Der Verlust dieser Flüssigkeit vermindert das Blutvolumen so nachhaltig, daß der Blutfluß deutlich reduziert wird: Die Blutzellen fangen an zu verklumpen und vermindern damit den Blutfluß noch weiter oder bringen ihn sogar ganz zum Stillstand. Das erste Anzeichen von Erfrierungen ist Schmerz. Wenn auch der Schmerz kaum angenehm ist, so erinnert er doch daran, daß jetzt noch Zeit ist, das Gewebe zu erwärmen, ohne daß ein länger anhaltender Schaden entsteht. Bei weiterer Fortdauer der Erfrierung verschwindet dann jegliches Gefühl. Oft wird das als eine Verbesserung des Zustandes gewertet, und durch andauerde Aktivitäten denkt man auch nicht weiter über seinen Zustand nach: Es kommt vor, daß Kletterer den ganzen Tag über mit einem teilweise erfrorenen Fuß weiterklettern und die Erfrierung erst am Abend im Zelt entdecken. Erfrorene Gewebe sind meist weiß und auch hart und gefühllos. Ist ein ganzer Fuß oder eine Hand gefroren, kann das Gewebe auch leicht lila erscheinen. Das entsteht durch die vielen Thromben (Blutgerinnsel) in den Gefäßen. Solch eine Erscheinung ist sehr bedenklich und wird meist – zumindest teilweise – zum Verlust der Extremität führen.

Symptome der oberflächlichen Erfrierung (Anfangsstadium)

- Die Haut wird weiß und gefühllos,
- das Gewebe unter der Oberfläche ist weiterhin weich,
- der Patient fühlt diesen Vorgang manchmal nicht,
- manchmal können weiße Flecken beobachtet werden,

Maßnahmen

- *Finger*: Nehmen Sie die betroffenen Regionen in die Parka, unter die Achselhöhlen oder in die Hosentaschen. Lassen Sie die Finger dort, bis sie wieder warm sind.
- *Zehen:* Stecken Sie Ihren nackten Fuß unter den Parka eines Partners auf die nackte Haut, bis das oberflächlich gefrorene Gewebe wieder aufgetaut ist. Sind Sie alleine unterwegs, dann sollten Sie das Zelt aufbauen oder in einer Unterkunft den Fuß an einer Wärmequelle auftauen.

Schützen Sie die erfrorenen Teile sorgfältig vor weiterer Kälte, da sie sehr viel schneller wiedergefrieren als gesundes Gewebe.

Symptome der schweren Erfrierung

- Die betroffenen Teile sind meist Finger oder Zehen, Fersen, die ganze Hand oder der ganze Fuß, seltener Teile des Gesichts oder der Ohren (oft leichte Erfrierungen).

- Schmerzen im frühen Stadium, gefolgt von Gefühllosigkeit.

- Das Körperteil ist ebenso hart, kalt und weiß oder lila wie ein Stück gefrorenes Fleisch, was es ja eigentlich auch ist. Die Teile sind völlig gefühllos.

- Taut der betroffene Teil von alleine auf, sind Schmerzen, Schwellungen, Verfärbungen und große Blasen die Folge.

Maßnahmen

Bestellen Sie die Luftrettung und fliegen Sie den Verletzten, ohne das Körperteil aufzutauen, aus. Ist eine Luftrettung nicht möglich oder würde sie sehr viel Zeit benötigen, dann halten Sie sich an die folgenden Maßnahmen.

- Sorgen Sie für ein warmes und behagliches Camp und versorgen Sie den Patienten mit Nahrung und Getränken.

- Die einzige adäquate Behandlung, um so viel erfrorenes Gewebe wie möglich zu retten, ist eine schnelle Erwärmung. Langsame Erwärmung führt zu größeren Gewebeverlusten.

- Die Erwärmung sollte in einem Wasserbad bei einer Temperatur von 38 °C bis 42 °C stattfinden – eine gesunde Hand empfindet diese Temperatur als noch nicht zu heiß.

Andere Aufwärmmethoden – wie heiße Öfen oder offene Feuer – sind zu unsichere Methoden und können leicht zu einer weiteren Schädigung des Gewebes führen, da die Person kein Gefühl für zu heiß oder zu kalt hat. Bedenken Sie, daß das Wasserbad schnell abkühlt und ständig wieder auf die Ausgangstemperatur von etwa

40°C gebracht werden muß. Wenn heißes Wasser nachgefüllt wird, nehmen Sie die erfrorene Extremität aus dem Wasser und fahren erst mit der weiteren Erwärmung fort, wenn das Wasser gut gemischt ist und keine Verbrennungsgefahr mehr besteht. Die Aufwärmzeit beträgt in der Regel 20-40 Minuten und kann, aber muß nicht, mit großen Schmerzen verbunden sein. Um dem zu begegnen, sollten vor dem Prozeß Schmerzmittel verabreicht werden, soweit diese vorhanden und für den Patienten vorgesehen sind. Bei vielen klingt der Schmerz aber nach dem Aufwärmen wieder ab. Gewebe, das ohne große Schädigungen wieder aufgetaut ist, wird seine Blässe verlieren und wieder rosa werden. Wurde beispielsweise ein Fuß aufgetaut, so darf der Patient nicht darauf laufen: Eine erneute Erfrierung würde zu sehr großem Schaden führen. Besteht die Gefahr einer erneuten Erfrierung, sollte der Fuß besser in gefrorenem Zustand gehalten werden, bis eine sichere Unterkunft erreicht werden kann. Es schädigt den gefrorenen Fuß weniger, wenn er belastet wird, als wenn ein aufgetauter Fuß wieder erfrieren würde. Wird ein Opfer zu einer warmen Behausung gebracht, um dann dort zu warten, bis ein Fahrzeug ihn zu einem Krankenhaus bringt, kann es passieren, daß der Fuß langsam auftaut und somit ein größerer Gewebeverlust zu erwarten ist. In solch einem Fall versuchen Sie, den Fuß so gut wie möglich gegen Erwärmung zu schützen. Da aber der Rest des Körpers in einer warmen Umgebung den erfrorenen Fuß früher oder später auftauen wird, läßt sich das nur kurze Zeit erfolgreich durchhalten. Ist der Transport erst in einigen Stunden zu erwarten, und wird der eigentliche Transport noch einige Stunden dauern, ist es besser, den Fuß schnell zu erwärmen und somit der sehr wahrscheinlichen langsamen Erwärmung vorzubeugen. Ein betroffenes Körperteil wird sehr leicht wieder erfrieren. Es darf während des Transportes auf keinen Fall wieder kalt werden.

Unternehmen Sie alles, wirklich alles, um eine erneute Erfrierung des gleichen Körperteils zu verhindern. Nach der Erwärmung muß der Patient warm gehalten werden, und das verletzte Körperteil wird hochgelegt. Verhindern Sie jegliche Belastung und Stöße.

Bettdecken, Schlafsäcke und dergleichen müssen dem unmittelbaren Kontakt durch einen Art Abstandshalter oder Rahmen entzogen werden. Große Blasen werden sich auf dem erwärmten Gewebe entwickeln – nicht jedoch, wenn das erfrorene Gewebe so weit geschädigt ist, daß keine Erholung mehr zu erwarten ist. Wenn Sie die Blasen geschlossen halten, erleichtert dies die Verhütung einer Infektion. Zwischen Fingern oder Zehen sollten sterile Materialien plaziert werden, damit sie Feuchtigkeit aufsaugen können. Nur bei kleinen Erfrierungen kann man von einem schnellen Abtransport absehen. Die Heilung kann allerdings Wochen und Monate dauern oder noch länger, bis das Körperteil wieder voll benutzt werden kann – wenn überhaupt.
Durch den langen Heilungspozeß und den möglichen Verlust von Körperteilen, sehen sich Erfrierungsopfer einer schwierigen emotionalen Lage gegenüber. Psychologische Erste Hilfe ist hier ein wichtiger Faktor und daher Bestandteil des Genesungsprozesses.

VORBEUGUNG

Um es gar nicht erst zu solch einem Heilungsprozeß kommen zu lassen, steht auch hier wieder die Vorbeugung an erster Stelle. Die Hauptursache für erfrorene Füße sind zu eng geschnürte Stiefel. Prüfen Sie aus diesem Grunde mehrmals am Tag, ob die Zirkulation noch vorhanden ist, und schnüren Sie Ihre Schuhe nicht übermäßig straff. Da der Fuß den ganzen Tag Feuchtigkeit absondert, und diese sich in den Socken sammelt, ist es ratsam, die Socken bei der Mittagsrast gegen trockene auszutauschen. Die feuchten Socken trocknet man dann abends am Feuer oder über Nacht im Schlafsack. Wenn möglich, sollte man nicht zu viel Kleidung im Schlafsack trocknen. Zwar wir häufig empfohlen, Kleidung im Schlafsck zu trocknen – in kaltem Klima aber führt das zu einem immer schwerer werdenden Schlafsack, da alle Feuchtigkeit in ihm festfriert. Übertreibt man die Kleidertrocknerei, hat man bald eine feuchte und klamme Schlafsackwurst, in die man sich nur noch ungern hineinlegt.

Jede Nacht ein paar Socken zu trocknen, stellt allerdings kaum ein Problem dar. Die Vorbeugung bei den Händen sieht hauptsächlich so aus, daß man Ersatzhandschuhe dabei hat, um nasse Handschuhe auszutauschen oder verlorene zu ersetzen. Das Verlieren von Handschuhen kann man durch deren Befestigung am Ärmel verhindern. Oft sind bei Winterjacken sowieso schon Ösen dafür eingenäht. Bei Nase und Ohren gilt es, sich mit ausreichendem Schutz zu versehen. Zwar mag eine Mütze bei windstillem Wetter angenehm warm sein, bei Wind verliert Sie aber jeglichen Schutzfaktor: Hier braucht man eine zusätzliche, winddichte Mütze oder eine gute Jackenkapuze. Für das Gesicht gibt es Neoprenmasken oder ganz einfach einen Schal.

11

Schnittverletzungen, Blutungen und Infektionen

Schnittwunden gehören zu den häufigsten Verletzungen in der Wildnis. Meistens sind diese Unfälle vermeidbar. Wie oft haben Sie schon ein Messer oder eine Axt inkorrekt verwendet, obwohl Sie ganz genau wußten, daß Sie ein Risiko eingehen? Und wie oft haben Sie sich dann auch geschnitten? Eine kleine Narbe kann ein Andenken an einen Schnitt mit dem Taschenmesser sein. Die Strafe für eine Unvorsichtigkeit mit Axt oder Kettensäge ist allerdings wesentlich höher. Aber auch mit einem Messer kann man sich alle Handsehnen durchtrennen und sein Leben lang bewegungseingeschränkt bleiben.

Gefahren von Schnittverletzungen

Zwei Hauptgefahren entstehen bei Schnitten und Blutungen:

- Blutverlust, der zu einem Schock führen kann, und
- Infektion.

Diese Punkte können in der Regel vom Ersthelfer kontrolliert werden, allerdings nicht in schweren Fällen. Rechnen Sie immer mit einem Schock, wenn es sich um einen größeren Blutverlust handelt, und behandeln Sie den Patienten sofort gegen diesen Schock. Was ist nun aber ein »größerer Blutverlust«? Ein Erwachsener hat in seinem Körper ungefähr vier bis fünf Liter Blut. Ein Verlust von 500 ml bis 750 ml wird in aller Regel ein erstes Schockstadium herbeiführen. Ist der Verletzte stark exsikiert (ausgetrocknet), steht unter emotionalem Streß oder unter Schmerzen, dann kann ein Schock auch mit einem deutlich geringerem Blutverlust oder ohne sichtbaren Blutverlust entstehen. Rechnen Sie immer mit Schock, und wenden Sie vorbeugend Antischock-Maßnahmen an – auch wenn noch kein Schock zu erkennen ist. Blutverlust wird leicht überschätzt, wenn Blut sich auf Kacheln, Asphalt oder zum Beispiel auf Bootsplanken ausbreitet. Wenn Sie keine Erfahrung haben, dann werden schon 100 ml wie ein riesiger Blutverlust aussehen. Dagegen wird Blutverlust unterschätzt, wenn Blut in Sand, Schnee oder Gras versickert. Kommt das Blut nur aus einer Stelle des Körpers, dann kann es sein, daß Sie im Schnee nur ein Loch von der Größe eines Tropfens vorfinden werden. Tragen Sie die oberste Schneeschicht ab, werden Sie sehen, wieviel Blut tatsächlich hineingelaufen ist. Wenn Sie im Zweifel sind, wieviel Blut der Patient verloren hat, dann gehen Sie besser von einer größeren Blutmenge aus und behandeln den Patienten auch entsprechend.

Symptome und Anzeichen

Wollen Sie die vermutliche Blutverlustmenge schätzen, dann:
- schauen Sie nach sichtbarem Blut,
- schätzen Sie die Blutmenge ab, die von Kleidern, Schnee oder dem Boden aufgesaugt wurde, und
- untersuchen Sie den Patienten auf Schocksymptome.

Kontrolle von Blutungen

Es gibt drei Grundprinzipien, eine Blutung zu kontrollieren. Denken Sie dabei an **Rot**, die Farbe des Blutes:
- **R**uhe!
- **O**rt der Verletzung hochhalten!
- **T**reten Sie sofort in Aktion: Üben Sie direkten Druck auf die Wunde aus!

Ruhe

Bringt folgende Vorteile: Ist der Patient im Ruhezustand, dann wird der Puls langsamer – und das Herz arbeitet weniger schnell, was einen geringeren Blutverlust zur Folge hat. Wenn Sie den Patienten hinlegen, dann sorgt dies für einen guten Bluttransport zum Gehirn und zu anderen lebenswichtigen Organen und hilft damit, einen Schock zu bekämpfen (Abb. 53). Lassen Sie Verletzte auch mit relativ kleinen Schnittwunden sich hinlegen, da manche Menschen – manchmal auch starke Charaktere – umfallen, wenn sie ihre eigenen Verletzungen sehen. Im Krankenhaus fallen beim Blutabnehmen gerade die »harten Jungs« meist am schnellsten um!

Wunde hochhalten

Das hat den ganz einfachen Effekt, daß durch die Wirkung der Schwerkraft weniger Blut in den betroffenen Körperteil fließt und Schwellungen reduziert werden (Abb. 54). Befindet sich ein Schnitt mehr am Körperstamm als an den Extremitäten, dann ist es verständlicherweise nicht so leicht, den Körper hochzuhalten. Aber versuchen Sie immer den Ort der Verletzung über Herzniveau zu halten – das wird den Blutausfluß deutlich vermindern.

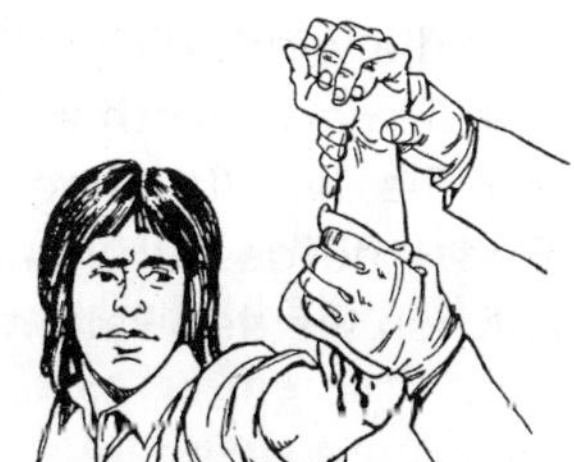

Abb. 54: Vorgehen, beim Stoppen einer lebensbedrohlichen Blutung

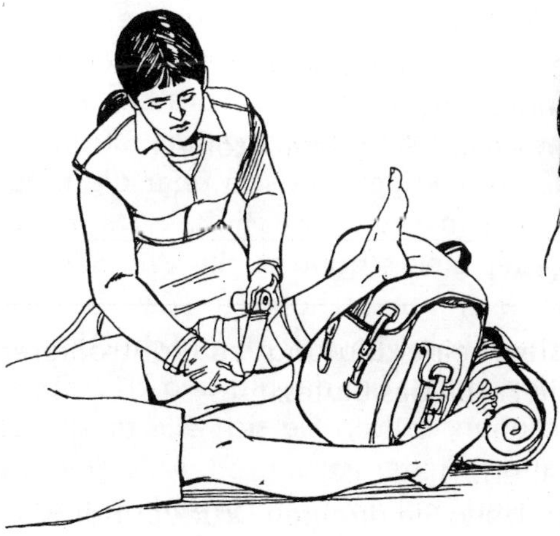

Abb. 53: Der Patient wird hingelegt, um einem Schock entgegenzuwirken

Direkter Druck

Wird normalerweise mit einem Verband ausgeübt, einem sterilen Stoff, der direkt auf die Wunde gedrückt wird. Diese Kompresse wird von einer Binde am Platz gehalten. Auf die Kompresse kommt dann noch ein Druckpolster, was ein anderes Verbandpäckchen, ein Dreiecktuch oder eine Packung Tempo sein kann. Diese Kombination von Kompresse, Binde und Druckpolster nennt man Verbandpäckchen und den daraus entstehenden Verband Druckverband. Der Druck mit dem Verband über das aufgelegte Druckpolster hat zwei Funktionen: Zum einen drückt er die Blutgefäße zusammen und reduziert somit die Durchblutung, und zum anderen blockiert der Verband die Öffnung und verhindert so einen weiteren Blutverlust. Nach etwa fünf Minuten lagern sich die Blutplättchen an den Wundrändern ab und sorgen dafür, daß sich die Wunde verkrustet. Halten Sie den Druck solange, bis die Wunde auch wirklich verschlossen ist. Nehmen Sie – wenn möglich – nichtklebendes Verbandmaterial. Einfache Verbandkompressen kleben in die Wunde hinein. Wollen Sie dann den Verband lösen oder wechseln, kann es sein, daß Sie die ganze Wunde wieder aufreißen. Nicht mit der Wunde verklebende Verbandmittel sind hier wesentlich besser geeignet, auch wenn sie etwas teurer sind.

Liegt eine starke, lebensbedrohliche Blutung vor, und es ist kein Verbandmaterial vorhanden, dann sollte alles einigermaßen Saubere verwendet werden, um die Blutung zum Stillstand zu bringen – zur Not die bloße Hand. Es ist weit wichtiger, die Blutung zu stoppen und einem Schock vorzubeugen, als sich über die möglichen Infektionen Gedanken zu machen. Was hilft es, wenn die Person verblutet ist, dafür aber eine schöne sterile Wundauflage auf die Wunde bekommt, wenn es schon zu spät ist. Eine Arterienblutung kann innerhalb von Minuten einen Schock erzeugen. Tun Sie aus diesem Grunde alles, um die Blutung zu stoppen. Die Zeit, Handschuhe anzuziehen, sollten Sie sich allerdings nehmen. Das Infektionsrisiko für den Helfer ist zu groß, Aids, Hepatitis oder ähnliches übertragen zu bekommen. Wenn Sie keine Handschuhe haben, dann stecken Sie Ihre Hand in eine Plastiktüte

oder einen wasserdichten Packsack, oder nehmen Sie einen dicken Pullover oder eine Regenjacke, durch die es nicht durchblutet, und drücken Sie damit auf die Wunde.
Die meisten Blutungen können mit den Methoden »Ruhe, Wunde hoch und direkter Druck« in den Griff gebracht werden. Ist es sehr kalt, dann sollten Sie verletzte Regionen genau beobachten. Besonders der Teil nach dem Druckverband wird weniger durchblutet und ist daher für Kälteschädigungen sehr anfällig. Ebenso gefrieren die feuchten Wunden leichter. Eine offene Wunde darf nie gefrieren, da dadurch das Infektionsrisiko steigt und der Heilungsprozeß behindert wird. Eine gefrorene Wunde wird auch selten ohne Narbenbildung ausheilen, was zwar später »nur« ein kosmetischer Faktor, aber trotzdem nicht unbedingt erwünscht ist. Allerdings gibt es ja auch Leute, die Narben für eine Zierde halten. Druckverbände dürfen nur so stark angelegt werden, daß die Zirkulation nicht zu stark eingeschränkt wird. In meinen Kursen kommt es sehr oft vor, daß die Teilnehmer den Verband so stark wickeln, daß zwar durch die Aterien mit dem höheren Druck noch Blut in die Wunde fließt, die Venen aber schon zugedrückt sind. Diese sogenannte Venenstauung hat einen sehr negativen Effekt: Es fließt über die Arterien Blut in die Wundregion; die Venen können es nicht abtransportieren, da sie ja zugewickelt sind, und somit fließt alles aus der Wunde heraus – und das ist gerade der gegenteilige Effekt dessen, was erreicht werden soll. Wickeln Sie aus diesem Grunde locker an und machen dann nur eine straffe Wickelung über dem Druckpolster. Danach wickeln Sie ganz normal unter leichtem Zug weiter. Blutet ein Druckverband durch, dann öffnen Sie auf keinen Fall den bestehenden. Überlegen Sie, warum der Verband durchblutet. Haben Sie eine Venenstauung verursacht und damit zu viel Druck ausgeübt, dann lockern Sie den Verband etwas, lösen ihn aber auf keinen Fall komplett. Ist die Blutung einfach so stark, daß das bestehende Verbandmaterial nicht ausreicht, dann wickeln Sie einfach mit einem neuen Verbandpäckchen – und falls nötig, mit einem neuen Druckpolster – über den bestehenden Verband. Eine weitere Möglichkeit, eine Blutung vorübergehend

zu stoppen, besteht darin, daß Sie die vorgelagerte Arterie mit den Fingern abdrücken. In den lebensrettenden Sofortmaßnahmenkursen wird dies am Arm gezeigt. Wenn Sie eine stark blutende Wunde im Handgelenks-bereich an der Radialis-Arterie (dort, wo wir den Puls fühlen) haben, dann können Sie die Brachialis-Aterie zwischen den Muskelpaketen am Oberarm gegen den Oberarmknochen drücken und somit die Blutung zu Stillstand bringen, bis Verbandmaterial zur Hand ist. Diese Methode ist aber schmerzhaft und kann nur einige Minuten lang angewendet werden. Ohne Übung geht das aber nicht, und Sie sollten diese Techniken unter allen Umständen in einem Lehrgang üben, damit der Kursleiter überprüfen kann, ob Sie richtig gewickelt haben oder richtig abdrücken. Auch wenn Sie ein Buch kaufen und erwarten, hier alles Wichtige zu lernen, müssen Sie akzeptieren, daß die Erste Hilfe praktisches Wissen und auch Übung erfordert. Und manche Dinge kann man eben nur praktisch vermitteln, da ohne eine Kontrolle, die bei einem Buch nicht gegeben ist, zu viele lebensgefährliche Fehler begangen werden können.

Abbinden

Dies ist das Thema schlechthin. Frage ich in einem Kurs für Führerscheinanwärter (Lebensrettende Sofortmaßnahmen) in der Runde, was sie mit einer stark blutenden Wunde machen würden, so kommt zu 99 Prozent die Antwort: abbinden. Aufgrund dieser Erfahrung, daß den Leuten aus Büchern nichts anderes im Gedächtnis bleibt als das Abbinden einer Wunde, habe ich mich dazu entschlossen – auch wenn die kanadische Ausgabe dieses Buches diese Methode beschreibt – Ihnen das Abbinden nicht zu beschreiben. In 95 Prozent der Fälle werden Sie eine Blutung mit einem Druckverband in den Griff bekommen, und in den restlichen 5 Prozent müssen Sie eine Abbindung anlegen. Diese birgt aber sehr viele Anwendungsrisiken und Gefahren. In einem Buch kann ich Ihnen nicht zeigen, wie eine korrekte Abbindung an Fuß oder Arm erfolgt. Und ich habe noch niemanden erlebt, der nach einer

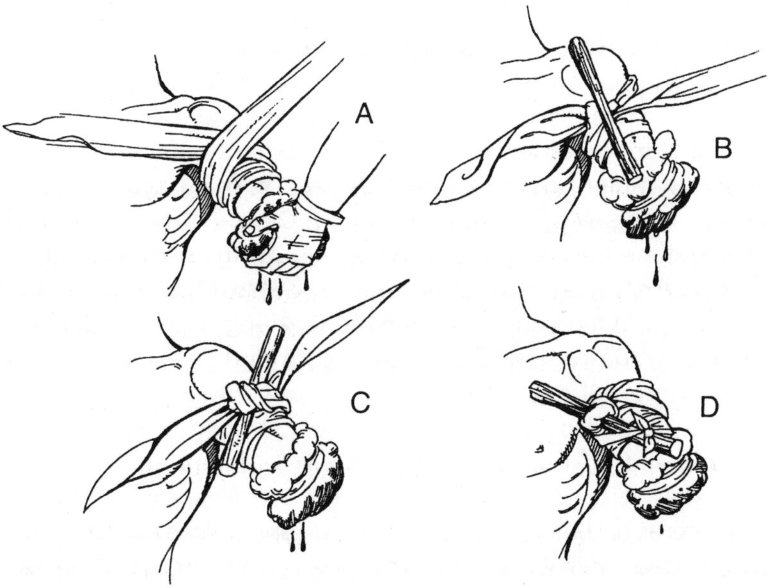

Abb. 55: Vorgehen bei einer Abbindung, als Erinnerung für Leser, die sie schon beherrschen

Buchbeschreibung das Abbinden richtig angewendet hat. Meist wird diese gefährliche Methode angewandt, wenn es noch gar nicht nötig gewesen wäre. Die Schädigungen, die von partieller Gefühllosigkeit, Lähmung eines ganzen Körperteils bis hin zum Tod reichen können, sind dann deutlich schlimmer, als der positive Nutzen einer Abbindung. Tun Sie also sich und Ihrem potentiellen Patienten den Gefallen und lernen Sie die Abbindung praktisch. Fahrradfahren können Sie auch nicht nach Büchern lernen.

Offenes (perforiertes) Bauchtrauma

Ist eine Bauchdecke durch eine Verletzung geöffnet und treten Bauchorgane an die Oberfläche, dann müssen Sie mit drei Hauptgefahren rechnen:

- Verdrehung oder Knicke der Eingeweide (Därme),
- Austrockung der Eingeweide und
- Infektion.

Jeder Knick oder jede Verdrehung der Eingeweide kann die Durchblutung verringern oder komplett unterbinden und somit zum Absterben des betroffenen Darmteiles führen. Genauso kann durch diesen Vorgang eine Blockade entstehen, die – wenn nicht korrigiert – fatal ist. Trocknet der Darm aus, dann stirbt dieser Teil. Jede Öffnung in der Bauchhöhle wird zu einer schnellen und sehr schweren Infektion führen.

Folgende Regeln gelten bei offenen Bauchverletzungen:

- Lagern Sie den Verletzten halbsitzend, und unterlegen Sie die Knie mit einer Knierolle (Abb. 56). Dies wird die Wunde davon abhalten zu klaffen, und der Verletzte wird sich wohler fühlen.

- Stoppen Sie Blutungen, indem Sie mit eine sterilen Kompresse einen leichten Druck auf die Stelle ausüben.

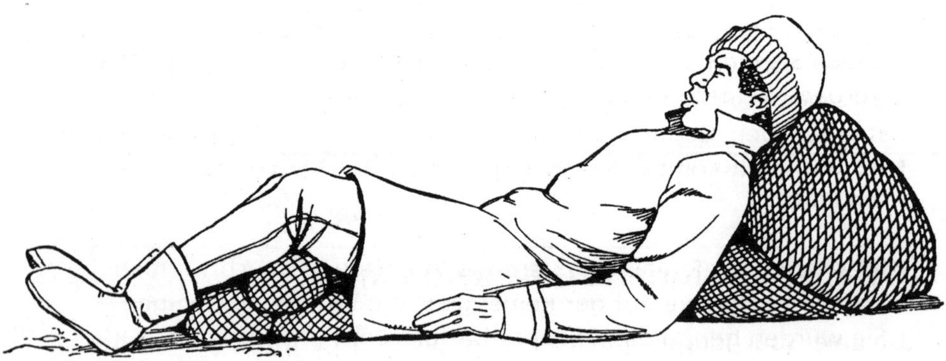

Abb. 56: Lagerung eines Patienten mit Bauchverletzungen

Falls keine Organe durch die Wunde aus dem Bauchraum herausgetreten sind:

- Legen Sie ein dickes Paket an sterilen Kompressen (mindestens fünf Stück) auf die Wunde, und fixieren Sie dieses mit einer lockeren Binde oder mit Klebstreifen.

Sind Organe aus der Bauchhöhle ausgetreten:

- Versuchen Sie nicht, die Organe in die Bauchhöhle zurückzudrücken.
- Bedecken Sie die Wunde sofort mit einer sterile Wundauflage und dann mit einer Rettungsdecke (Gold außen, Silber innen).

Dies tun Sie, um die Wunde vor Kälte und Austrockung zu schützen, während Sie den Verletzten zu einer Unterkunft bringen. Haben Sie keine Rettungsdecke, dann verwenden Sie anderes wasserdichtes Material wie Plastikfolien, beschichtetes Nylon. Halten Sie die Verletzung und den Verletzten warm.

Befinden Sie sich in einem Unterschlupf, Zelt oder Behausung, dann tun Sie folgendes:

- Legen Sie ein Ringpolster um die exponierten Organe, damit der Verband keinen Druck mehr ausüben kann.

- Halten Sie die Wundauflagen mit nur leicht straffen Wickelungen am Platz.

- Wechseln Sie niemals den Verband bei offenen Bauchtraumen, und versuchen Sie auf gar keinen Fall, die Wunde zu reinigen – Sie würden genau das Gegenteil erreichen.

- Organisieren Sie unter allen Umständen eine Luftrettung.

Ist die Lufttemperatur warm oder liegt der Patient an einem warmen Ort, dann sollten Sie die Wunde mit sterilem, abgekochten und wieder abgekühltem Wasser feuchthalten. Dieses Wasser sollte mit eine kleinen Menge Salz angereichert sein, wie unter »Infektionen, saline Lösung« beschrieben. Verwenden Sie das Wasser erst, wenn es sich auf Körpertemperatur abgekühlt hat. Schütten Sie das Wasser nicht auf den Verband, sondern lassen Sie es darauftropfen. Aber Vorsicht: Ist der Verband erst einmal naß, dann ist es sehr schwer, den Verletzten warm zu halten.
Somit sollten Sie erst dann den Verband feucht machen, wenn keine Gefahr der Unterkühlung für den Verletzten mehr besteht. Geben Sie dem Verletzten keine Getränke, ausgenommen kleine Eisstückchen oder einen feuchten Lappen, um den Mund feucht zu halten.

Amputierte Körperteile

Das Gewebe von abgetrennten Körperteilen bleibt bei Raumtemperatur ungefähr sechs Stunden »am Leben«. Wird es gekühlt, dann erhöht sich dieser Wert auf 18 Stunden! Die drei wichtigen Punkte für die Aufbewahrung von amputierten Körperteilen sind:

- Das Amputat sauber zu halten.
- Das Amputat kühl zu halten, aber nicht gefrieren zu lassen.
- Das Amputat immer mit dem Verletzten mittransportieren: Es wäre schon sehr peinlich, wenn der Hubschrauber abgeflogen ist, und Sie bemerken, daß der Arm auf dem Schlitten liegenblieb!

Das Amputat sollte in steriles Verbandmaterial eingewickelt werden. Dieses Päckchen kommt in eine Plastiktüte, die in eine größere Plastiktüte gehängt wird, welche mit Wasser oder zerstoßenem Eis und Wasser gefüllt wird: So bekommt das Amputat keinen direkten Kontakt mit dem Eis und gefriert nicht. Sie dürfen ein abgetrenntes Körperteil nie direkt auf Eis legen oder in Eiswasser schwimmen lassen!

Gewebeverletzungen im Gesicht und an den Händen

Unbehandelte Schnitte im Gesicht können nach einigen Tagen zu einer unschönen Narbenbildung führen und müssen daher speziell behandelt werden. Der Patient sollte so früh wie möglich zu medizinischer Hilfe gebracht werden. Ist dies nicht möglich, dann waschen Sie die Wunde so gut wie möglich aus und ziehen die Wunde mit Klebestreifen zusammen, was im nächsten Unterkapitel beschrieben wird.

Die *Zunge* blutet sehr stark und kann nicht verbunden werden: Ist die Zunge mit tiefen Wunden verletzt (Bisse), dann kann die Blutung gestoppt werden, indem die Wunde mit Kompressen stark zusammengedrückt wird, bis die Blutung stoppt. Der Verletzte sollte leicht nach vorne gebeugt sitzen, so daß das Blut herauslaufen kann. Greifen Sie seine Zunge, um die Blutung zu stoppen, wird er für diese Zeit nicht schlucken können. Der Speichel könnte zu Atemproblemen führen.

Nasenbluten kommt in der trockenen Luft im Norden recht häufig vor. Ebenso kann Nasenbluten in Verbindung mit ernsthaften Kopf- und Gesichtsverletzungen auftreten. Meistens entstehen die Blutungen in der Nähe des Nasenloches, sie können aber auch an höherer Stelle auftreten. Nasenbluten ist meist nicht lebensbedrohlich als solches, kann aber einen Schock auslösen, der wiederum lebensgefährlich ist. Behandeln Sie Nasenbluten wie folgt:

- Der Verletzte sollte leicht vorgebeugt sitzen, damit das Blut nicht durch den Rachenraum in den Magen läuft. Nach einer bestimmten Menge Blut im Magen würde dies zum Erbrechen führen.
- Legen Sie Kältepackungen auf die Nase, die Stirn und in das Gesicht.

Sollte die Blutung nicht aufhören, dann:

- Drücken Sie die weichen Nasenflügel mit den Fingern zusammen und halten diese, bis die Blutung gestoppt ist (meist nach fünf Minuten).

Rechnen Sie mit einer Nasenfraktur, dann sollten Sie den Verletzten auf keinen Fall sich die Nase putzen lassen. Ist die Blutung nicht weit unten im Bereich der Nasenlöcher, sondern höher in der Nase, und hört nach den oben genannten Maßnahmen auch nach einer halben Stunde der Behandlung nicht auf zu bluten, dann tun Sie folgendes:

- Schneiden Sie eine Kompresse in einen langen Streifen. Nehmen Sie nicht viele kleine Streifen, da diese sehr schwer aus der Nase zu entfernen sind. Stellen Sie sicher, daß der verwendete Streifen auch so stabil ist, daß er als Ganzes wieder aus der Nase heraus kommt.

- Stecken Sie das Kompressenstück vorsichtig mit Hilfe einer Pinzette die Nase hinauf. Verletzten Sie auf keinen Fall die Naseninnenwand, sonst haben Sie eine weitere Blutung. *Achtung: Hierbei besteht die akute Gefahr der Verletzung benachbarter Regionen.*

Evakuieren Sie den Patienten zur nächsten medizinischen Hilfe. Die Tamponade sollte nur von einem Arzt entfernt werden.

Versorgung von Wunden und Infektionen

Kann die Wunde von einem Arzt innerhalb von einigen Stunden weiterversorgt werden, dann stoppen Sie einfach die Blutung und legen einen Verband an. Haben Sie keine Möglichkeit, die Wunde von einem Mediziner versorgen zu lassen, dann ist es um so wichti-

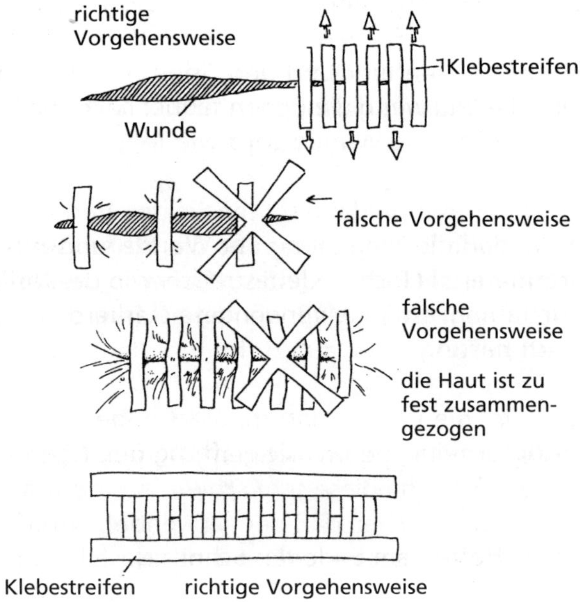

Abb. 57: Schließen einer Wunde mit »Steri Strips«

ger, auf eine gute Versorgung zu achten, um Infektionen und Narbenbildung vorzubeugen. Durch ein sauberes Messer entstandene Schnittwunden werden in aller Regel durch die relativ starke Blutung gut gesäubert. Schmutz und Bakterien werden herausgespült, und die Gefahr einer Infektion ist gering. Halten Sie aus diesem Grund Ihr Messer immer sauber. Sollten Sie sich einmal schneiden, wird es mithelfen, eine Infektion erst gar nicht entstehen zu lassen. Ist eine Blutung sehr schwer, dann sollte sie durch einen Druckverband gestoppt werden. Ist eine Blutung nicht schwer, dann lassen Sie sie etwas zu Selbstreinigungszwecken weiterbluten, bevor Sie einen sterilen Verband auflegen, den Sie 24 Stunden dort belassen. Untersuchen Sie die Wunde nach diesen 24 Stunden auf Infektionszeichen.

Zeigt die Wunde keine Anzeichen einer Infektion, dann verbinden Sie sie neu und kontrollieren sie nach weiteren 24 Stunden, wenn bis zu diesem Zeitpunkt keine medizinische Hilfe erreicht wurde. Schließen Sie die Wunde, bevor Sie verbunden wird: Wenn es eine saubere Wunde auf einer sauberen Oberfläche ist – etwa Gesicht, Kopfhaut, Oberschenkel – und wenn die Enden sauber sind und gut schließen, also nicht fransen. Eine Wunde wird wie folgt verschlossen:

- Sie sollten sicher sein, daß die Umgebung der Wunde sauber ist und daß das Pflastermaterial (Tape = Klebestreifen wie Leukosilk, Hansaplast oder für Tapingverbände verwendete stärkere Gewebebänder) auch haftet.

- Sie können die Zone um die Wunde herum, nicht in der Wunde, mit einem Alkoholtupfer reinigen, um die Haftung des Tapes zu verbessern.

- Beginnen Sie mit dem Heften am Ende des Schnittes.

- Kleben Sie das Tape erst auf der einen Seite fest, ziehen Sie dann die Wunde leicht zusammen, und befestigen Sie erst dann das Tape auf der anderen Wundseite.

- Lassen Sie einen Spalt zwischen den beiden Wundrändern offen. Ziehen Sie die Haut nicht so stark zusammen, daß sie Falten wirft.

- Dann sichern Sie alle Tapestreifen mit einem Sicherungsstreifen über alle Enden hinweg.

- Verbinden Sie dann diese Wunde ganz normal mit einer Kompresse und einer Binde oder einem Verbandpäckchen.

- Nehmen Sie täglich Verbandwechsel vor, um die Wunde auf Infektionen hin zu untersuchen. Wechseln Sie aber auf keinen Fall die Tapestreifen aus.

- Belassen Sie die Tapes fünf Tage bei Wunden im Gesicht, zehn Tage bei Wunden am Oberkörper und 15 Tage bei Wunden an den Extremitäten wie Armen oder Beinen.

- Entfernen Sie das Tape, wenn eine Infektion auftritt, damit Eiter und Wundflüssigkeit ungehindert ablaufen können.

Wenn Sie sauber gearbeitet haben und keine Infektion entstanden ist, sollte die Wunde ohne größere Narbenbildung heilen. Leider haben Sie im Falle einer Infektion ein neues und schwerwiegenderes Problem.

Viele Wunden sind kontaminiert (verdreckt) mit Bakterien und dem Schmutz des Gegenstandes, der die Wunde verursacht hat. Werden diese Wunden vor dem Anlegen des Verbandes nicht sorgfältig gereinigt, werden Sie sicht leicht infizieren. Ebenso sind Wunden an Händen, Füßen, Armbeugen und Genitalien für Infektionen sehr anfällig. Tier- oder Menschenbisse ziehen häufig eine Infektion nach sich, ebenso Rißverletzungen nach einem Sturz oder Kettensägenverletzungen. Ich habe mir einmal mit einer elektrischen Heckenschere den kleinen Finger im oberen Segment abgeschnitten. Der behandelnde Arzt war sehr erstaunt darüber, daß der Finger ohne eine Infektion wieder angeheilt ist. Tägliche Desinfektionsbäder in Polyvidon-Jod-Lösung haben sicher viel dazu beigetragen, keine Infektion entstehen zu lassen. Auf Tour – mit einem stark beanspruchten Immunsystem – wird eine möglicherweise verdreckte Verletzung ohne entsprechende Reinigung nicht ohne Infektion vorübergehen. Im Gelände eine kontaminierte Wunde zu behandeln, ist ein schwieriger und sehr oft auch schmerzhafter Prozeß. Sollte es möglich sein, den Verletzten zu medizinischer Hilfe zu bringen, dann sollten Sie dies auch tun. Wenn Sie aber einen Tag oder mehr zur nächsten Hilfe benötigen, dann müssen Sie die Wunde so gut wie möglich reinigen. Bereiten Sie alles sehr sorgfältig vor, bevor Sie mit der Reinigung anfangen.

- Bringen Sie den Patienten in eine warme und bequeme Unterkunft.

- Sorgen Sie für eine saubere Arbeitsfläche, damit Ihre Arbeitsmaterialien nicht kontaminiert werden. Breiten Sie zum Beispiel ein steriles Verbandtuch aus, auf dem Sie die Materialien ablegen.

- Bereiten Sie eine zweite saubere Fläche vor, auf dem das verletzte Körperteil abgelegt werden kann.

- Bereiten Sie sauberes Wasser vor, um die Wunde zu waschen. Kochen Sie dafür zwei oder mehr Liter sauberes Wasser für zehn Minuten in einem sauberen Topf oder Kessel. Setzen Sie dem zwei gehäufte Teelöffel pro Liter während des Kochens zu. Lassen Sie die Flüssigkeit auf Körpertemperatur abkühlen, bevor Sie das nun saubere Wasser verwenden.

- Füllen Sie eine oder zwei Plastiktüten mit je einem Liter Wasser und je zwei gehäuften Teelöffeln Salz. Lassen Sie die Plastiktüten in einem Topf mit Wasser schwimmend ebenfalls zehn Minuten kochen. Lassen Sie die Wasserbeutel auf Körpertemperatur abkühlen.

- Danach waschen und bürsten Sie Ihre Hände sehr gründlich – auch die Nägel. Benutzen Sie dazu Wasser und Seife.

- Waschen Sie mit Wasser und Seife um die Wunde herum mit einem sterilen Schwamm oder einer Tuch-Kompresse. Waschen Sie von den Kanten und Ecken der Wunde weg. Atmen oder husten Sie nicht in die Wunde hinein.

- Verwenden Sie sterilisierte Pinzetten oder die sterilisierte Spitze eines Messers, um größere Fremdkörper aus der Wunde zu ent fernen. Sterilisieren Sie die Geräte, indem Sie sie mit Alkohol abwischen, im Wasser kochen oder durch eine Flamme ziehen. Sie sollten das Kochen allen anderen Methoden vorziehen. Befestigen Sie hierbei einen Faden an dem Instrument, damit Sie es später aus dem Wasser heben können.

- Waschen Sie die Wunde mit einem starken Strahl des abgekochten Wasser aus. Hierfür können Sie eine sterile Spritze verwenden oder den Plastikbeutel mit Wasser vorsichtig mit einem Loch versehen und damit die Wunde auswaschen (Abb. 58).

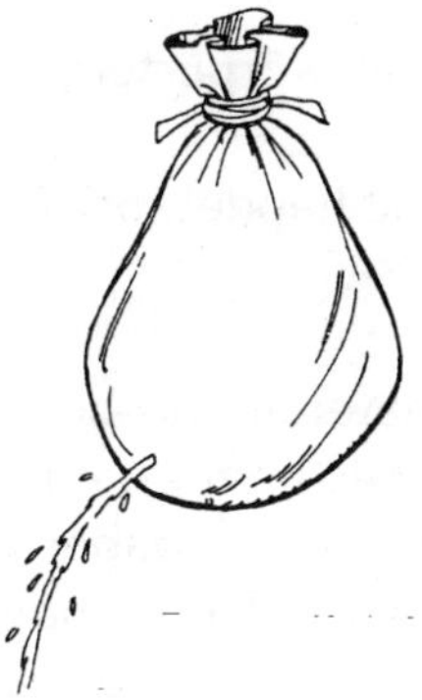

Abb. 58: Abgekochtes Wasser in einer Plastiktüte um eine Wunde auszuspülen

- Waschen Sie die Wunde sehr sorgfältig, damit aller Dreck sowie Kleidungsreste, totes Gewebe und dergleichen, was eine Infektion verursachen kann, entfernt wird. »Schrubben« Sie mit einem sterilen Schwamm oder einer Kompresse schnell, aber gründlich. Für den Verletzten ist das sehr schmerzhaft, es wird stark bluten, und er wird es nicht sehr lange aushalten können. Es ist aber von elementarer Bedeutung, daß die Wunde sehr sauber ist. Es ist weitaus wichtiger, die Wunde sauber auszuwaschen, als sie abzudecken.

- Nach dem Schrubben sollten Sie die Wunde nochmals mit viel abgekochtem Wasser ausspülen, um gelöste Schmutzpartikel zu entfernen.

- Bringen Sie die Blutung mit einem Druckverband oder einem normalen Verband zum Stillstand.

- Schließen Sie die Wunde mit Tape-Streifen oder verbinden Sie die Wunde.

Lassen Sie die Wunde offen, wenn:

- sie sehr tief ist,
- sie im Bereich von Händen, Füßen, Genitalien, Achselhöhlen oder Leistengegend liegt,
- sie an der Außenseite eines oft bewegten Körperteiles ist (Kniegelenk),
- es sich um einen Tier- oder Menschenbiß handelt oder
- die Wunde kontaminiert (dreckig) ist.

Verwenden Sie immer steriles Verbandmaterial und befestigen Sie es sehr sorgfältig. Falls der Verletzte ein bestimmtes, auf ihn abgestimmtes und ihm verschriebenes Antibiotikum dabei hat, dann beginnen Sie mit der Gabe jetzt. Wechseln Sie den Verband täglich, und beobachten Sie die Wunde auf Infekionen. Ist der Patient nervös oder fühlt sich nicht gut, dann sollte er die Reinigungsprozedur nicht beobachten. Lassen Sie den Patienten flach liegen. Es kann sehr leicht vorkommen, daß durch die Schmerzen der Kreislauf sehr stark belastet wird.

Infektionen

Infektionsverursachende Keime leben fast überall: auf unserer Haut, im Boden, auf Tieren, im Mund oder in unseren Eingeweiden. Sie können durch fast alles in eine Wunde hineingetragen werden, auch durch unseren Atem. Einige wenige Keime in einer Wunde können in der Regel von der körpereigenen Abwehr leicht zerstört werden. Sind es allerdings sehr viele – wie in einer schmutzigen

Wunde – oder ist unser Immunsystem geschwächt, dann vermehren sich die Keime sehr schnell und werden schädlich. Die Zeichen hierfür sind Rötung, Wärme und Eiter, mit denen der Körper versucht die Keime zu zerstören. Eine Infektion ist die Überschwemmung eines Körperteils mit schädlichen Keimen. In allen Infektionsstadien ist es sehr wichtig, daß der Patient genug Ruhe hat, gut ernährt wird und viel Flüssigkeit zu sich nimmt.

Lokale Wundinfektion

Symptome

Eine infizierte Wunde wird die folgenden Symptome zeigen:

- Berührungsschmerz,
- Schwellung,
- Rötung und Wärme,
- Eiter,
- geschwollene Lymphknoten in den Achselhöhlen, der Leiste und manchmal auch unter dem Kiefer sowie
- Fieber (manchmal).

Jede Wunde wird eine leichte Rötung und Schmerzen zeigen, und es handelt sich nicht immer gleich um eine Infektion. Ist eine Wunde aber warm, und rötlich mit einer Ausdehnung von mehr als einem Zentimeter um die Wunde herum geschwollen, dann wird es sich vermutlich um eine Infektion handeln.

Maßnahmen

Ist eine Wunde infiziert, dann sollten Sie:

- Antibiotika wie verschrieben anwenden. Antibiotika sind immer nur für eine bestimmte Art von Keimen und Bakterien geeignet. Wenn die Infektion von einer anderen Art Bakterien verursacht wurde, dann hat dieses Antibiotikum unter Umständen keine

Wirkung. Haben Sie einmal angefangen ein Antibiotikum zu verwenden, dann müssen Sie das wie verschrieben nehmen, auch wenn Sie keine unmittelbare Wirkung erkennen. Setzen Sie nie ein Antibiotikum einfach ab, wenn die Zeitdauer der Einnahme noch nicht vorbei ist: Durch die halbabgetöteten und nunmehr resistenten Bakterien könnten Sie sich umbringen! Lassen Sie sich aus diesem Grunde immer ein Antibiotikum vor der Tour verschreiben und dessen Wirkungsweise genau erklären: Eine falsche Anwendung kann tödlich sein.
Haben Sie keine Medikamente zur Bekämpfung, dann geben Sie nicht auf: Medikamente sind auch keine Zaubermittel.

- Entfernen Sie das die Wunde verschließende Tape, und warten Sie, bis sich die Wunde natürlich öffnet: So können Wundflüssigkeit und Eiter ablaufen.

- Waschen Sie die Wunde wie beschrieben zwei- bis dreimal pro Tag. Entfernen Sie sämtlichen Eiter. Mit einem scharfen Strahl aus eine Spritze die Wunde auszuwaschen ist in der Regel weniger schmerzhaft, als mit einer Kompresse in der Wunde zu schrubben.

- Verbinden Sie die Wunde mit dickem und sterilem Verbandmaterial.

- Lagern Sie das Körperteil leicht erhöht. Dies wird Schmerzen und Schwellungen mindern.

Ganzkörperinfektion (systemische Infektion)

Manchmal wächst eine Infektion und wird dann den ganzen Körper über die Blut- und Lymphbahnen überfluten. Dies ist eine sehr kritische Situation mit möglicher Todesfolge. Der Patient könnte dann folgende Symptome zeigen:

- Fieber und Schüttelfrost,

- warme und »pinkfarbene« Haut,
- rote Striche, die von der Wunde ausgehen,
- allgemeines Unwohlsein wie Schwäche oder Übelkeit,
- Kopfschmerzen,
- stark geschwollene Lymphknoten,
- Pusteln, manchmal Furunkel oder
- Übelkeit, Durchfall.

Maßnahmen

Fahren Sie mit den beschriebenen Maßnahmen fort und evakuieren Sie den Patienten mit der allerhöchsten Dringlichkeitsstufe. Dies ist ein sehr kritischer Zustand, und ohne Behandlung in einem Krankenhaus kann diese systemische Infektion leicht tödlich ausgehen.

Gasbrand (Gasgangrän) ist eine andere, sehr ernsthafte Infektion, die die meisten Zeichen einer systemischen Infektion zeigt. Zusätzlich ist eine wässrige und faul riechende Flüssigkeit in der Wunde, die von einer ohne Sauerstoff arbeitenden, gasproduzierenden Bakterie stammt. Der Verlauf kann sehr akut und innerhalb von 30 Stunden tödlich sein. Sofortige medizinische Hilfe ist notwendig: Es besteht akute Lebensgefahr!

Abszesse sind Infektionen unter der Haut: meistens im Nacken, den Achselhöhlen, dem Brustkorb, dem Gesicht, dem Gesäß oder rund um den Mastdarm. Zu Beginn ist ein Abszeß schmerzhaft, rot geschwollen und hart. Später wird der Abszeß weich und bekommt einen gelben Eiterkopf. Ist medizinische Hilfe verfügbar, dann bringen Sie den Verletzten zu einem Arzt, damit der Abszeß ausgeräumt werden kann. Wenn dies nicht möglich ist, dann sollten Sie nach den folgenden Punkten verfahren:

- Verwenden Sie heiße Kompressen und heiße saubere Tücher mehrmals am Tage, damit die Schwellung sich sehr schnell vom harten in das weiche Stadium entwickelt.

- Waschen Sie den Abszeß und die umliegenden Hautregionen.

- Legen Sie Eis oder Schnee für fünf Minuten auf den Abszeß, um die Haut gefühllos zu machen (Wildnis-Lokalbetäubung!). Aber verursachen Sie keine Erfrierungen!

- Öffnen Sie den gelben Eiterkopf mit einem sterilisierten Instrument wie Skalpell, Messer oder dergleichen.

- Drücken Sie nun mit einer sterilen Kompresse den gesamten Eiterinhalt heraus.

- Waschen Sie mit abgekochtem, lauwarmem Wasser den Eiter her aus. Hierfür ist die Plastiktütenmethode sehr gut geeigent.

- Legen Sie die nun gereinigte Eiterhöhle mit einem Streifen aus einer sterilen Kompresse aus. *Achtung: Hierbei müssen Sie extrem vorsichtig vorgehen, sonst besteht die Gefahr, umliegende Regionen zu verletzen.*

- Verbinden Sie anschließend die Wunde.

- Wechseln Sie den Verband täglich, und spülen Sie dabei die Wunde aus.

Fahren Sie damit solange fort, bis die Wunde zu klein wird, um Sie mit einem Streifen zu füllen. Verbinden Sie dann die Wunde ganz normal.

12

Tierbisse und Stiche

In der freien Natur ist es sehr viel wahrscheinlicher, von Tieren gebissen zu werden: Bären, Wölfen, Coyoten, Hunden, Füchsen und vielen anderen Tieren. Abgesehen von den unmittelbaren Gefahren der Wunden ist die größte Gefahr von Tier- und Menschenbissen eine Infektion und die dadurch übertragenen Krankheiten wie Tollwut oder auch Tetanusinfektionen.

- Behandeln Sie Bisse wie stark kontaminierte Wunden!
- Reinigen Sie die Bisse gründlich und sofort: innerhalb von drei Stunden!
- Sorgen Sie für eine schnelle medizinische Versorgung auch der Bisse, die die Haut nur leicht verletzt haben und für unwichtig gehalten wurden!
- Behandeln Sie die Wunden so, wie unter Wundversorgung und Infektionen beschrieben wird!

Tollwut sollte immer in Betracht gezogen werden, da die Krankheit – erst einnmal ausgebrochen – oft tödlich endet. Der Virus lebt in dem Speichel des infizierten Tieres und wird durch den Biß unter die Haut gebracht, was zu einer relativ sicheren Infektion führt. Die Wunde muß sofort ausgespült und wie bei einer Infektion gereinigt werden. Sofortige Erste Hilfe kann aber eine Tollwut nicht verhindern! Der Gebissene muß sofort medizinische Hilfe bekommen, damit die lebensrettenden Impfungen sofort begonnen werden können. Dies gilt für Gegenden, in denen Tollwut bekannt ist. Eine Tetanusimpfung sollte in jedem Falle vorgenommen werden.

Giftige Schlangenbisse

Soviel Schlangenarten es auf der Erde gibt, soviel giftige und ungiftige Schlangenbiß-Arten gibt es auch – und ebensoviele Wirkungsweisen der Gifte. Die folgende Behandlung der Bisse und deren Wirkungsweise wird am Beispiel einer Klapperschlange gezeigt. In aller Regel merken die Opfer, wenn sie von einer Schlange gebissen wurden. Manchmal aber kann es vorkommen, daß das Opfer sich durch dichtes Unterholz kämpft und die Schlange weder sieht noch hört. Plötzlich wundert es sich über einen scharfen Schmerz und kann sich die Herkunft nicht erklären. Normalerweise sind zwei deutliche Fangzahnlöcher zu erkennen, manchmal auch nur eines, wenn die Schlange einen abgebrochenen Zahn hatte. Ist der Biß auf glatter und bloßer Haut, kann man unter Umständen auch die Abdrücke der anderen kleinen Zähne sehen. Fangzahnlöcher können keinen Hinweis geben, wieviel Gift bei einer Giftschlange in die Wunde gespritzt wurde. Hat die Schlange erst kürzlich ein Opfer gebissen, dann ist das verbrauchte Gift noch nicht nachgebildet.

Der Gebissene wird die folgenden Symptome sehen und fühlen, gezeigt an dem Beispiel Klapperschlange:

- Plötzlicher und scharf brennender Schmerz,
- Schwellungen an der betroffenen Stelle innerhalb von fünf bis zehn Minuten, sich schnell verbreitend,
- Gefühllosigkeit und Kribbeln der Lippen, des Gesichtes und der Kopfhaut 30 bis 60 Minuten nach dem Biß.

30 bis 90 Minuten nach dem Biß können Zuckungen des Mundes, der Augenmuskulatur und eine metallener Gummigeschmack im Mund auftreten. Nach einer Stunde können zusätzlich Mattigkeit, Erbrechen, Schwitzen und Schwäche hinzukommen. Innerhalb von zwei bis drei Stunden entwickeln sich Blutergüsse am Bißort und später große, blutgefüllte Blasen. Bei schweren Bissen kommen

nach sechs bis zwölf Stunden Atemprobleme und Zusammenbrüche des Kreislaufs vor.

Maßnahmen

Ihre Aufgabe als Ersthelfer ist es, die Ausbreitung des Giftes zu verlangsamen und das Opfer medizinischer Hilfe zuzuführen.

- Beruhigen Sie den Patienten, um den Blutkreislauf zu verlangsamen und Schock zu reduzieren.
- Legen Sie den Patienten hin, um die Verbreitung des Giftes zu verlangsamen.
- Waschen Sie die Bißregion vorsichtig mit Wasser und Seife aus – stellen Sie den betroffenen Körperteil ruhig, und halten Sie es in Herzhöhe.
- Wenn möglich, rufen Sie – dringlich – die Luftrettung.

Es gibt einige Dinge, die bei Schlangenbissen nicht gemacht werden sollten. Leider werden diese »Maßnahmen« noch sehr oft gelehrt.

- Geben Sie keinen Alkohol!
- Schneiden Sie nicht die Bißstelle auf!
- Versuchen Sie nicht, das Gift aus der Wunde herauszusaugen!
- Binden Sie das betroffene Gliedmaß nicht ab!

Alle diese Maßnahmen bergen Gefahren und sollten nicht angewandt werden.

Ungiftige Schlangenbisse

Behandeln Sie diese wie eine normale Bißwunde. Eine Tetanusimpfung sollte gegeben werden.

ALLERGISCHE (ANAPHYLAKTISCHE) REAKTIONEN

Wespen und Bienen sowie Hornissen sind häufiger Gäste an unserem Essenstisch. Sie sind im Süden wie auch im Norden weitverbreitet. Ein Stich von diesen »Gästen« wird meist nur etwas Schmerz und leichte Schwellungen verursachen. Einige Menschen sind aber gegen diese Stiche – genauer: gegen die Insektengifte – allergisch und können innerhalb weniger Minuten sterben, wenn nicht die richtigen Medikamente zur Hand sind.
Diese allergische Reaktion wird als anaphylaktischer Schock bezeichnet. Meist tragen die betroffenen Leute die entsprechenden Medikamente ständig bei sich.

SYMPTOME

- Quaddeln,
- Atembeschwerden,
- Übelkeit und Erbrechen,
- Anschwellen von Zunge, Nase und Mund,
- kein Puls,
- Bewußtlosigkeit,
- Schweißausbruch,
- Blässe.

MAßNAHMEN

Bei diesem Menschen besteht die große Gefahr, daß die Atemwege zuschwellen. Trägt er die entsprechenden Notfallmedikamente bei sich, dann sollten Sie:

- ihm helfen, die Medikamente zu nehmen – meist eine Spritze und eine Tablette,

- die Vitalfunktionen, besonders die Atmung, kontrollieren und beobachten,
- bei Bienen den Stachel mit einem Messer abkratzen: Versuchen Sie aber nie, den Stachel mit den Fingern oder mit einer Pinzette zu entfernen – Sie würden nur mehr Gift aus dem Giftsack am Stachel in den Körper pressen,
- die betroffene Stelle kühlen: So kommt das Gift durch die verringerte Durchblutung langsamer in die Blutbahn.

Sollte durch eine sehr heftige anaphylaktische Reaktion ein Herz-Kreislaufstillstand verursacht werden, dann müssen Sie unverzüglich mit der Reanimation beginnen. Die Spritze mit dem Adrenalin sollte aber in jedem Fall gegeben werden, vorausgesetzt Sie wissen, wie es gemacht wird – und Sie haben es unter fachkundiger Anleitung gelernt und geübt: Sie sollten das – wenn Sie mit einer derartig gefährdeten Person unterwegs sind – auf jeden Fall üben. Besprehen Sie das mit Ihrem Hausarzt.

Stiche bei nichtallergischen Personen

Hier gibt es meist keinen Bedarf für eine Erste-Hilfe-Behandlung; es kann aber Eis auf den Stich gelegt werden, damit die Schwellung abgeschwächt wird. Bei Stichen in den Mund geben Sie der Person Eis zu lutschen, oder lassen Sie ihn den Mund oftmals mit kaltem Wasser ausspülen.

Blutegelstiche sind nicht gefährlich, können sich aber infizieren, wenn der Blutegel mit Gewalt abgerissen wird. Entfernen Sie das liebe Tierchen, indem Sie es mit einem Feuerzeug erhitzen oder einen Tropfen Benzin, Petroleum oder Öl auf den Rücken träufeln. Alle diese Methoden werden den Blutegel abfallen lassen.

Zeckenbisse sind dann gefährlich, wenn die Zecke mit der sogenannten FSME infiziert ist, der »Frühsommer-Meningoenzephalitis«. Folgen dieser Infektion können Symptome wie bei einer ganz normalen Sommergrippe sein, wie bei 60 Prozent der Infizierten, aber auch Hirnhautentzündung mit Krämpfen, Gesichtslähmungen und Sehstörungen. Gegen die FSME gibt es eine Schutzimpfung, bei der Nebenwirkungen auftreten können. Wägen Sie aus diesem Grund eine Schutzimpfung sorgfältig mit Ihrem Hausarzt ab.

Entfernt wird die Zecke einfach, indem man sie mit einer Pinzette herausdreht. In welche Richtung, spielt keine Rolle, da eine Zecke kein Gewinde hat. Vergessen Sie Methoden wie: Öl, Kleber oder Lacke auf die Zecke zu träufeln. In ihrem Todeskampf schwitzt sie nur noch mehr Viren in den Körper aus und erhöht somit das Risiko einer Infektion. Beim Herausziehen mit einer Pinzette sollten Sie ebenfalls vorsichtig sein: Quetschen Sie den Körper zu stark, dann fließt Sekret aus dem Magen-Darmtrakt der Zecke aus, und das erhöht wiederum das Infektionsrisiko. Waschen Sie danach die Wunde aus, und unterziehen Sie sich einer medizinischer Behandlung, wenn der Verdacht auf FSME besteht.

Neben der FSME kann durch Zecken auch die Erkrankung übertragen werden, die als Lyme-Krankheit oder Borreliose bezeichnet wird. Hierbei können unter anderem Störungen des Nervensystems und des Herzens auftreten.

13

Innere Blutungen

Blutverlust verbinden wir meist mit sichtbarer Blutung. Wir können aber ebenso Blut in das Körperinnere verlieren – und dies ist meist viel gefährlicher, da wir eine Blutung im Körperinnern im Gegensatz zu äußeren Blutungen nicht unterbinden können.
Ausgelöst werden innere Blutungen meist durch stumpfe Traumen. Dies bedeutet, daß der Körper von etwas sehr gewaltsam getroffen wird und Blutgefäße platzen, Organe zerstört und Knochen zerschmettert werden, auch wenn die Hautoberfläche nicht durchdrungen wird. Normalerweise vermuten wir innere Blutungen im Bauch oder Brustkorb. Ebenso können sie aber auch innerhalb von Muskeln, unter der Haut oder im Schädel stattfinden. Auch wenn das Blut im Körper bleibt, so kann es doch nicht mehr die notwendigen Aufgaben erledigen – und das hat die gleiche Wirkung, als ob es nach außen verloren wäre.
Innere Blutungen können auch durch scharfe Knochenkanten ausgelöst werden. Da die großen Blutgefäße neben den wichtigen Knochen verlaufen, kann jede ernsthafte Fraktur eines Knochens zu einer Beschädigung solch eines Blutgefäßes führen. Ist der Oberschenkelknochen (Femur) gebrochen, dann könnte er die große, danebenliegende Arterie verletzten. Bis zu zwei Liter können dann in den Oberschenkel einbluten, ohne daß auch nur ein Tropfen nach außen dringt. Schock ist dann die zwingende Folge. Bevor es Infusionen gab, war eine Femurfraktur meistens tödlich.
Starke innere Blutungen können auch von Magen- oder Darmgeschwüren herrühren.
Blutergüsse (Hämatome) sind innere Blutungen, die durch die Haut hindurchschimmern. Große Hämatome deuten auf einen Blutverlust hin, der stärker sein kann, als sichtbar ist.

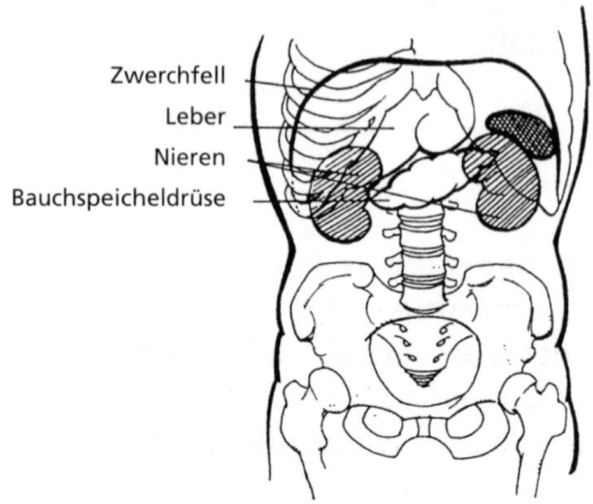

Abb. 59: Lage von Bauchorganen

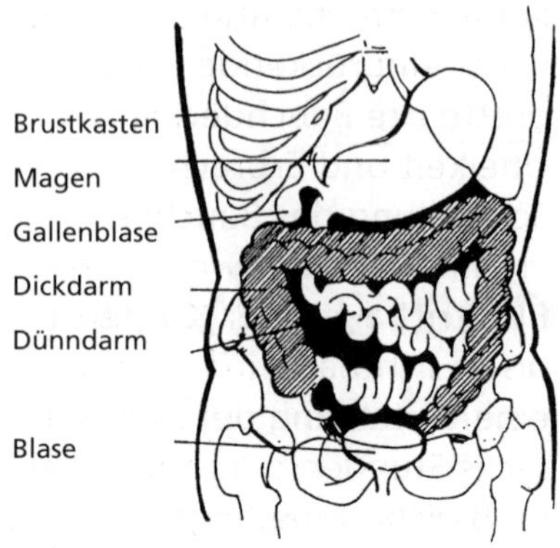

Abb. 60: Lage der Hohlorgane

Einige der gefährlichsten inneren Blutungen werden durch eine Beschädigung von Milz, Leber oder Nieren verursacht (Abb. 59 + 60) Ist eine Person in diesem Bereich durch einen Gegenstand getroffen worden, dann muß sie sofort ruhig hingelegt werden. Achten Sie auf alle Symptome, die auf eine innere Blutung hinweisen könnten. Dieser Patient muß schnellstens der medizinischen Behandlung zugeführt werden.

Symptome

Untersuchen Sie den Patienten sehr sorgfältig. Achten Sie auf sogenannte Prellmarken – kleine Blutergüsse –, die Ihnen zeigen, wo der Patient getroffen wurde. Besteht bei einem Verletzten der Verdacht, daß er eine innere Blutung entwickeln könnte, dann beobachten Sie ihn über einige Stunden und kontrollieren ständig den Puls und – wenn möglich – den Blutdruck. Er könnte die folgenden Symptome zeigen:

- Schock,
- Schmerz über der Verletzung,

- Loslaßschmerz, also Schmerz, der auftritt, wenn eine den Bauch leicht eindrückende Hand plötzlich losläßt,
- bretthharte Bauchdecke,
- Übelkeit und Erbrechen,
- Schwellung des Bauches,
- Prellmarken und weitere Blutergüsse,
- Blut tritt aus einer Körperöffnung, was aber etwas Zeit benötigt, bis es sichtbar wird. Blut im Urin gibt sehr oft einen Hinweis auf eine Verletzung der Harnleiter oder der Blase. Es kann aber bis zu sechs Stunden oder mehr dauern, bis dies sichtbar wird. Der Urin muß nicht unbedingt rot erscheinen. Er kann auch einfach dunkel und trübe-rauchig aussehen.

Maßnahmen

- Behandeln Sie den Schock,
- lagern Sie den Patienten in Ruhestellung mit leicht angehobenem Kopf und einer Knierolle,
- fordern Sie die Luftrettung mit größter Dringlichkeit an,
- geben Sie dem Patienten nichts über den Mund – lediglich dünne Eischips oder ein feuchtes Tuch, um den Mund feucht zu halten.

Kann der Patient nicht evakuiert werden, dann geben Sie ihm in Abständen kleine Wasserschlückchen. Verhindern Sie aber in jedem Fall ein Erbrechen. Sind Sie sich nicht sicher, ob eine innere Verletzung und Blutung vorliegt, dann evakuiern Sie den Verletzten auf jeden Fall und lassen ihn in einem Krankenhaus untersuchen – eine Landarztpraxis wird Ihnen hier nicht viel helfen.

14

Verletzungen des Brustkorbes (Thoraxverletzungen)

Da der Brustkorb das Herz, die Lungen und die Hauptblutgefäße enthält, kann jede Verletzung in diesem Bereich gefährlich sein. Die häufigsten Verletzungen auf Tour sind in diesem Zusammenhang Rippenfrakturen mit oder ohne Einbeziehung der Lungen, Schußverletzungen und Stichverletzungen durch scharfe Objekte.

Allgemeine Versorgung von Thoraxverletzungen

- Schnittverletzungen, die nicht den Brustkorb durchdringen, werden wie einfache Schnittwunden behandelt.

- Verletzungen, die den Brustkorb durchdringen, können die Lunge verletzen und zum Zusammenfallen bringen (Pneumothorax). Ebenso kann sich Blut im Thoraxraum ansammeln und die Lunge so an der Entfaltung hindern (Hämatothorax). Ziel des Ersthelfers ist es, diese Effekte zu reduzieren und für eine ausreichende Atmung zu sorgen.

- Hämatome können oberflächlich sein oder auf innere Blutungen hinweisen. Verhindern und behandeln Sie den entstehenden Schock.

Bei einer Evakuierung von Thoraxverletzten sollte der Pilot so tief wie möglich fliegen.

Große Hämatome am Thorax

Diese Verletzungen kommen sehr häufig vor, wenn Personen vom Schlitten oder über das Mountainbike fallen, beim Klettern auspendeln und gegen den Felsen schlagen oder von einem Schneemobil geschleudert werden. Sind hierbei die unteren Rippenbögen betroffen, müssen Sie mit Verletzungen an den Nieren oder an der Milz rechnen. Ein Aufprall, der heftig genug ist, einen Bluterguß am Thorax zu verursachen, reicht auch in aller Regel aus, innere Blutgefäße oder Rippen zu beeinträchtigen. Schock aufgrund von inneren Blutungen sollte hier immer in Betracht gezogen und behandelt werden. Auch sollte der Ersthelfer immer den Patienten auf Wirbelsäulen- und Nackenverletzungen hin untersuchen, die durch das heftige Zurückschleudern des Kopfes beim Aufprall des Gegenstandes auf den Körper entstehen kann. Es entspricht dem Schleudertrauma, wie es auch bei Auto-Auffahrunfällen entsteht.

Maßnahmen

- Untersuchen Sie den Verletzten auf Wirbelsäulenverletzungen, indem Sie die Wirbelsäule abtasten und nach Symptomen wie Gefühllosigkeit in Armen oder Beinen fragen.

- Untersuchen Sie den Verletzten auf gebrochene Rippen. Fühlt der Verletzte Schmerzen bei Atmung oder Bewegung? Sind Schmerzen an diesem Punkt zu spüren? Verursacht ein Druck auf das Brustbein (Sternum) einen Schmerz irgendwo im Brustkorb? Wenn ja, dann ist an diesem Punkt vermutlich eine Fraktur vorhanden.

- Untersuchen Sie den Patienten auf eine punktierte Lunge, also einem Loch in der Lunge (Pneumothorax).

- Hat er Atemprobleme, hustet er Blut, brodelt der Atem, hat er blaue Lippen und Fingernägel (Sauerstoffmangel)?

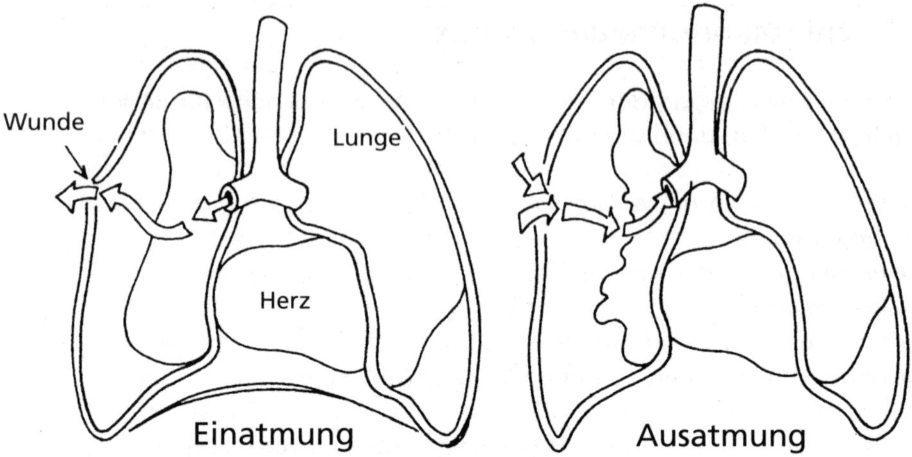

Abb. 61: Eine zusammengefallene Lunge

Haben Sie bei der Untersuchung Hämatome entdeckt, aber keine Verletzungen der Rippen oder der Lungen feststellen können, dann lagern Sie den Verletzten ruhig und beobachten ihn weiterhin auf Schocksymptome hin. Zeigen sich Schocksymptome, dann veranlassen Sie eine sofortige und dringliche Luftrettung und behandeln den Patienten auf Schock.

Punktierte Lunge (Pneumothorax)

Eine Lunge kann zum Beispiel durch einen Messerstich verletzt werden, der durch die Brustwand dringt (offener Pneumothorax), oder durch eine gebrochenen Rippe (geschlossener Pneumothorax). Manchmal kann die Lunge auch von alleine Löcher oder Risse bekommen (Spontanpneumothorax, auch geschlossen). Die Lungen werden normalerweise durch den Unterdruck im Brustkorb von den Brustbewegungen mitgezogen und dadurch gefüllt. Jedes Leck in diesem dichten System wird die Lunge(n) zum Zusammenfallen bringen.

Geschlossener Pneumothorax

Ist eine Punktierung der Lunge durch eine gebrochene Rippe ausgelöst worden, dann wird der Patient:

- Schmerzen bei der Atmung und beim Berühren der verletzten Seite haben,
- Probleme bei der Atmung und Kurzatmigkeit aufzeigen,
- Blut husten,
- Schocksymptome zeigen,
- ungleiche Hebebewegungen des Brustkorbes zeigen.

Es kann sehr schwer sein festzustellen, ob sich eine Lungenseite besser ausdehnt als die andere. Vergleichen Sie sorgfältig.

Maßnahmen

- Lagern Sie den Verletzten halbsitzend, auf die verletzte Seite.

- Bekommt der Patient nicht genügend Luft, dann beatmen Sie ihn assistiert. Das heißt, daß Sie ihm auf seine angefangene Einatmung noch eine Beatmung aufsetzten und die fehlende Einatemluft ersetzten.

- Beruhigen Sie den Patienten: Atemnot löst oft große Panik aus.

Offener Pneumothorax

Symptome

Ein offener Pneumothorax wird meistens durch eine Kombination von Stichverletzungen mit einem Aufschlitzen des Thoraxraumes verursacht, wie zum Beispiel von scharfen Metallteilen eines Unfallautos oder einem Messer. In der Wildnis könnte bei einem

Sturz ein Skistock durch die Brustwand dringen, ein abgebrochener Schlittenholm oder ein spitzer Ast. Schnittwunden im Thoraxbereich bluten oft sehr stark und sehen furchteinflößend aus. Sie sind aber lange nicht so lebensbedrohlich wie eine Stichverletzung, die geradewegs bis in die Lunge hineinreicht. Es ist sehr wichtig, zuerst nach penetrierenden (durchdringenden) Wunden zu schauen und diese vorrangig zu behandeln. Die Penetrationen sind leicht zu erkennen, solange der Patient bei Bewußtsein ist. Ist der Verletzte hingegen bewußtlos, dann sollten Sie sofort Vorder- und Rückseite daraufhin untersuchen. Suchen Sie nach:

- Schmerzhaften Atembewegungen,
- Blutige Blasen, die bei der Ausatmung aus der Wunde heraustreten,
- Sauggeräuschen bei der Einatmung,
- Möglichem Knistern der Haut durch Luftansammlung im Unterzellgewebe (Hautemphysem).

Der Patient kann kurzatmig, blaß, schockig und ängstlich sein. Durch Sauerstoffmangel können blaue Fingernägel und Lippen entstehen (Zyanose).

Maßnahmen

- Schließen Sie die Öffnung so schnell wie möglich mit luftdichtem Material ab, wie Plastikfolie oder beschichtetem Polyestergewebe, und kleben Sie dieses Material nur an drei Seiten fest, auf kei nen Fall auf allen vier Seiten.

- Entlasten Sie den Arm auf der verletzten Seite, indem Sie ihn hochbinden (Abb. 62).

- Lagern Sie den Patienten halbsitzend zur verletzten Seite hin. Lassen Sie ihn nie allein, und beobachten Sie seine Atmung und die restlichen Vitalfunktionen sorgfältig.

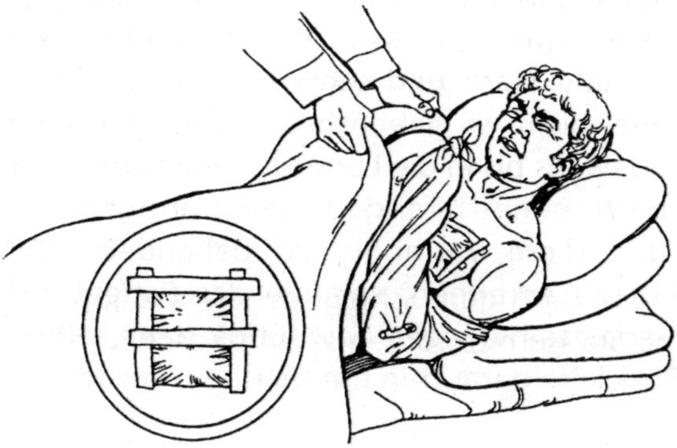

Abb. 62: Halbsitzende Lagerung einer Person mit Thoraxverletzung

- Bekommt der Verletzte nicht genug Luft, dann assistieren Sie ihm bei der Atmung wie oben beschrieben. Stimmen Sie Ihre Beatmungen mit dem Atemimpuls des Verletzten sorgfältig ab.

- Alarmieren Sie dringlich die Luftrettung, oder evakuieren Sie den Verletzten auf anderem Wege, wenn nötig.

Zerquetschter Brustkorb

Ist eine Reihe von Rippen gebrochen (Rippenserienfraktur), so daß sie sich nicht mehr mit dem Rest des Brustkorbes sauber mitbewegen, dann wird der Verletzte nicht mehr richtig ein- und ausatmen können. Bei der Einatmung wird dieser Teil eingesaugt, bei der Ausatmung bläht er sich nach außen (paradoxe Atmung).
Eine normale Ventilation der Lunge ist somit nicht möglich, und die Bewegung der gebrochenen Rippen verursacht große Schmerzen, was den Patienten dazu bringt, weniger zu atmen. Sie müssen die Bewegung der gebrochenen Seite sofort vermindern, damit die Atmung effektiver wird und der Schmerz nachläßt. Ist es Ihnen nicht möglich, die paradoxe Atmung einzuschränken, dann müssen Sie den Verletzten assistiert beatmen, denn ein positiver Druck, der

in die Lunge hineingepreßt wird, hat eine deutlich bessere Wirkung als die Eigenatmung des Patienten. Es kann sein, daß Sie diese assistierte Beatmung bis zum Eintreffen oder dem Erreichen medizinischer Hilfe durchhalten müssen.

Symptome

Der Patient hat einen sehr heftigen Schlag gegen die Rippen bekommen (Abb. 63), und Sie werden folgende Symptome feststellen:

- Er wird an der verletzten Stelle große Schmerzen haben,
- er versucht, so wenig wie möglich zum atmen,
- ein Teil des Brustkorbes wird sich gegenläufig um anderen Teil bewegen (paradoxe Atmung),
- Schocksymptome,
- Zyanose, also Sauerstoffmangel, blaue Lippen und Fingernägel.

Maßnahmen

Hier handelt es sich um einen sehr ernsthaften Notfall, der schnelles Handeln erfordert.

- Lassen Sie den Verletzten sich sofort auf die verletzte Seite legen, um die Seite zu stabilisieren und paradoxen Atembewegungen entgegenzuwirken, oder lassen Sie den Patienten einen dicken Packen Kleidung gegen die verletzte Seite drücken.

- Bekommt der Patient immer noch nicht genügend Luft, dann assistieren Sie ihm mit einer vorsichtigen, assistierten Beatmung.

- Binden Sie den Arm des Patienten fest auf die verletzte Seite (Abb. 64). Weisen Sie den Patienten an, daß er so viel Druck auf die Verletzung ausüben soll, wie es ihm den meisten Komfort bringt.

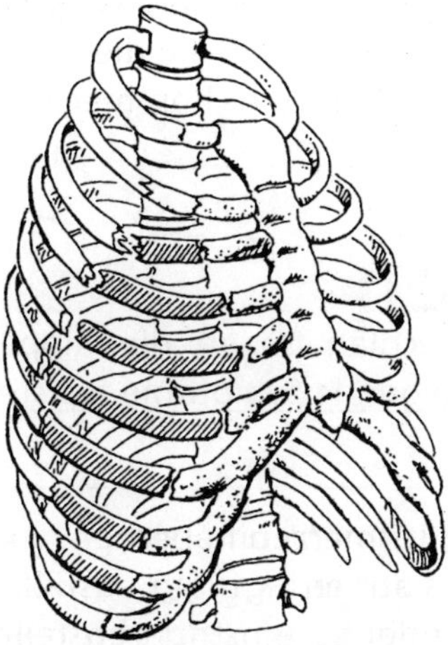
Abb. 63: Rippenserienfraktur

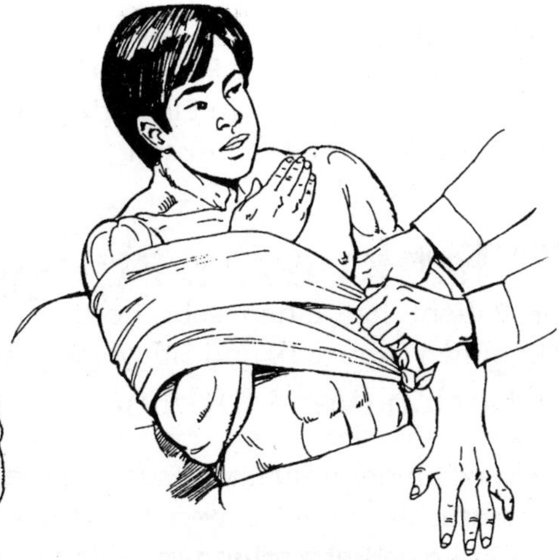
Abb. 64: Erste Hilfe bei einer Rippenserienfraktur

- Lassen Sie den Patienten nie allein, und sorgen Sie für einen schnellen Abtransport, möglichst per Luftrettung.

- Transportieren Sie den Patienten halbsitzend, zur verletzten Seite hin gelehnt.

- Behandeln Sie den Patienten gegen Schock, wenn Schocksymptome auftreten.

15

Gelenkverletzungen

Distorsion (Verstauchung)

Verstauchungen gehören zu den häufigsten und sicher auch bekanntesten Verletzungen. Sie können so geringfügig ausfallen, daß sie keine Behandlung erfordern – oder so ernsthaft ausfallen wie eine Fraktur. Eine Verstauchung ist ein Teileinriß oder eine Überdehnung der Bänder rund um das Gelenk. Bänder sind stabile Fasern, die das Gelenk zusammenhalten. Die meisten Jäger haben schon diese weißlich aussehende Fasern gesehen, während sie großes Wild zerwirkt (zerlegt) haben. Wenn ein Gelenk zum Beispiel durch eine scharfe Drehbewegung belastet wird, können einige dieser Fasern reißen oder überdehnt werden. Eine Verstauchung bringt auch kleine Blutgefäße zum Reißen, und das ins Gewebe laufende Blut läßt die Region anschwellen und bildet Hämatome.

Sind Sie im Zweifel, dann behandeln Sie eine unbekannte Gelenkverletzung wie eine Fraktur.

Die meisten Verstauchungen geschehen an Fußgelenk, Fingern, Knien und Handgelenk durch eine Belastung, die das Gelenk aus der normalen Bewegungsmöglichkeit heraus überbelastet.

Symptome

Gehen Sie den Unfallvorgang nochmals durch. Hat der Patient eine ähnliche Verletzung schon mal gehabt, und ist ihm ein »schwaches« Gelenk bekannt? Wurde das Gelenk in eine bestimmte Richtung

gedreht? Lassen Sie den Patienten sich hinsetzen und das Gelenk normal bewegen – tun Sie das aber auf keinen Fall, wenn Sie eine Fraktur oder eine Verrenkung (Luxation) vermuten.
Vergleichen Sie es sorgfältig mit dem benachbarten Gelenk, und stellen Sie die Unterschiede fest. Untersuchen Sie Gelenkverletzungen immer sofort – bevor die Schwellung beginnt. Schauen Sie nach den folgenden Symptomen:

- Schmerz, verstärkt durch Bewegung.
- Funktionsverlust des Gelenkes oder eingeschränkte Funktion.
- Schwellungen und farbliche Veränderungen; sie entstehen bei Distorsionen langsam, bei Frakturen sehr schnell.
- Unnatürliches Bewegungsfeld. Wenn Sie das Gelenk vorsichtig mit dem gesunden Gelenk vergleichen, dann werden Sie bei dem verstauchten Gelenk ein größeres Bewegungsfeld haben als bei dem normalen Gelenk. Es erscheint Ihnen auch irgendwie »lockerer«.

Ist der Schmerz minimal, und es gibt keine Bewegungseinschränkung oder unnatürliche Bewegungen, dann wird nur eine minimale Behandlung benötigt sein.

Maßnahmen

Die Aufgaben eines Ersthelfers bei Distorsionen sind:

- Verhindern oder reduzieren Sie Schwellungen. Schwellungen verlangsamen den Heilungsprozeß und verringern die Bewegungsfähigkeit des Patienten. Um ein bestmögliches Ergebnis zu erhalten, sollten Schwellungen sofort behandelt und über die Dauer von zwei Stunden fortgeführt werden.

- Stabilisieren Sie das Gelenk. Tape-Verbände oder elastische Binden verringern den Schmerz, schränken die Bewegung ein und verhindern weitere Verletzungen.

- Üben Sie leichten Druck mit einer straff gewickelten elastischen Binde aus. Dies verlangsamt das Einströmen von Flüssigkeit in die verletzte Region.

- Legen Sie das verletzte Gelenk hoch.

- Legen Sie einen Eisbeutel oder kalte Tücher auf das Gelenk, um den Schmerz zu lindern und eine Schwellung einzudämmen. Verhindern Sie lokale Erfrierungen!

Sie könne sich das an dem englischen Wort ICE merken:
- **I**ce (Eis),
- **C**ompression (Kompression mit dem festgewickelten Verband) und
- **E**rhöhung des Körperteils.

Es gibt eine Volksweisheit, die besagt, man solle ein verstauchtes Gelenk weiterbenutzen, damit es nicht versteift. *Das ist falsch!* Eine frühzeitige Erste Hilfe wird den weiteren Heilungsprozeß deutlich beschleunigen.

Distorsionen am Knie

Knie werden meist durch die gleichen Kräfte verstaucht, die auch für Beinfrakturen oder Hüftluxationen verantwortlich sind. Meist ist eine Drehung nach außen Schuld an dem Übel, was sehr leicht passiert, wenn man beispielsweise einen schweren Rucksack trägt.

Symptome

Die üblichen – und schon beschriebenen – Symptome einer Distorsion sind sichtbar. Druckempfindlichkeit ist meist an der Innenseite des Knies vorhanden. Ist der Knorpel im Knie mitbetroffen, dann läßt sich das Knie nicht ganz strecken, hat »Spiel« oder gibt knackende Geräusche von sich, wenn es bewegt wird. Vermutlich kann das Knie nicht belastet und verwendet werden.

Maßnahmen

Bei einer leichten oder mittelschweren Distorsion sollten Sie:

- einen Kompressionsverband anlegen und Eis auf das erhöht gelagerte Körperteil auflegen.

Bei einer schweren Verstauchung:

- wenden Sie Erste Hilfe an wie oben beschrieben. Legen Sie mehrmals am Tag einen Eisbeutel auf das betroffene Gelenk. Nach zwei Tagen sollten Sie Wärme, vier- bis fünfmal am Tag, anwenden.

- Ist die Distorsion sehr schwer, und sind Anzeichen einer Knorpelverletzung vorhanden, dann transportieren Sie den Verletzten zur nächsten medizinischen Hilfe und schienen das Gelenk wie bei einer Fraktur.

Luxation (Verrenkung)

Manchmal wirken auf ein Gelenk solch starke Kräfte ein, daß das Gelenk durch die Gewalt auseinandergetrieben wird und zwei Knochen in einer anormalen Lage zurückbleiben. Hierbei werden die Bänder überdehnt oder reißen. Eine Luxation ist eine über die einfache Verdrehung (Torsion) hinausgehende Verschiebung zweier – durch Gelenk verbundener – Knochenenden zueinander, meist mit Kapselbandriß. Die Knochen bleiben in dieser Fehlposition stehen. Manchmal kann ein Gelenk aus der Positon heraushüpfen und im nächsten Moment wieder in die alte Position zurück (Subluxation). Dieser Vorgang ist zwar schmerzvoll, benötigt aber

außer einigen Eispackungen keine weitere Behandlung, solange keine Bänder gerissen sind.
Schultergelenke, Finger, Daumen, Patella (Kniescheibe) und Kiefer sind von Luxationen sehr häufig betroffen. Hüftluxationen kommen seltener vor und können auch durch den Ersthelfer nicht wieder in die alte Position zurückgebracht werden (Reduzierung von Luxationen). Einige Luxationen – besonders der Schulter und der Patella (Kniescheibe) – kommen wiederholt vor, da die Bänder ständig gedehnt werden und eventuell auch zu schwach sind.
Personen, denen oft die Schulter oder die Patella luxiert, wissen meist sehr gut, was zu tun ist, und können den Normalzustand innerhalb von Minuten wiederherstellen.
Frakturen, Luxationen und Distorsionen können oft zusammen auftreten, und die Durchblutung unterhalb der Verletzung kann gestört sein.
Stellen Sie sich in solch einem Fall die folgenden Fragen: Ist das Gliedmaß unterhalb der Verletzung kalt, bläulich, weiß, gefühllos oder ohne Puls? Hat der Verletzte so starke Schmerzen, daß es nicht möglich ist, die Tour fortzusetzten? Ist die Antwort auf diese Fragen »Nein«, dann behandeln Sie die Verletzung wie eine Fraktur und alarmieren die Luftrettung.
Ist die Antwort auf diese Fragen »Ja«, dann kann es sein, daß Sie die Luxation reduzieren müssen (in die alte Position) – in voller Kenntnis der Gefahren wie verletzte Blutgefäße oder Nerven.

Grundprinzipien für die Erste Hilfe bei Luxationen

- Vergleichen Sie das gesunde mit dem kranken Gelenk, um herauszufinden, ob eine Luxation vorliegt.
- Muß die Luxation reduziert werden, dann sollten Sie dies sofort tun, bevor sich die Muskeln verkrampfen.
- Ein langandauernder Zug kann bei einem verkrampften Muskel nötig werden, um diesen zu strecken.

- Ist eine Reduzierung notwendig, dann müssen Finger, Daumen, Knie und Ellenbogen in einer Linie mit der normalen Lage des Gliedmaßens gezogen werden.
- Nach einer Reduzierung sollten Sie das Körperteil erhöht lagern und mit Eis behandeln und eventuell ruhig stellen.

Erste Hilfe für spezielle Luxationen

Finger oder Daumen: Es wird deutlich sichtbar sein, daß die Fingerknochen nicht in einer Linie liegen. Leute, bei denen diese Verletzung sehr häufig auftritt, reduzieren die Luxation sofort und instinktiv.

Maßnahmen

Einfache Luxationen werden durch einen gleichmäßig starken Zug in einer Linie mit Finger oder Daumen reduziert. Machen Sie den Versuch nicht öfter als zweimal: Haben zwei Reduzierungsversuche keinen Erfolg gebracht, dann stellen Sie das Gliedmaß ruhig und suchen medizinische Hilfe auf. Sind Anzeichen einer Fraktur erkennbar, dann behandeln Sie das Körperteil auch so und versuchen auf keinen Fall zu reduzieren. Nach der Reduzierung sollten Sie das Gelenk schienen, bis der Patient es wieder ohne größeren Einschränkungen gebrauchen kann.

Patella (Kniescheibe): Die Luxation einer Kniescheibe kann wiederholt vorkommen werden, und der Betroffene wird in solchen Fällen vermutlich wissen, wie er damit umzugehen hat. Die Kniescheibe ist bei dieser Verletzung zu den Seiten verschoben, und es ist leicht ersichtlich, daß die Patella aus der normalen Position heraus verrutscht ist.

Maßnahmen

Um diese Luxation zu reduzieren, sollten Sie:

- den Patienten darauf vorbereiten, daß Schmerzen zu erwarten sind,
- das Knie langsam strecken, während Sie die Kniescheibe in die normale Position zurückschieben,
- das Knie weiterhin nach der ICE-Regel versorgen und das Knie mit einer Bandage stabilisieren, bevor es wieder belastet wird.

Kiefer: Der Unterkiefer kann während des Gähnens, Singens, Essens oder im Schlaf luxieren. Der Patient kann dann seinen Mund nicht mehr schließen und hat Schmerzen an den Kiefergelenken unterhalb der Ohren. Das sieht zwar komisch aus – ist aber überhaupt nicht lustig für den Verletzten!

Maßnahmen

Meist ist dieses Problem schnell behoben.

- Umwickeln Sie Ihre Daumen sorfältig mit Gaze oder Tape, um einen besseren Griff zu bekommen.

- Legen Sie Ihre Daumen auf die Oberfläche der unteren Backenzähne des Patienten. Fassen Sie seinen Kiefer mit den restlichen Fingern. Pressen Sie gleichmäßig mit den Daumen nach unten, bis der Kiefer wieder zurückspringt. Wenn der Kiefer zurückspringt, dann kann es sein, daß der Mund zuschnappt: Ein weiterer Grund, die Daumen gut zu polstern.

- Legen Sie einen Unterstützungsverband an, falls der Patient den Kiefer nicht gleich benutzen kann: eine sogenannte »Kinnschleuder« mit einem Dreiecktuch oder einfach eine elastische Binde.

Schulter: Schulterluxationen kommen häufig vor, sind schmerzhaft und erzeugen beim Betroffenen Angst. Vergleichen Sie die betroffene Schulter mit der gesunden Seite. Sie wird ihre runde Form ver-

loren haben und kantig aussehen. Die Vorderseite der Schulter sieht meist runder als normal aus, und das sonst gut sichtbare Kugelgelenk sieht aus, als sei es nach vorn gefallen, unter die normale Position. Der verletzte Arm wird in aller Regel vom gesunden Arm gestützt.
Ist es möglich, den Verletzten medizinischer Hilfe zuzuführen, dann schienen Sie die Verletzung und transportieren ihn sofort ab. Ist keine medizinische Hilfe zu erreichen, dann müssen Sie schnell reagieren, da die Verkrampfung der Muskeln und der Schmerz zunehmen und eine Reduzierung der Luxation unmöglich machen können.

Maßnahmen

Es gibt hier eine gebräuchlich Erste-Hilfe-Maßnahme: die Stimson-Methode. Sorgen Sie für eine flache Oberfläche, auf der der Patient liegen kann.

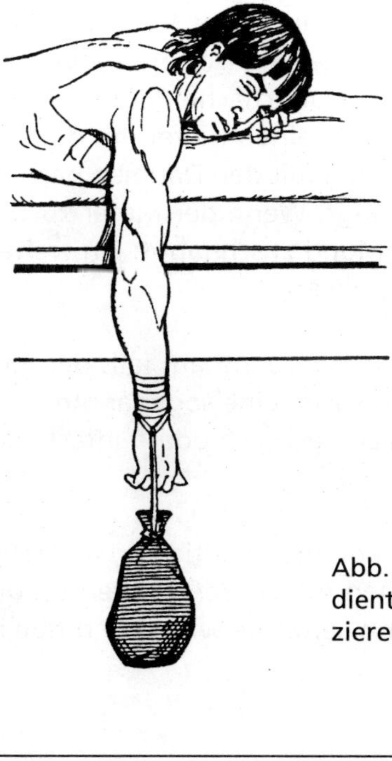

Abb. 65: Die Stimson-Methode dient dazu, eine Schulter zu reduzieren

Die Stimson-Methode (Abb.65)

- Lassen Sie den Verletzten sich mit dem Gesicht nach unten hinlegen, so daß der verletzte Arm frei hängt.

- Befestigen Sie ein Gewicht von ungefähr 10 kg mit Hilfe elastischer Binden oder ähnlichem am Handgelenk. Lassen Sie es 15-30 Minuten hängen.

- Wenn die Muskeln gedehnt sind und ermüden, kann das Gelenk zurückspringen. Tut es dies nicht, dann drehen Sie den Arm vor sichtig nach außen, wenn Sie das Gewicht entfernen: der Daumen rotiert nach außen, die Handinnenfläche in Richtung Kopf.

- Der Verletzte sollte den Arm erst dann wieder verwenden, wenn er von einem Arzt untersucht und freigegeben wurde.

Hüftluxationen: Sie sind sehr selten, kommen aber vor, wenn ein Schneemobil- oder Schlittenfahrer seinen Fuß vom Schneemobil streckt. Hier können Sie nichts für den Patienten tun: Behandeln Sie ihn gegen Schock, und stellen Sie die Luxation in einer komfortablen Position ruhig.

16

Knochenbrüche

Frakturen (Knochenbrüche) und Gelenkverletzungen (Distorsionen und Luxationen) gehören zu den häufigsten Wildnisverletzungen. In diesem Kapitel werden einige Frakturen beschrieben, und wie man sie behandelt und erkennt. Frakturen der Wirbelsäule, der Schädels und der Rippen erfordern eine speziellere Behandlung und werden in anderen Kapiteln beschrieben.

Eine Fraktur ist jede Art von Bruch oder Riß in einem Knochen.

Verursacht werden Frakturen durch Schlag, Fall oder Torsion (drehende Kraft) an Armen oder Beinen. Selten werden Brüche durch eine sehr starke Muskelanspannung verursacht.
Knochen können komplett oder nur teilweise durchbrechen. Die Knochenenden können sich verschieben oder weiterhin in der Knochenlinie bleiben. Manchmal kann man nur sehr schwer beurteilen, ob ein Knochen gebrochen ist oder nicht. Jede Fraktur kann sich verschlimmern, wenn der Verletzte sich bewegt und die Fraktur belastet. Sind Sie im Zweifel, dann behandeln Sie eine Verletzung immer wie einen Bruch.

Verschiedene Arten von Frakturen

Offene Frakturen sind Frakturen, bei denen der Knochen aus der Haut austritt und die Knochenenden sichtbar werden, wenn die Haut durchbrochen ist. Bei **geschlossenen Frakturen** wird die Haut über der Verletzung nicht durchbrochen. Eine geschlossene

Fraktur kann zu einer offenen werden, wenn man den Bruch nicht vorsichtig behandelt und richtig versorgt. Die gebrochenen Enden von einigen Knochen, besonders der Rippen, können innere Organe wie Lunge, Leber, Milz oder große Blutgefäße verletzen. Jede Bewegung der Knochenenden verstärkt den Gesamtschaden, der durch eine Fraktur entsteht.

SYMPTOME

Manchmal hört der Patient das Knacken, wenn sein Knochen bricht. Er wird ziemlich genau wissen, daß der Knochen gebrochen ist, und wird es Ihnen mitteilen.
Wenn ein Knochen bricht, dann wird meist die Knochenhaut mit umliegendem Gewebe verletzt und blutet. Dies kann starke Schmerzen und Schwellungen verursachen. Der Blutverlust zeigt sich durch Hämatome am Verletzungsort und den umliegenden Regionen. Verliert der Verletzte viel Blut und/oder hat er starke Schmerzen, dann wird ein Schock das Ergebnis sein. Wird eine Fraktur bewegt, dann richten die spitzen Knochenenden in den umliegenden Regionen weiteren Schaden an Muskeln, Blutgefäßen, Nerven und Gewebe an. Dies verursacht weiteren Schmerz, Blutverlust, Schwellungen und Schock, manchmal auch einen dauerhaften Schaden. Aus diesem Grunde ist es sehr wichtig, eine Fraktur zu schienen: So können sich die Knochenenden nicht bewegen und weiteren Schaden anrichten. Sie können eine Fraktur an den folgenden Zeichen und Symptomen erkennen:

- Schmerz und Berührungsempfindlichkeit; sie sind allerdings ein unsicheres Zeichen für eine Fraktur.

- Schwellungen, verursacht durch ins Gewebe austretendes Blut; sie sind ebenfalls ein unsicheres Zeichen für eine Fraktur.

- Abnorme Lage der Gliedmaßen oder Ausbeulungen und Verformungen über der Bruchstelle; sie sind ein sicheres Zeichen für eine Fraktur.

- Funktionsverlust: Der Verletzte kann die betroffene Stelle nicht mehr bewegen oder weigert sich wegen der Schmerzen, sie zu bewegen; sie sind ein unsicheres Zeichen für eine Fraktur.

- Krepitation (Crepitatio) – ein Geräusch, das entsteht, wenn die Knochenenden aufeinander reiben. Testen Sie das auf keinen Fall! Es gilt als sicheres Zeichen für eine Fraktur.

- Unnatürliche Bewegung oder Biegung des betroffenen Körperteils; ein sicheres Zeichen für eine Fraktur.

- Stufenbildung des Kochens oder Sichtbarkeit der Knochenenden; ein sicheres Zeichen für eine Fraktur.

- Schock, der häufig, aber nicht immer, mit Frakturen auftritt; ein unsicheres Zeichen für eine Fraktur.

Schwellungen an der Fraktur erhöhen den Druck im Gewebe und pressen die Blutgefäße zusammen, was wiederum die Durchblutung vermindert. Da der Heilungsprozeß einer guten Durchblutung bedarf, verlangsamt eine Schwellung die Heilung. Ein wichtiger Bereich der Ersten Hilfe ist, Schwellungen zu vermeiden. Dies geschieht, indem das betroffene Körperteil erhöht gelagert und mit Kälte behandelt wird. Beide Maßnahmen reduzieren das Einbluten ins Gewebe.
Schauen Sie immer beide Arme und Beine an, um festzustellen, ob ein Körperteil geschwollen oder in einer unnatürlichen Lage ist. Es kann einige Zeit dauern, bis sich Schwellungen oder Verfärbungen entwickeln.

Maßnahmen

- Verhindern Sie weitere Verletzungen.
- Vermindern Sie Schmerzen.
- Vermindern Sie Schwellungen.

Folgen Sie den folgenden Punkten, um diese drei Ziele zu erreichen:

- Entfernen Sie die Kleidung, wenn das möglich und nicht gefährlich (Kälte) ist, um das betroffene Körperteil anschauen zu können.

- Leisten Sie zuerst Erste Hilfe, und transportieren Sie dann den Verletzten – es sei denn, es besteht eine unmittelbare Gefahr, und der Patient muß aus dem Gefahrenbereich transportiert werden.

- Versuchen Sie, das verletzte Gliedmaß so gut wie möglich zu stabilisieren, bis es richtig geschient werden kann.

- Stoppen Sie Blutungen, reinigen und verbinden Sie Wunden.

- Immobilisieren (schienen) Sie die Fraktur. Schienen Sie immer über das nächste Gelenk hinweg, um dies auch ruhigzustellen. Dies ist der Schlüssel für die Vermeidung weiterer Schäden.

- Lagern Sie das geschiente Gliedmaß erhöht, um weitere Schwellungen zu vermeiden.

- Legen Sie Kältepackungen direkt auf die Verletzung, um Schwellungen entgegenzuwirken. Tun Sie dies nicht, wenn die Gefahr einer Unterkühlung besteht oder die Umgebung extrem kalt ist.

- Kontrolieren Sie die Festigkeit der Schiene. Ist das Gliedmaß unterhalb der Verletzung kalt und weiß, dann kann der Grund dafür eine zu stark befestigte Schiene sein. Dies ist ein wichtiger Punkt, da bei sehr kaltem Wetter die betroffene Stelle schnell gefrieren kann – auch in einem Schlafsack.

Sind Sie diesen Punkten gefolgt, dann sollten Schmerzen minimiert oder beseitigt sein. Werden die Schmerzen stärker, dann wird dies vermutlich durch eine Schwellung und/oder eine gestörte Durchblutung verursacht werden. Überprüfen Sie die Lagerung des Verletzten und der Verletzung, die Festigkeit der Verbände und Knoten sowie die Durchblutung unterhalb der Verletzung.

Extension (Strecken des Bruches)

Wenn ein Knochen bricht, dann kontrahieren (spannen) sich die am Knochen befestigten Muskeln. Die angespannten und damit verkürzten Muskeln sorgen nun dafür, daß die scharfen Knochenenden des Bruchs sich in das Gewebe, Nerven, Blutgefäße, Muskulatur und dergleichen eingräbt. Hierdurch können Verletzungen entstehen. Dieser Vorgang passiert häufig bei Frakturen der Beine, die ja eine bekannt kräftige Muskulatur besitzen. Es kommt dagegen weniger häufig in anderen Körperregionen vor – mit Ausnahme der Bodybuilder mit »007-Körper«. Manchmal wird ein Gliedmaß an der Bruchstelle gebogen oder abgeknickt, was die Durchblutung vermindern oder stoppen kann. Sind Sie von der nächsten Hilfe weit entfernt, dann müssen Sie in solch einem Fall das Gliedmaß strecken, um die Durchblutung wieder herzustellen, Schmerzen zu vermeiden und den Verletzten überhaupt transportfähig zu machen. Die Technik des Streckens nennt man »Extension« oder »einen Bruch in die Extension nehmen«. Das betroffene Gliedmaß wird hierbei in die normale Position gestreckt und dann – unter Extension – geschient. Dieser Zug muß sehr vorsichtig angewendet werden.
Wenden Sie die Extension nicht korrekt an, dann können Sie dabei sehr viel Schaden anrichten. Eine richtige Extension hingegen wird die Schmerzen vermindern und die Durchblutung wieder herstellen.

Hier einige grundlegenden Regeln für die richtige Anwendung der Extension:

- Fangen Sie mit der Extension nicht an, bevor die Schiene fertig gestellt ist. Es ist sehr schwer und anstrengend, Zug über eine län gere Zeit gleichmäßig aufrecht zu erhalten.

- Haben Sie den Bruch unter Extension, dann halten Sie diese aufrecht, bis die Schienen angelegt und befestigt sind. Lassen Sie auf keinen Fall die Extension los, bevor die Schiene fest sitzt! Ein zu frühes Loslassen der Extension kann sehr viel Schaden anrichten.

- Halten und unterstützen Sie das gebrochene Körperteil oberhalb (rumpfnah) der Fraktur, so daß der Patient nicht weggezogen wird, wenn ein Helfer mit der Extension beginnt. Dies ist auf Eis und Schnee besonders wichtig.

- Ziehen Sie zuerst, um den Bruch zu strecken. Erst dann bringen Sie das Gliedmaß in die normale Position. Auf keinen Fall dürfen Sie ohne Zug das Körperteil in die normale Position einfach zurückbiegen. Erst Zug, dann Position! Ist der gebrochene Knochen ein starker Oberschenkelknochen (Femur), dann kann es einige Zeit dauern, bis die kräftige Muskulatur müde genug ist, um gedehnt zu werden.

- Ziehen Sie so lange, bis die normale Länge erreicht ist. Stellen Sie sicher, daß der Körper gerade ist. Vergleichen Sie während des Ziehens zum Beispiel den gesunden mit dem gebrochenen Fuß, und ziehen Sie nur so lange, bis die Fersen auf gleicher Höhe sind – nicht die Zehen!

- Schienen Sie sehr sorgfältig, um Länge und Position zu fixieren. Eine lockere Schiene läßt dem Muskel wieder Raum, sich zu verkürzen.

- Nehmen Sie keine Frakturen in der Nähe von Schultern, Knie, Ellenbögen oder Handgelenken unter Zug – es sei denn, die Durchblutung ist unterbrochen oder stark eingeschränkt, und es besteht die Gefahr, daß die betroffene Körperregion gefriert: Die Gefahr der Schädigung von Blutgefäßen und Nerven ist sehr groß in diesen Körperregionen. Ist die Durchblutung ausreichend, dann sollten Sie die Fraktur ohne Extension schienen.

Die Patienten werden Angst vor dem Schmerz haben und nur widerwillig einer Extension zustimmen. Erklären Sie dem Verletzten, daß es zuerst etwas schmerzen wird, dann der Schmerz aber deutlich reduziert wird, was auch fast immer der Fall ist. Wird der Schmerz hingegen stärker und dauert über einige Zeit an, dann schienen Sie den Bruch einfach in einer für den Patienten komfortablen Position.

Schienen

Da es Sinn und Zweck einer Schienung ist, die gebrochenen Knochenenden zu immobilisieren, kann alles, das diesen Zweck erfüllt, als Schiene bezeichnet werden. Fast alles kann als Schiene verwendet werden, was nicht zu eng, schwer oder unförmig ist. Schienen müssen folgende Eigenschaften besitzen:

- straff genug sein, um eine gute Unterstützung zu gewährleisten,
- lang genug sein, um die dem Bruch naheliegenden Gelenke zu immobilisieren, ohne unhandlich zu werden,
- groß genug sein, um noch komfortabel und stabil zu sein, wenn der Fuß gut abgepolstert ist, und
- leicht genug sein, um die Verletzung oder den Körper nicht zu belasten.

Allgemeine Hinweise für das Schienen

- Bereiten Sie alle benötigten Materialien vor, bevor Sie anfangen, besonders wenn eine Extension benötigt wird.

- Testen Sie die Schiene an einem nichtverletzten Körperteil, um sicherzugehen, daß die Schiene richtig paßt. Normalerweise ist keine Hektik für das Anlegen einer Schiene erforderlich. Nehmen Sie sich also diese Zeit und stellen Sie sicher, daß die Schiene gut paßt und bequem ist, keine Blutzirkulation unterbricht oder einschränkt – aber auch nicht zu locker sitzt oder instabil ist.

- Polstern Sie die Schienen sehr sorgfältig, damit keine Druckstellen entstehen. Legen Sie die natürlichen Körperhöhlen mit zusätzlichen Polstern aus. Ein gutes Polster bei großer Kälte wird helfen, die verletzte Stelle warm zu halten. Verwenden Sie geschlossenzelligen Schaumstoff, dann müssen Sie eine Lage Kleidung dazwischen legen, damit der Schweiß der Haut aufgesogen wird und der Schaumstoff nicht quillt.

- Lassen Sie eine Möglichkeit, Finger und Zehen auf Kälte und Durchblutungsstörungen hin zu untersuchen. Ziehen Sie die Stiefel aus, es sei denn, daß die Gefahr von Erfrierungen besteht.

- Überprüfen Sie die Durchblutung in den ersten vier Stunden alle 15 Minuten, da Schwellungen die Binden oder Schienen stark straffen können. Achten Sie auf Kälte, Blässe oder Gefühllosigkeit. Vergleichen Sie immer mit dem unverletzten Körperteil!

- Bei Kälte müssen Sie den verletzten Bereich zusätzlich isolieren, da er schneller und leichter gefriert als ein gesundes Körperteil.

- Binden dürfen nicht in die Haut einschneiden.

- Verbände dürfen nicht an einer Stelle geknotet werden, an

denen Sie auf die Haut drücken können. Läßt sich das nicht vermeiden, dann müssen Sie den Knoten polstern.

- Schienen sollten erst am stabilsten Ende befestigt werden und erst danach am unstabilen Ende. Arbeiten Sie sich dann von der stabilen Seite zur unstabilen Seite vorwärts.

- Befestigen Sie Schienen auf jeder Seite des Bruchs, aber nie auf dem Bruch. Lassen Sie die Bruchstelle unbedeckt, um sie beobachten zu können und Kältepackungen aufzulegen (Abb. 66).

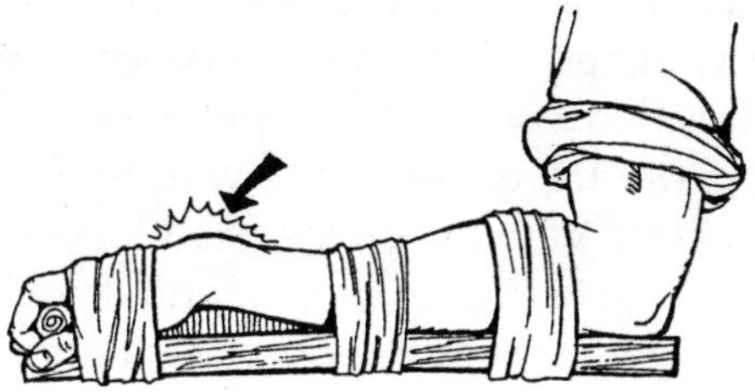

Abb. 66: Schienen werden vor und hinter dem Bruch befestigt, nie unmittelbar auf dem Bruch!

- Wenn möglich sollte der verletzte Bereich gleich nach der Schienung auch hochgelegt werden (nicht mehr als 15°).

- Legen Sie Kältepackungen vorsichtig auf den Bruch, sobald dieser geschient ist – und solange Erfrierungen keine Gefahr darstellen.

Umgang mit offenen Frakturen

Offene Frakturen sind stark infektionsgefährdet. Normalerweise sollten sie nur von einem Arzt versorgt werden. Sind Sie weit von der nächsten Hilfe entfernt, dann müssen Sie eben versuchen, Ihr Bestes zu geben.

Ist die Verletzung verdreckt, dann sollte Sie so gut wie möglich gereinigt werden. Gehen Sie hierbei vor, wie unter Infektionen beschrieben. Sie dürfen nicht versuchen, die herausstehenden Knochenenden zurückzudrücken. Hingegen darf der Knochen auch nicht austrocknen, da er sonst abstirbt. Sind Haut und Umgebung sauber, dann schienen Sie die Fraktur. Wenden Sie eine Extension an, dann wird der Knochen vermutlich wieder in die Wunde zurückgezogen werden. Decken Sie die Wunde steril ab, und wickeln Sie dann mit einer elastischen Binde die Schiene direkt an. Achten Sie auf Schwellungen! Sollte der Knochen noch immer aus der Wunde schauen, so muß auch er steril abgedeckt werden.
Halten Sie die Kompresse immer mit abgekochtem, sauberen Wasser feucht, damit der Knochen überlebt. Vorsicht vor Erfrierungen in kaltem Wetter!

Weitere spezielle Probleme

Bei extremer Kälte und bei starkem Wind sollten Sie die verletzte Stelle zur Untersuchung nicht freilegen, bis Sie sich in einem Zelt, einem Unterschlupf oder dergleichen befinden. Tasten Sie durch die Hose nach Frakturen und Verletzungen. Bringen Sie Schienen über der Kleidung an, und bringen Sie dann den Verletzten zu einem warmen Platz, wo er besser versorgt werden kann. Dieses Vorgehen stellt zwar das totale Gegenteil zu der Versorgung von Verletzten in der Stadt dar, bei dem eine Fraktur nicht mehr bewegt werden darf. Aber außerhalb des Bereichs von Rettungssystemen gelten eben andere Regeln.
Wenden Sie nur Kältepackungen an, wenn der Verletzte warm ist und sich auch mit der Kältepackung noch wohlfühlt. Kältepackungen können aus einer Plastiktüte mit Schnee oder mit kaltem Wasser (Wassersäcke) improvisiert werden. Verwenden Sie Schnee, dann stellen Sie sicher, daß sich eine Lage Stoff zwischen Haut und Kältepack befindet. Die Beutel sollten locker gefüllt sein, damit sie sich der Körperform optimal anpassen.

Schienen ohne Schienen

Die schnellste, leichteste, wärmste und komfortabelste Schienungsmethode für ein Bein ist, das andere Bein des Verletzten als Schiene zu verwenden (Abb. 67). Gut gepolstert und sorgfältig geknotet ist dies alles, was eine einfache Fraktur im Unterschenkelbereich benötigt. Ein Bruch des Oberschenkels kann mit dieser Methode zumindest soweit stabilisiert werden, daß man damit problemlos ein warmes Camp erreichen oder aufbauen kann.

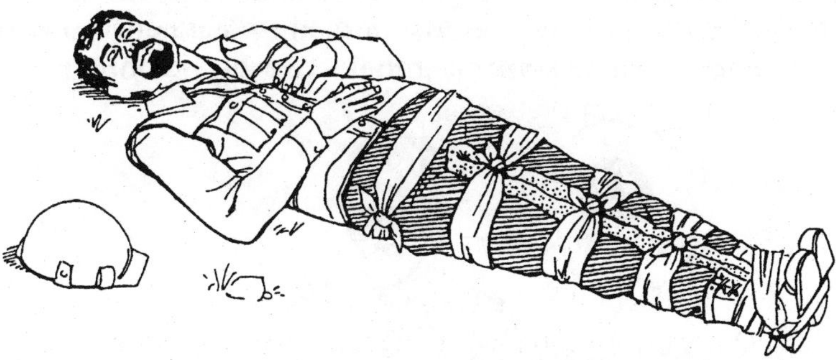

Abb. 67: Ein gebrochenes Bein wird an das unverletzte Bein geschient

Wichtige Punkte sind:

- Ziehen Sie die Stiefel des Verletzten aus, wenn die Füße vor Kälte geschützt werden können.
- Wenden Sie während des Schienens vorsichtig eine Extension an, um den Fuß in eine Linie zu bringen.
- Polstern Sie sorgfältig den Raum zwischen den Beinen aus, besonders im Knöchelbereich.
- Verwenden Sie breite Binden – aber nie direkt auf dem Bruch.

- Beenden Sie den Verband mit einer Achterschlinge um die Füße, damit diese nicht auseinanderkippen.

- Hat der Patient eine Oberschenkelfraktur, dann darf er im Hüftbereich nicht gebogen oder angewinkelt werden.

Auch eine Armschlinge dient als eine Art von Schiene: Sie bindet den Arm auf die Brust des Verletzten und fixiert ihn dort. Bei kaltem Wetter ist es meist am einfachsten, den Ärmel mit Sicherheitsnadeln in einer für den Verletzten bequemen Position zu befestigen und dann mit einem Dreiecktuch zu fixieren (Abb. 68). Lassen Sie die Handschuhe frei, damit man sie ausziehen und die Durchblutung der Hand kontrollieren überwachen kann.

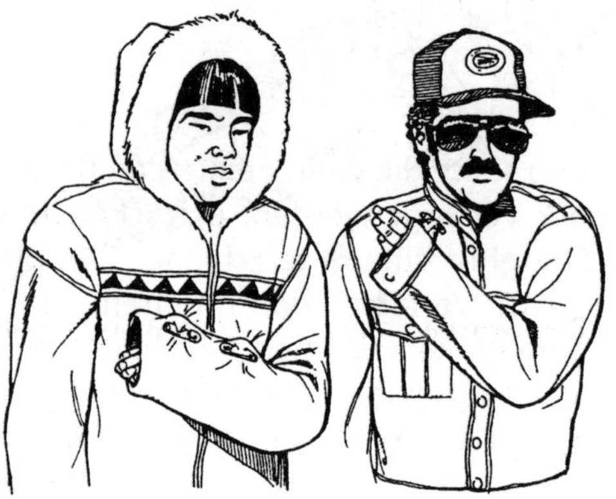

Abb. 68: Improvisierte Armschlaufen

Erste Hilfe für häufig auftretende Wildnisfrakturen

Fuß- und Zehenfrakturen

Die kleinen Knochen in den Füßen oder Zehen brechen oft, wenn etwas auf sie fällt, wenn sie gequetscht werden oder auch bei einem Sprung oder Fall aus größerer Höhe. Wenn Sie nur weiche Fußbekleidung wie Mokkasins oder Biwakschuhe tragen, dann kann auch schon der Tritt auf eine scharfe Kante zu einer Fraktur führen.

Symptome

Berührungsempfindlichkeit, Schwellungen und ein Hügel über der Verletzung können Zeichen für eine Fraktur sein. Oft werden Verletzungen in diesen Bereichen als Quetschungen fehlinterpretiert, auch wenn die Schmerzen über längere Zeit anhalten. Diese Frakturen sind zwar sehr schmerzhaft, dafür aber nicht besonders gefährlich, und der Patient kann in aller Regel bis zur nächsten Hilfe humpeln.

Maßnahmen

Sofort nach der Verletzung sollte die verletzte Region hochgelagert und mit einem Kältepack versorgt werden, um Schwellungen zu verringern. Ein steifer Stiefel ist eine gute Schiene. Sind die Zehen zerquetscht und die Haut verletzt, dann behandeln Sie die Verletzung wie eine kontaminierte Wunde und halten die Zehen mit dazwischengelegten Kompressen auseinander. Legen Sie den Fuß hoch, beobachten Sie die Wunde auf Infektionen hin und evakuieren Sie den Patienten.

Sprunggelenksfraktur

Die zwei »Hügel« auf der Innen- und Außenseite des Sprunggelenks sind die unteren Enden der langen Unterschenkelknochen (Tibula und Fibula, Abb. 69). Sie stehen gegenüber den kleinen Sprunggelenksknochen etwas über. Wird das Gelenk überdreht, dann bricht der äußere (der laterale Malleolus des Fibulaknochen) manchmal ab. Dies ist die häufigste Fraktur.

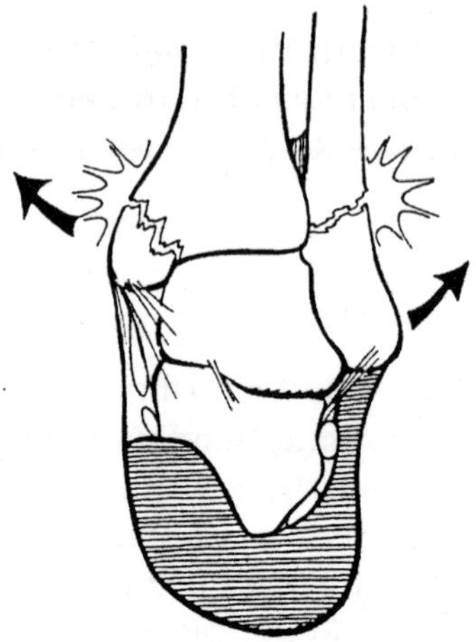

Abb. 69: Typische Torsionsverletzung an einem Gelenk

Der innere Hügel, der Tibiaknochen bricht sehr selten. Sehr oft wird der Patient denken, daß das Gelenk nur verstaucht ist, und belastet es weiterhin. Ein hoher Stiefel wirkt als Schiene und erlaubt somit, das Bein noch für einige Zeit weiterzubenutzen.
Hierbei besteht aber die Gefahr, daß durch weitere Torsionskräfte der gebrochene Teil verrutscht. Wird der Stiefel entfernt, dann schwillt der Fuß sehr schnell und dramatisch an. Die Fraktur ist nun offensichtlich.

Symptome

Die Ursache der Verletzung ist sehr oft eine Torsionskraft (Drehkraft), und der Verletzte wird die folgenden Symptome zeigen:

- Schmerzen,
- Berührungsempfindlichkeit direkt über dem Hügel des Tibia- oder Fibulakopfes – ein leichter Druck auf die Stelle wird Schmerzen verursachen – sowie
- schnell auftretende Schwellungen und Verfärbungen.

Ist die Fraktur nicht offensichtlich, dann drücken Sie leicht von unten her auf die Ferse aufwärts. Schmerzen an den Seiten der Knöchel – oder überhaupt Schmerzen – deuten eher auf eine Fraktur als auf eine Distorsion hin.

Maßnahmen

In den ersten zwei Stunden sollten Sie in der Behandlung genauso wie bei einer Distorsion vorgehen:

- Legen Sie einen Kompressionsverband mit einer elastischen Binde an, damit der Fuß nicht schwillt.
- Legen Sie eine Schiene an, damit der Fuß sich nicht bewegt.
- Legen Sie die Verletzung erhöht.
- Wenden Sie Kältepackungen an, solange keine große Kälte herscht.

Nach zwei Stunden:

- Überprüfen Sie die Verletzung nochmals, um eine Fraktur zu bestätigen – oder auch nicht!
- Schienen Sie mit Hilfe von weichem Schienenmaterial wie Schlafsack, Kissen oder dergleichen.
- Transportieren Sie den Verletzten zur nächsten medizinischen Hilfe, möglichst mit erhöht gelagertem Fuß.

Der Patient darf den Fuß nicht belasten – es sei denn, er befindet sich in einer lebensgefährlichen Situation und muß sich humpelnd in Sicherheit bringen.

Unterschenkelfrakturen (Tibula-Fibula-Frakturen)

Eine weitere, sehr häufig vorkommende Bruchstelle liegt kurz über dem Stiefelschaft. Einer oder beide Knochen können brechen. Ist nur einer gebrochen, dann wird der andere die Fraktur mitschienen. Eine unvorsichtige Behandlung dieser Frakturstelle kann sehr schnell eine offene Fraktur erzeugen, da die Knochen genau unter der Haut liegen und sie sehr leicht durchstoßen können.

Symptome

Dieser Bruch ist in aller Regel leicht zu erkennen. Sie werden folgendes feststellen:

- Schmerzen und Druckempfindlichkeit sind sehr stark.
- Schwellungen und Verfärbungen entstehen sehr schnell.
- Deformation, Gelenkbildung und ein hervorstehender Knochen sind offensichtlich, falls vorhanden.

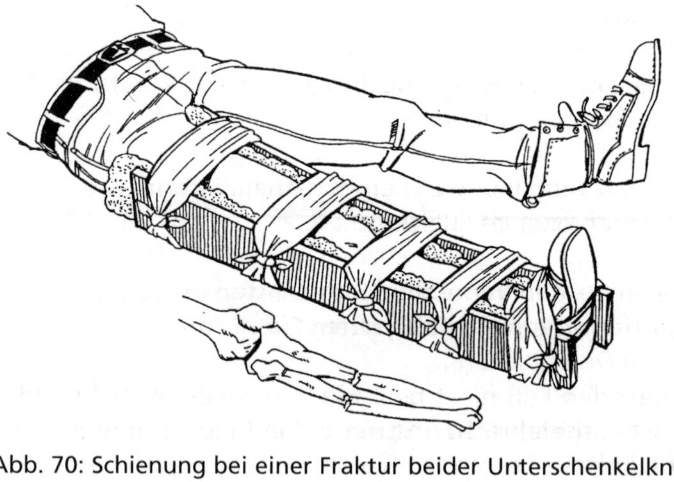

Abb. 70: Schienung bei einer Fraktur beider Unterschenkelknochen

- Sind beide Knochen gebrochen, können Sie auch leichte Scheuergeräusche (Krepitation) hören.

- Eine Verkürzung des gebrochenen Knochens ist offensichtlich, wenn Tibia und Fibula gebrochen sind.

MAßNAHMEN

Der Patient wird sich deutlich schlecht fühlen und möglicherweise auch Schocksymptome zeigen. Beruhigen Sie ihn, halten Sie ihn warm, und lassen Sie ihn ruhen. Bereiten Sie alle notwendigen Schienungsmaterialien vor, und fangen Sie erst danach an. Muß der Patient erst durch starke Kälte zu einem warmen Platz gebracht werden, dann ziehen Sie ihm die Kleidung nicht aus und schneiden Sie auch auf keinen Fall die Hose auf, um die Verletzung betrachten zu können. Falls es notwendig sein sollte, dann nehmen Sie das Bein unter Extension; legen Sie eine Lage Polstermaterial (Schlafsack, Isomatte, Jacken) zwischen die Beine und knoten Sie dann beide Beine zusammen, alles bei fortdauernder Extension. Transportieren Sie den Verletzten dann so schnell und schonend wie möglich zum Camp, um eine komplette Untersuchung durchzuführen. Ist diese Art der Schienung komfortabel und die Blutzirkulation in Ordnung, dann kann es sein, daß keine weitere Schienung nötig ist. Bei einem blassen und stark schmerzenden Bein sollten Sie folgendermaßen vorgehen:

- Bereiten Sie eine innere und äußere Brettschiene vor, gut gepolstert und vom Schritt zum Fuß reichend.

- Wenden Sie einen stabilisierenden Zug an, während Sie die Verletzung offenlegen, und überprüfen Sie nochmals das Bein auf Länge und Durchblutung.

- Schienen Sie mit der inneren und der äußeren Schiene über einem guten Polster; befestigen Sie den Fuß nochmals zusätzlich mit einer Achterschlinge, damit er während des Transports nicht hin- und herpendelt.

- Legen Sie den Fuß hoch, und wenden Sie Kältepacks an. Legen Sie den Patienten in die Schocklage, und organisieren Sie einen Abtransport.

Wird der Transport länger dauern oder sich verzögern, dann ziehen Sie dem Patienten vorher die Hose aus, um ihm die Verrichtung der Notdurft zu erleichtern. Hat der Patient eine Hose an, über die geschient wurde, dann ist es fast unmöglich, die Hose auszuziehen, da die innere Schiene bis in den Schritt hineinreicht.

Kniefrakturen

Betroffen sind allgemein die Kniescheibe (Patella) oder die Enden der langen Knochen (Tibia, Fibula, Femur).
Ein Sturz oder ein direkter Schlag auf das Knie ist die übliche Ursache für eine Patellafraktur, die mit sehr starken Schmerzen verbunden ist. Es kann allerdings schwer werden, den genauen Verletzungspunkt zu identifizieren.

Symptome

Untersuchen Sie die Verletzung sofort, da eine spätere Schwellung die Diagnose erschwert. Oft sind Verformungen sichtbar. Sind Sie unsicher, dann tasten Sie vorsichtig das verletzte und das gesunde Knie ab. Bei weiterer Unsicherheit sollten Sie die Verletzung wie eine Fraktur behandeln.

Maßnahmen

Bereiten Sie eine gutgepolsterte Schiene vor, die von den Gesäßbacken bis über die Ferse hinausreicht. Polstern Sie zusätzlich unter den Hohlräumen des Knies und des Sprunggelenkes (Abb. 71). Gehen Sie dann wie folgt vor:

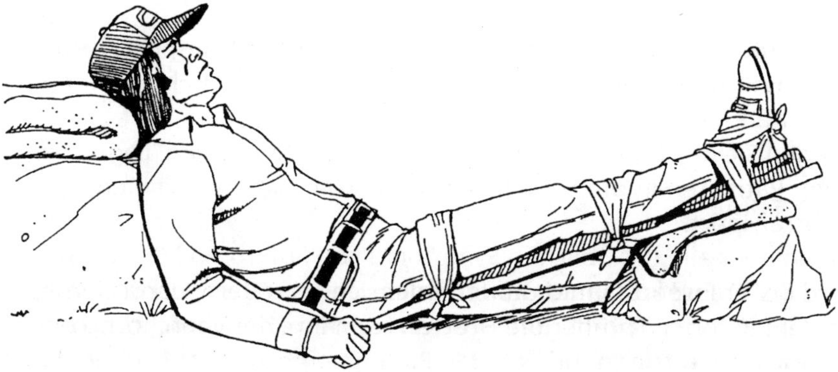

Abb. 71: Ruhigstellen einer Kniefraktur

- Richten Sie die Gliedmaße vorsichtig aus.
- Befestigen Sie die Schiene mit breiten Binden oder Dreiecktüchern am oberen Ende, Schenkel und Unterschenkel.
- Sichern Sie den Fuß mit einer Achterschlinge.
- Lagern Sie den Fuß hoch.
- Kontrollieren Sie öfters die Durchblutung.

Es kann sein, daß Sie eine sehr aufwendige Polsterung anfertigen müssen, um den Patienten überhaupt transportieren zu können. Vorsicht vor Kälteverletzungen, besonders wenn das betroffene Bein erhöht gelagert ist. Kann das Knie nicht ohne große Schmerzen gestreckt werden, dann immobilisieren Sie das Knie in der für den Patienten komfortabelsten Position mit Schlafsäcken, Rucksäcken oder anderen Polstern.

Oberschenkel- (Femur-)Frakturen

Hierbei handelt es sich um eine ernste Verletzung, die meist mit hohen Blutverlusten und Schmerzen sowie Schock verbunden ist. Die kräftige Muskulatur zieht sich zusammen, verkürzt das Bein und verursacht starke Schmerzen, wenn die Knochen aneinander scheuern. In schweren Fällen kann die innere Blutung fatal sein. Diese Fraktur ist meist sehr leicht zu erkennen, außer bei Kindern und älteren Personen.

Symptome

Einige oder alle der üblichen Symptome von Frakturen können auftreten. Der Fuß kann nach außen fallen und das Bein verkürzt sein. Oft hört oder fühlt der Verletzte den Knochen brechen. Schockzeichen treten auf.

Maßnahmen

Bei großer Kälte kontrollieren Sie den Schock, nehmen das Bein unter Extension und schienen linkes und rechtes Bein zusammen. Lagern Sie den Patienten flach auf einem Brett oder Schlitten, damit die Hüfte während des Transportes in einen Unterschlupf gestreckt bleibt. Wenn Sie dann im Camp sind, dann:

- bereiten Sie eine gutgepolsterte Brettschiene vor: von den Achselhöhlen bis über den Fuß hinaus,
- nehmen Sie den Fuß wieder unter Extension und halten den Zug, bis die bisherigen Fixierbinden entfernt und eine neue Schiene angelegt ist,
- sorgen Sie dafür, daß Ausscheidungen während des Transportes möglich sind. Meist müssen Sie dem Patienten die Hose hierfür teilweise oder ganz ausziehen,
- legen Sie die vorbereitete Brettschine nun so an, wie in Abb. 72 dargestellt,
- überprüfen Sie auf Durchblutungsstörungen und Druckstellen hin und passen die Schiene oder die Fixierung notfalls an.

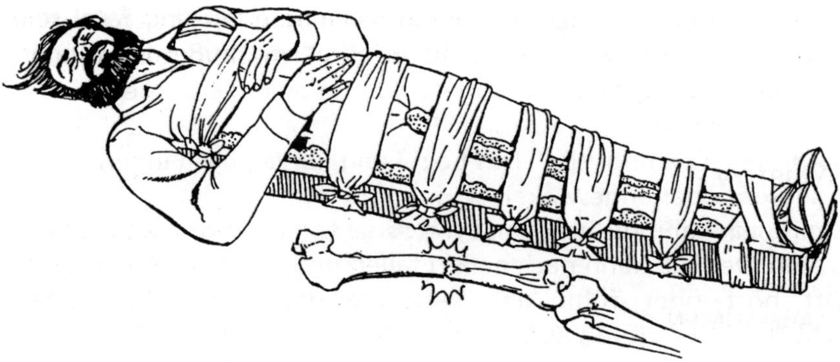

Abb. 72: Schienen einer Femurfraktur

Ein Landtransport wird sehr schmerzhaft und unerträglich sein, besondes wenn die Schiene weit über den Fuß hinausreicht. Versuchen Sie in jedem Fall, einen Lufttransport zu bekommen, und verzichten Sie auf einen Landtransport.

Hüftfrakturen und -luxationen

Frakturen am oberen Ende des Femurknochens, am Schenkelhals, und Hüftluxationen können sehr schwer zu erkennen und zu unterscheiden sein. Sie erzeugen ähnliche Probleme und werden auch gleich behandelt. Senioren brechen sich sehr oft den Schenkelhals schon bei kleineren Stürzen, und der Bruch ist nicht immer klar erkennbar. Eine Luxation wird durch jede starke Gewalt verursacht, welche das Knie in Richtung Hüfte schleudert oder durch eine Drehbewegung der Knie.

Symptome

Sie werden beobachten:

- Schmerzen, die meist sehr stark sind.

- Deformationen an der Verletzungsstelle. Handelt es sich um eine Luxation, dann kann der Kugelkopf des Femurknochens als ein harter Hügel in einer Gesäßseite oder in einer Leistenseite erscheinen.
- Anormale Beinposition. Das Bein kann kürzer, nach innen gedreht oder angewinkelt sein.
- Das Bein kann nicht bewegt werden.

Maßnahmen

Versuchen Sie nie eine Hüftluxation zu reduzieren oder zu korrigieren. Dies bringt selbst unter Operationsbedingungen Probleme, und die Gefahr von weiteren Verletzungen ist sehr groß. Immobilisieren Sie das Bein in der komfortabelsten Position, auch wenn es angewinkelt ist. Entweder müssen Sie eine Schiene wie eine Femurschiene (Abb. 72) anlegen, oder Sie müssen das unverletzte Bein schienen und das verletzte mit großen weichen Objekten abpolstern und an das Geschiente binden (Abb. 73). Achten Sie auf die Zirkulation im Bein. Ist diese vermindert, dann kann es nötig werden, warme – aber nicht heiße – Wasserflaschen am Fuß anzulegen, damit keine Erfrierungen entstehen. Alarmieren Sie dringend die Luftrettung. Lagern Sie den Verletzten auf einem gut gepolsterten Brett, falls vorhanden. Eine Alternative ist der Bootstransport bei ruhiger See.

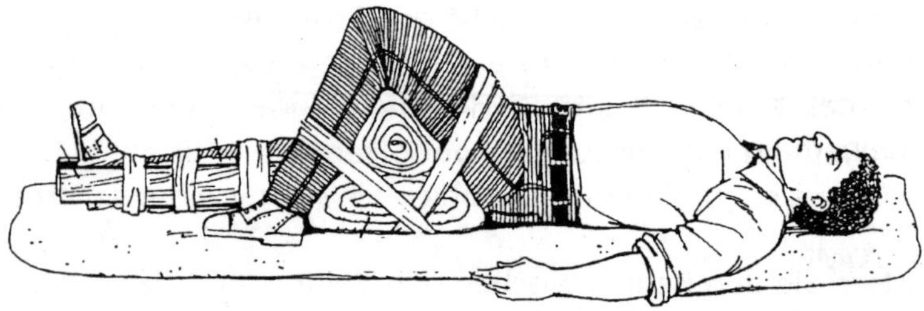

Abb. 73: Eine linke Hüftluxation wird ruhiggestellt, indem das rechte Bein geschient, und das linke – wie abgebildet – unterpolstert und daran befestigt wird

Beckenfraktur

Diese sehr ernste Verletzung wird durch sehr starke Gewalt verursacht. Von einem schnellen Fahrzeug (Schneescooter) zu fallen, von einem Schlitten überfahren zu werden oder von einem Boot angefahren zu werden – führt häufig zu Verletzungen am Becken. Auch ein Sturz in eine Gletscherspalte, Steinschlag und Lawinen können diese starken Kräfte aufbringen. Es besteht immer die Gefahr, daß die nahe dem Becken gelagerten Organe verletzt werden. Blutverlust nach innen kann langsam vor sich gehen, gefolgt vom Kollaps des Verletzten durch Schock.

Symptome

Bei einer Beckenfraktur treten Schmerzen im Becken oder im unteren Rückenbereich auf, und der Patient hat Schwierigkeiten zu gehen. Ein vorsichtiger Druck auf die Spitzen der Beckenschaufeln in Gürtelhöhe kann starke Schmerzen auslösen.
Achten Sie auf einen sich entwicklenden Schock. Ist die Harnröhre beschädigt, dann achten Sie auf Schmerzen im Schritt und Blut im Urin, falls der Patient überhaupt Wasser lassen kann.

Maßnahmen

Alarmieren Sie äußerst dringlich die Luftrettung, besonders im Falle einer Verletzung der Harnröhre. Bei einer schweren Beckenverletzung machen der starke Schmerz und die Schockgefahr einen Landtransport unmöglich. Besonders für schwangere Frauen ist eine Beckenfraktur sehr gefährlich. Legen Sie den Patienten in die für ihn komfortabelste Position. Möchte er die Knie anziehen, dann unterstützen Sie sie mit einer Knierolle.

- Polstern Sie den Raum zwischen den Beinen, und fixieren Sie die Füße mit einer Achterschlinge.

- Unterstützen Sie das Becken mit zwei breiten, sich überlappenden, elastischen Binden, oder straffen Sie die Hose mit Sicherheitsnadeln oder Schnur (Abb. 74). Erzeugt diese Stabilisierung Schmerzen, dann lockern oder entfernen Sie diese.

- Gepolsterte Gewichte auf beiden Seiten der Hüfte stabilisieren das Becken zusätzlich.

- Binden Sie die Knie zusammen.

- Transportieren Sie den Verletzten, soweit möglich, auf einer gut gepolsterten, flachen Oberfläche oder auf einem Brett.

- Ist die Harnröhre gerissen, dann geben Sie außer kleinen Eischips oder feuchten Tüchern keine Flüssigkeit über den Mund.

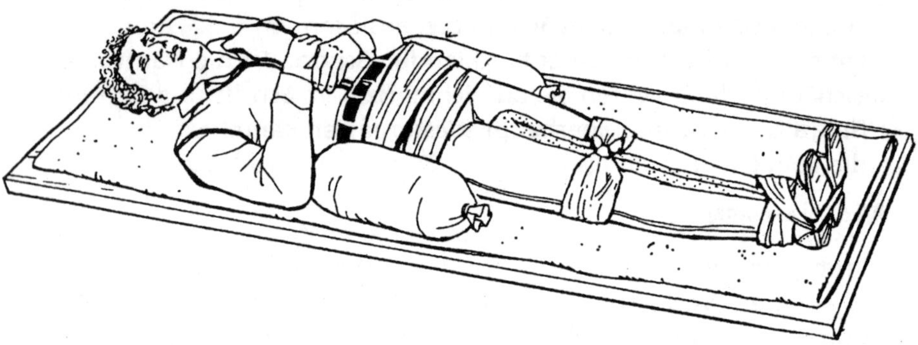

Abb. 74: Ruhigstellung einer Beckenfraktur

Handfrakturen

Die meisten Handfrakturen werden durch eine Quetschung der Hand verursacht. Als Erste Hilfe sollten Sie folgende Maßnahmen ergreifen:

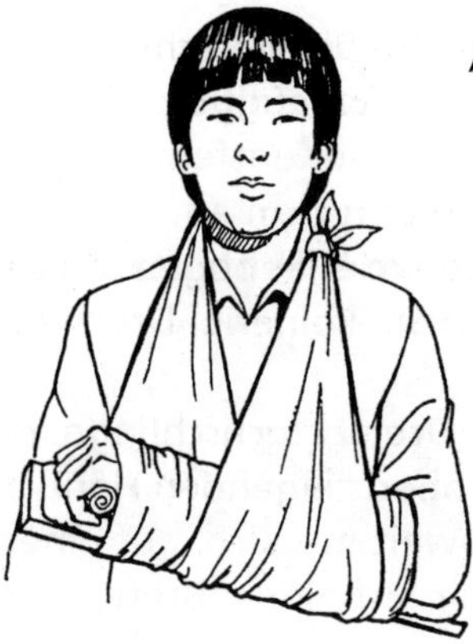

Abb. 75: Schienung einer Handfraktur

- Schließen Sie die Hand über einer weichen Rolle in einer natürlichen und entspannten Position.
- Legen Sie Kompressen zwischen die Finger, wenn die Haut verletzt ist.
- Befestigen Sie den Arm auf einer gutgepolsterten Brettschiene, die vom Ellenbogen bis zu den Fingerspitzen reicht (Abb. 75).
- Fixieren Sie den Arm in einer Armschlinge (Dreiecktuch).

Frakturen in Handgelenksnähe

Liegt eine Fraktur in der Nähe des Handgelenkes mit einer sichtbaren Fehlstellung der Knochen, dann sollte der Arm nicht gestreckt oder flach geschient werden, außer wenn die Durchblutung deutlich gestört ist und die Hand absterben könnte.
Bei einer Extension ist hier die große Gefahr, daß Nerven und Blutgefäße eingeklemmt werden. Sind Sie mehr als eine Stunde von der nächsten Hilfe entfernt, und es ist kein Radialispuls zu fühlen und der Arm wird blau und kalt, dann müssen Sie den Arm in eine vorsichtige Extension nehmen. Kehrt der Puls auf diese

Maßnahme hin nicht zurück, dann begeben Sie sich schnellstens zur nächsten Hilfe. Die Erste-Hilfe-Prozedur ist wie folgt:

- Passen Sie eine gepolsterte Schiene an den Arm an.
- Schienen Sie den Arm mit einer Binde am Ellenbogen, an der Hand und oberhalb der Fraktur. Üben Sie keinerlei Druck oder Belastung auf die Fraktur aus.
- Unterstützten Sie den Arm mit einer Dreiecktuchschlinge, oder heften Sie den Ärmel der leicht nach oben zeigenden Hand an die Jacke.

Unterarmfraktur (Radius und Ulna)

Symptome

Der Unterarm besteht aus zwei Knochen: dem Radius- und dem Ulnaknochen. Einer oder beide davon können brechen. Die üblichen Bruchsymptome zeigen sich. Eine sehr große Berührungsempfindlichkeit ist hier neben sichtbarer Stufen- oder Gelenkbildung ein offensichtliches Zeichen für den Bruch. Diese Art von Bruch wird meist durch einen Fall auf den ausgestreckten Arm verursacht.

Maßnahmen

Die Erste Hilfe kommt auf den Bruchort an. Bei einer Fraktur am Arm:

- Halten Sie die Finger zugänglich, um die Blutzirkulation leicht und häufig überprüfen zu können. Vorsicht vor Kälteverletzungen!

- Wird der Verletzte auf dem Rücken liegend transportiert, denn dann können Sie den Arm auch gut gepolstert neben den Verletzten legen.

Eine exzellente Schiene kann aus einem Plastikkanister improvisiert werden (Abb. 76). Die Schiene sollte dann bis zur Fingerbasis reichen. Bei Kälte sollten Sie versuchen, die Fraktur zu erkennen, ohne daß Sie die Kleidung entfernen. Armfrakturen benötigen in der Regel nur einen geringen Zug, um sie zu positionieren. Polstern Sie die Schiene gut aus, dann:

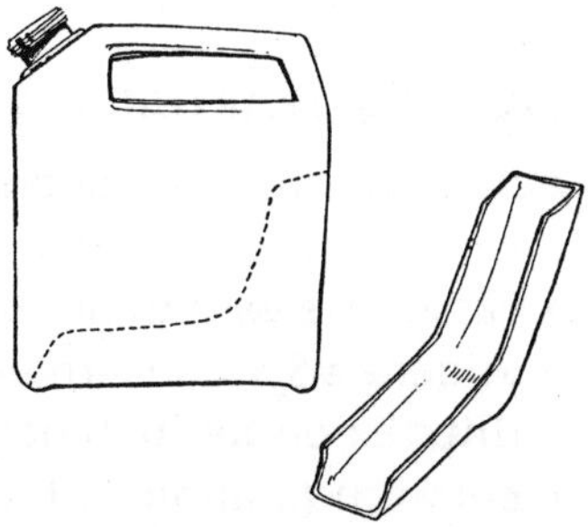

Abb. 76: Improvisation einer Armschiene aus einem Wasser- oder Treibstoffkanister

- Befestigen Sie die Schiene oberhalb und unterhalb der Fraktur.

- Legen Sie den geschienten Arm mit leicht erhobener Hand in eine Dreiecktuchschlinge, oder heften Sie den Ärmel an die Jacke.

- Kontrollieren Sie die Durchblutung wiederholt.

Frakturen am Oberarm (Humerus)

Es wird keine Schiene benötigt. Wenn der Verletzte allerdings weiterreisen muß, sollte die Bruchstelle so abgeschirmt werden, daß zufällige Schläge auf die Stelle abgefangen werden. Isomattenschaumstoff, Tierhaut oder Rinde eignen sich hierfür recht gut.

- Legen Sie den Unterarm in eine Dreiecktuchschlinge, oder heften Sie den Ärmel an die Jacke.

- Bringen Sie Polstermaterial zwischen Brustkorb und Oberarm an.

- Fixieren Sie den Oberarm am Körper, indem Sie mit breiten Binden oder Dreiecktüchern den Oberarm ober- und unterhalb der Fraktur befestigen.

- Kontrollieren Sie die Durchblutung wiederholt.

Humerusfraktur in Schulternähe

Versuchen Sie nie, einen Bruch in der Nähe des Schultergelenkes einzurichten, es sei denn, der Radialispuls ist nicht mehr zu tasten. Ist kein Puls vorhanden und Sie befinden sich mehr als eine Stunde von der nächsten Hilfe entfernt, dann müssen Sie den Arm in eine leichte Extension nehmen. Kehrt auf diese Maßnahme hin der Puls nicht zurück, dann suchen Sie auf dem schnellsten Wege medizinische Hilfe auf. Für die Schulter werden keine Schienen verwendet, aber die ganze Schulter muß ruhiggestellt werden. Dies geschieht am besten, indem der verletzte Arm zur gesunden Schulter hochgebunden oder mit dem Ärmel in diese Position geheftet wird. Die Hand kommt hierbei auf dem Schlüsselbein zu liegen. Erste Hilfe:

- Positionieren Sie den Unterarm mit einer Schlinge vor dem unteren Brustkorb.

- Bringen Sie zwischen Oberarm und Körper Polster an.

- Heften Sie den Oberarm mit einer breiten Binde ober- und unter halb der Fraktur an den Brustkorb (Abb. 77).

Die verletzte Stelle sollte vor Berührung und Schlägen geschützt sein.

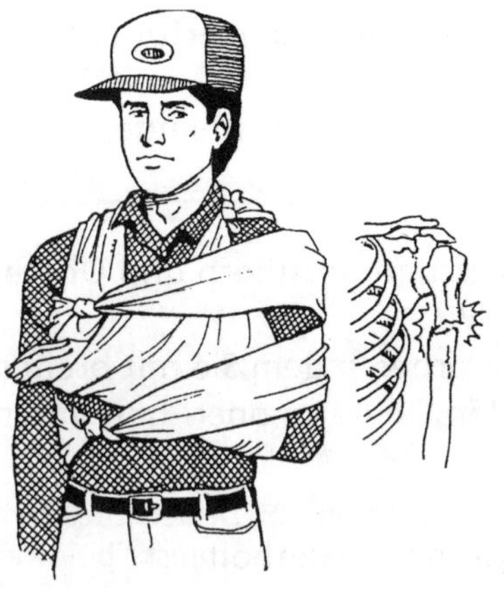

Abb. 77: Dreiecktuchverband für eine Oberarmfraktur

Schlüsselbeinfrakturen (Clavicula)

Das Schlüsselbein bricht sehr oft durch einen Sturz auf den ausgestreckten Arm, einem Schlag auf die Schulter oder durch direkte Gewalteinwirkung.

Symptome

Der Verletzte wird vermutlich den Ellenbogen an der verletzten Seite abstützen und den Kopf in diese Richtung neigen. Er wird diesen Arm nicht mehr verwenden. Überprüfen Sie den Arm auf die sonst üblichen Bruchzeichen.

Maßnahmen

Das Ziel ist, den Arm zu immobilisieren und das Gewicht von der Schulter zu nehmen. Sie sollten:

- den Ärmel des verletzten Armes über den Brustkorb zur gesunden Schulter hin befestigen und
- den Arm an den Körper binden, damit sich dieser nicht mehr bewegen kann.

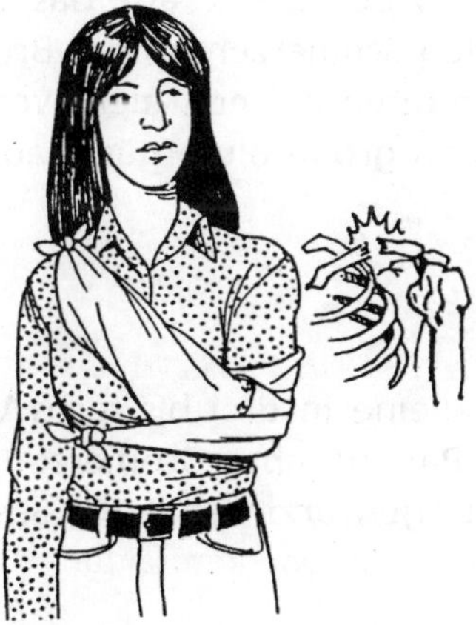

Abb. 78: Dreiecktuchverband für eine Schlüsselbeinfraktur

Frakturen des Schulterblattes (Scapula)

Diese Frakturen kommen selten vor und werden normalerweise durch einen direkten Schlag oder Fall auf das Schulterblatt ausgelöst. Solch eine Fraktur ist schwer zu erkennen, das Schulterblatt wird aber – wie auch Rippen – von alleine heilen. Bleiben Schmerzen bestehen, dann gehen Sie wie bei einem Schlüsselbeinbruch vor.

Rippenfraktur

Rippen brechen oft durch einen direkten Schlag oder nach einem Fall auf harte Gegenstände. Häufig brechen auch die Rippen, wenn ein Kletterer aus der Wand pendelt und gegen einen Felsen schlägt. In sehr selten Fällen kann es passieren, daß Rippen durch hartes Husten gebrochen werden. Starke Rippenfrakturen können gefährlich werden, da die abgebrochenen Enden die Lungen oder innere Organe verletzen können. Bezüglich Rippenfrakturen mit Auswirkungen auf die Lunge schauen Sie bitte im entsprechenden Kapitel nach.

Symptome

Scharfer Schmerz an der Bruchstelle, der durch die Atembewegungen verschlimmert wird. Druck auf das Sternum (Brustbein) wird in fast allen Fällen Schmerzen an der Bruchstelle verursachen. Es müssen keine weiteren Zeichen mehr vorhanden sein. Bei großen Frakturen könnten große Blutergüsse auf innere Blutungen hindeuten.

Maßnahmen

Gebrochene Rippen heilen von alleine in drei bis sechs Wochen. Während dieser Zeit wird der Patient aber Schmerzen haben. Versuchen Sie die Rippenbewegungen und damit die Schmerzen einzudämmen.

17

Kopf-, Gesichts- und Wirbelsäulenverletzungen

Verletzungen am Kopf und an der Wirbelsäule sind besonders gefährlich, da beide Nervenbahnen enthalten. Der Schädel schützt das Gehirn, das unsere Aktivitäten, unbewußten Körperfunktionen und unsere Gedankenprozesse regelt. Die Wirbelsäule schützt die im Wirbelkanal verlaufenden Nervenstränge, die alle Befehle vom Gehirn zum übrigen Körper transportiert.
Das Gehirn und die Nervenstränge sind weich, empfindlich und heilen nicht wie anderes Gewebe. Werden Schädel oder Wirbelsäule verletzt, so können Gehirn und Nervenstänge ebenfalls verletzt werden. Es kann auch die Wirbelsäule verletzt sein, ohne daß die innen verlaufenden Nervenbahnen beschädigt werden. Spätere Bewegungen können dann nachträglich die Nerven schädigen und zu Teil- oder Vollähmungen führen. Ersthelfer müssen Kopf- und Wirbelsäulenverletzungen mit der größtmöglichen Vorsicht versorgen.

Jede Gewalt, die stark genug ist, den Kopf zu verletzen, wird vermutlich auch den Nacken verletzen. Durch Bewußtlosigkeit oder Bewußtseinstrübung kann es passieren, daß die Nackenverletzung dem Patienten nicht bewußt wird.
Der Ersthelfer sollte immer Nacken und Hals bei einer Kopfverletzung immobilisieren, bevor er den Patienten transportiert und weitere Erste Hilfe leistet.

Im Norden sind häufige Ursachen für Kopf- und Wirbelsäulenverletzungen der Sturz von einem Schneemobil, aus einem Felsen, vom Schlitten oder von einem Mountainbike. Skifahrer, die gegen Masten, und Schlittenfahrer, die gegen einen Baum fahren, sind ebenso gefährdet.

Kopfverletzungen

Die häufigsten Kopf- und Nackenverletzungen sind Gehirnerschütterung und Hirnprellungen (commotio cerebri, contusio cerebri), erhöhter Innendruck im Schädel (intracranialer Druck), Frakturen und Hautverletzungen.
Patienten mit Kopfverletzungen müssen 48 Stunden beobachtet werden. Die folgenden Symptome weisen auf eine ernsthafte Verletzung innerhalb des Schädels und auf einen sehr kritischen Notfall hin. Sofortige medizinische Hilfe ist zwingend notwendig.

Symptome

- Zunehmende Bewußtseinseintrübung,
- sich verschlimmernde Kopfschmerzen,
- gerötetes Gesicht und erhöhte Temperatur,
- Erbrechen und Übelkeit,
- langsamer Druckpuls (starker Puls, der sehr gut tastbar ist),
- Sehstörungen,
- veränderte Persönlichkeit wie plötzliche Aggressivität,
- Schwäche, zuckende Muskeln oder Krampfanfälle,
- ungleiche Pupillengröße oder ungleiche Reaktion der Pupillen auf Lichteinfall.

Während der Patient abtransportiert wird oder während Sie auf den Abtransport warten, sollten Sie die Bewußtseinslage ständig kontrollieren.

Gehirnerschütterung/Hirnprellung

Eine Gehirnerschütterung ist eine zeitlich begrenzte Störung der Hirnfunktionen als Folge eines Unfalls, bei dem der Kopf mit einbezogen war. Eine Person, die Sternchen nach einer Kopfverletzung sieht, hat eine Gehirnerschütterung oder Prellung. Sie kann sich sehr schnell erhohlen, aber der Zustand kann sich auch dramatisch verschlechtern.
Eine Contusio ist meist mit einer längeren Bewußtlosigkeit verbunden und kann je nach Schwere mehr oder weniger schlimme neurologische Störungen nach sich ziehen. Bei einer schweren Contusio können die Begleitverletzungen so ausgedehnt sein, daß für den Verletzten akute Lebensgefahr besteht.

Symptome

Ein Patient mit einer Commotio oder Contusio kann folgende Symptome zeigen:

- Sofortiger Verlust des Bewußtseins, meist von kurzer Dauer bei einer Commotio. Bei einer Contusio kann es von längerer Dauer sein.
- Gedächtnislücke für Abläufe unmittelbar vor und nach dem Unfall.
- Flache Atmung.
- Kalte, weiße und klamme Haut.

Maßnahmen

Sie sind unter »erhöhter Schädelinnendruck« beschrieben. Erhöhter Schädelinnendruck (Kompression, erhöhter intracranialer Druck, subdurales und epidurales Hämathom). Die Kompression eines Gerhirnteiles oder des ganzen Gehirns wird durch eine Flüssigkeitsansammlung innerhalb oder außerhalb des Gehirns verursacht (Abb. 79). Da bei einer Flüssigkeitsansammlung im Gehirn wegen des Schädels die Flüssigkeit nicht nach außen abfließen kann, nimmt sie den Weg des geringsten Widerstandes: Und das ist eben, die weiche Gehirnmasse zu komprimieren. Ebenso kann ein Stück gebrochenen Schädels auf das Gehirn drücken (Impressionsfraktur). Dieser Zustand kann sofort auf eine Contusio hin folgen, ohne daß der Verletzte wieder zu Bewußtsein kommt, oder er kann sich über viele Stunden hin entwickeln. In der Zwischenzeit kann es so aussehen, als ob sich der Patient erholt hat, während sich der Druck Stück für Stück aufbaut. Es ist elementar wichtig, daß Sie den Patienten ständig überwachen und immer auf eine Verschlechterung des Zustandes durch Kompression achten.

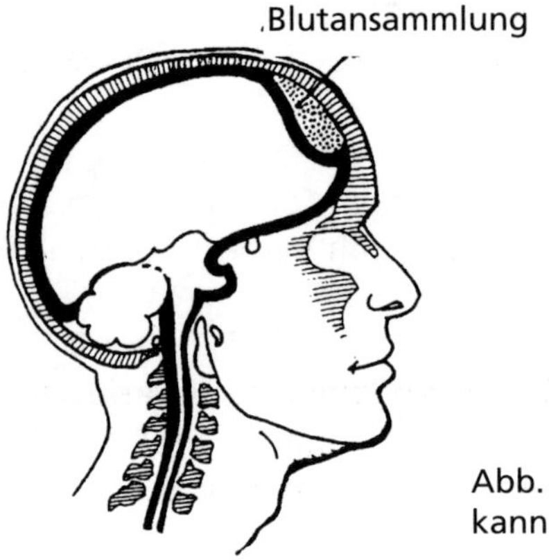

Abb. 79: Eine Blutung im Schädel kann Druck auf das Gehirn ausüben

Symptome

- Sofortige Bewußtlosigkeit oder sich entwickelnde Benommenheit, die in eine Bewußtlosigkeit übergeht.
- Verlangsamung des Pulses, Druckpuls.
- Ungleichheit der Pupillengrößen. Ein Auge oder beide können weit sein und nicht auf Lichteinfall reagieren. Veränderungen in der Pupillenreaktion sollten notiert und dem Arzt übergeben werden.

- Muskelzittern oder Krampfanfälle, ausgelöst von einem irritierten Gehirn.

- Schwäche, Lähmung einer oder beider Körperhälften.

Maßnahmen

Ein Verletzter mit den beschriebenen Symptomen sollte wie jede bewußtlose Person behandelt werden.

- Kontrollieren Sie die Atemwege.

- Fangen Sie mit der Beatmung an, wenn nötig auch assistiert.

- Überwachen Sie den Puls.

- Bleiben Sie ständig beim Patienten, um Veränderungen zu registrieren.

Sind Schädel-Hirn-Verletzte bei Bewußtsein, so sind sie vorsorglich in eine stabile Seitenlage zu bringen, da immer mit Erbrechen oder folgender Bewußtlosigkeit gerechnet werden muß.

Schädelfrakturen

Schädelfrakturen kommen meistens an der Schläfe mit ihrer relativ dünnen Knochenschicht vor. Bei einer starken Gewalteinwirkung jedoch können Frakturen auch am ganzen Schädel auftreten. Einer Verletzung wird immer ein harter Fall oder eine Gewalteinwirkung vorausgehen, und der Patient ist für einige Zeit benommen oder bewußtlos. Jede Gewalt, die stark genug ist den Schädel zu brechen, kann auch stark genug sein, die Halswirbel zu verletzen und damit die in der Halswirbelsäule verlaufenden Nervenstränge zu beschädigen. Bei einer solchen Verletzung sollte der Hals immer sofort immobilisiert werden.

SYMPTOME

Eine Fraktur der Schädeldecke kann folgende Symptome zeigen:

- Eine eingedrückte Schädeldecke (Impressionsfraktur), Verletzung der Kopfhaut und Schwellungen.
- Undeutliche Sprache.
- Schlaffe Lähmung eines Körperteils oder einer ganzen Seite.

Eine Fraktur der Schädelbasis, auf der das Gehirn aufliegt, hat einige typische Zeichen:

- Blutung aus Mund, Nase und/oder Ohr.
- Austritt von Gehirnflüssigkeit (Liquor) aus Mund, Nase, Ohren.
- Nach einiger Zeit das sogenannte Brillenhämathom: Blutergüsse rund um das Auge.

Oft brauchen diese Symptome etwas Zeit, um sich zu entwickeln. Liegt der Verdacht auf eine Fraktur vor, dann sollten Sie:

- vorsichtig eine Halskrause anlegen, um die Halswirbelsäule (HWS) zu immobilisieren,
- alle Vitalfunktionen wiederholt kontrollieren,
- einen leichten Verband über die Ohren legen, falls hier Flüssigkeit austritt,
- weitere Verletzungen mit dicken, weichen Verbänden abdecken, diese aber nur locker befestigen,
- den Verletzten ständig überwachen,
- den Verletzten nicht alleine lassen und
- dringlich die Luftrettung alarmieren oder den Verletzten in einer halbsitzenden Lage der nächsten medizinischen Hilfe zu führen.

Besondere Vorsicht ist wegen der stark erhöhten Gefahr des Erbrechens – auch bei Bewußtlosen – geboten. Kontrollieren Sie aus diesem Grunde immer die Atemwege, und geben Sie einem Schädel-Hirn-Verletzten immer einen Brechbeutel zur Hand.

Kommt Blut oder Liquor aus der Nase, dann darf sich der Patient auch nicht die Nase putzen, bestenfalls etwas abtupfen. Die Nase darf auch nicht tamponiert (verstopft) werden, da die Flüssigkeit ungehindert austreten können sollte.
Durchdringt ein Gegenstand den Schädel und bleibt dort stecken, dann entfernen Sie diesen nicht: Decken Sie die Wunde locker ab, und befestigen Sie den Fremdkörper so, daß er sich nicht bewegen und weiteren Schaden anrichten kann. Behandeln Sie den Patienten wie bei den anderen Schädelfrakturen.

Wirbelsäulenverletzungen

Wirbelsäulenverletzungen in der Wildnis oder auf Tour erfordern immer eine Luftevakuierung des Patienten, da es sehr schwer oder unmöglich ist, eine solche Verletzung mit improvisierten Materialien zu schienen und damit zu immobilisieren. Ausgelöst werden kann eine Wirbelsäulenverletzung durch einen Sturz, direkte Gewalteinwirkung oder im Zusammenhang mit anderen Verletzungen. Vermuten Sie immer eine Verletzung der Halswirbelsäule (HWS) in Zusammenhang mit größeren Kopfverletzungen, und immobilisieren Sie Kopf und Hals mit einer Halskrawatte. Bitte beachten Sie, daß die Verwendung eines Backboards (Geradehalters) bei Hals-Wirbelsäulenverletzungen und bei Brust- oder Lenden-Wirbelsäulenverletzungen gleichermaßen wichtig ist. Frakturen der HWS sind sehr kritisch, da es in diesem Bereich wenig Unterstützung durch Muskulatur oder Knochen gibt. Verletzungen der Wirbelsäule müssen nicht auch eine Verletzung der darin verlaufenden Nervenstränge nach sich ziehen. Verletzungen an der Wirbelsäule als solche – also der Knochen – zeigen folgende Symptome:

- Schmerzen an der verletzten Stelle, besonders bei Berührung. Der Schmerz kann in den vorderen Bereich des Körpers oder in die Arme ausstrahlen.

- Deformierungen im Verletzungsbereich.
- Quetschungen, Hämatome, Schnitte und/oder Schwellungen im Verletzungsbereich.
- Verkrampfte Muskulatur rund um die Verletzung.

Ist auch nur eines dieser Zeichen vorhanden, dann gehen Sie kein Risiko ein. Bei weiterer Bewegung könnten die weichen Nervenstänge durch die scharfen Kanten der gebrochenen Wirbel verletzt werden, mit Todes- oder Lähmungsfolgen. Ist der Verletzte bei Bewußtsein und voll ansprechbar, und möchte er aufstehen und herumlaufen, und Sie sind sich nicht sicher, ob die Symptome vorliegen – dann wird er vermutlich nicht stark verletzt sein. Haben Sie hingegen den geringsten Zweifel, dann gehen Sie von einer Wirbelsäulenverletzung aus und behandeln den Verletzten auch in dieser Hinsicht.
Sind die Nervenstränge zusätzlich zu den Wirbeln verletzt, dann können noch einige der nachfolgenden Symptome sichtbar werden:

- Komplett– oder Teillähmung (Parese),
- Gefühllosigkeit und Kribbeln, besonders in den Armen oder Beinen,
- Atemprobleme,
- Schock,
- Schmerzen.

Das Ziel bei allen Wirbelsäulenverletzungen ist das gleiche:

- Vermeiden Sie weitere Schädigungen der Nervenstränge.
- Versorgen Sie lebenswichtige Funktionen, besonders die Atmung.
- Verlangsamen Sie den Schockverlauf.

Ein Wirbelsäulenverletzter wird besonders anfällig für Kälte sein und muß vor Unterkühlung geschützt werden.

Frakturen der Halswirbelsäule (HWS)

Diese Frakturen sind sehr gefährlich und können mit einer Körper- oder Atemlähmung enden. Beobachten Sie den Patienten ständig, und achten Sie besonders auf Atemstillstände. Vermuten Sie eine HWS-Verletzung, dann sollten Sie:

- die Atmung beobachten und den Patienten bei einem Atemstillstand kontrolliert oder assistiert beatmen. Um die Atemwege freizumachen, schieben Sie den Unterkiefer des Patienten vor und überstrecken Sie den Kopf nicht,

- den Kopf des Verletzten immobilisieren,

- den Patienten vor Kälte schützen,

- ohne den Kopf des Verletzten zu bewegen oder den Nacken zu biegen, den Patienten für den Transport auf eine gepolsterte, fla che und stabile Unterlage (Backboard) legen und

- auf Schocksymptome achten. Liegt der Patient auf einem Backboard, dann heben Sie es einfach am Fußende um 15 Prozent an: Dies ergibt eine ideale Schocklage.

Da jeder Schritt exakt und präzise durchgeführt werden muß, um das Verletzungsrisiko der Nervenstränge so gering wie möglich zu halten, werden im folgenden nochmals alle Schritte nacheinander erläutert.

Die **Beatmung** wird in einem gesonderten Kapitel beschrieben. Um die Atemwege freizumachen, darf der Kopf nicht überstreckt werden. Die Atemwege müssen durch Vorschieben und Anheben des Unterkiefers geöffnet werden.

Eine **Stabilisierung** des Kopfes sollte sofort erfolgen, um ein versehentliches Bewegen des Kopfes bei der Ersten Hilfe zu vermeiden. Jede Art von schweren, gepolsterten Gegenständen kann hierfür als Provisorium verwendet werden (Abb. 80). Dies stellt allerdings nur eine vorrübergehende Maßnahme dar, bis man einen Immobilisationskragen improvisieren kann.

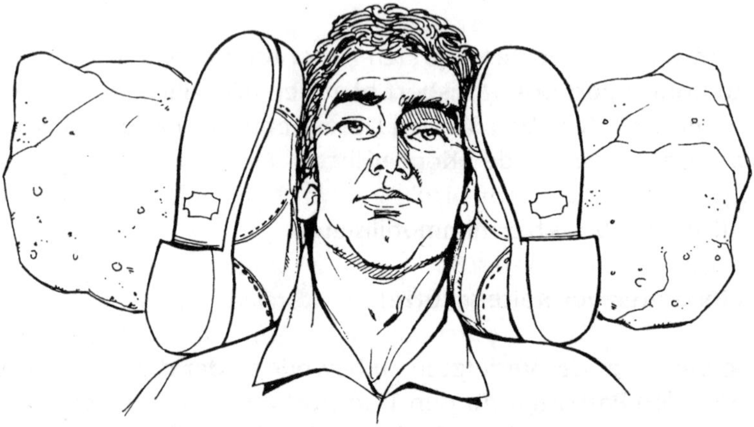

Abb. 80: Stiefel werden verwendet, um einen verletzten Nacken provisorisch ruhig zu stellen

Ein **Immobilisationskragen** muß jegliche Kopfbewegung unmöglich machen, damit er überhaupt Sinn macht. Dazu muß er stabil genug sein, um das Gewicht des Kopfes tragen zu können, groß genug, um den Hals zu umspannen, und lang genug, um den Raum zwischen Schlüsselbein und Kinn auszufüllen. Ebenso muß er gepolstert und komfortabel sein, da er relativ lange getragen werden muß. Im Kapitel über improvisierte Verbandstoffe werden Sie einige Anregungen finden, wie man einen solchen Immobilisationskragen improvisieren kann. In einer derartig extremen Erste-Hilfe-Situation kann es notwendig werden, den Kopf des Patienten leicht zu bewegen, um eine solche Immobilisation anzulegen. Kippen Sie aber niemals den Kopf nach vorne. Eine Person kontrolliert den Kopf, und zwei fassen ihn an den Schultern.

Bewegen Sie den Patienten nur soweit, daß der Immobilisationskragen angelegt und gesichert werden kann. Achten Sie peinlich genau darauf, den Hals in einer Linie mit dem Körper zu halten. Wird es nötig, den Kopf etwas zu strecken, um den Kragen anzulegen oder den Patienten zu transportieren, dann tun Sie dies erst kurz bevor Sie den Kragen anlegen, und behalten Sie den leichten Zug bei, bis der Kragen fest sitzt.

Die Benutzung eines **Backboards** ist sehr wichtig, da jede Bewegung des Körpers auch die Wirbelsäule bewegt und möglicherweise zusätzlichen Schaden anrichtet. Ein Backboard muß lang genug sein, um von Kopf bis Fuß zu reichen, und darf sich unter Belastung nicht durchbiegen. Sicher wird es sehr schwer sein, auf einer Tour ein geeignetes Backboard zu bekommen. Sind Sie mit dem Boot unterwegs, dann wird es durch die Verwendung von Kabinentüren oder Bootsplanken schon leichter sein, ein Backboard zu improvisieren.

Polsterung des Backboards

Wird der Verletzte vermutlich mehrere Stunden auf dem Backboard verbringen müssen bis medizinische Hilfe erreicht ist, dann muß das Backboard gepolstert werden, um dem Wundliegen vorzubeugen und den Patienten vor Kälte zu schützen. Die beste Polsterung ist eine geschlossenzellige Schaumstoffmatte mit einer Stärke von einem Zentimeter, die am Backboard festgeklebt oder gegurtet wird. Es können auch mehrere Lagen Leintuch oder anderer Stoff verwendet werden. Schlafsäcke bieten zwar anfangs eine sehr gute Polsterung, werden aber durch das Gewicht des Patienten sehr schnell zusammengedrückt. Ist nichts anderes vorhanden, dann sollten man aber auch diese Möglichkeit nicht übersehen. Die Unterlage darf nicht zu dick sein, da sonst wieder Spielraum für Bewegungen vorhanden wäre. Haben Sie nur dicken, offenzelligen Schaumstoff zur Verfügung, dann müssen Sie diesen zuerst teilen, um auf eine geeignete Dicke zu kommen.

Ist der Untergrund einmal vorbereitet, dann muß zusätzliches Polstermaterial bereitgehalten werden, um die natürlichen Körperhöhlen auszupolstern: unter den Sprunggelenken, den Knien, der Lendenwirbelsäule und dem Nacken. Bereiten Sie dies vor, bevor der Patient auf das Backbord gelagert wird, und befestigen Sie die Polster mit Klebesteifen, die eine spätere Justierung erlauben.

»Verpacken des Verletzten«

Der Verletzte muß zu einem kompletten und einheitlichen »Paket« verpackt werden, um ihn ohne Bewegung der Wirbelsäule auf das Backboard überlagern zu können. Sie sollten seinen Kopf geradehalten, den Immobilisationskragen zuerst anlegen und dann wie folgt fortfahren:

- Legen Sie weiches Polstermaterial zwischen seine Beine und Füße, während Sie diese ruhig halten.
- Binden Sie die Sprunggelenke und Füße mit einer Achterschlinge zusammen.
- Wickeln Sie breite Binden um Oberschenkel, Knie und Unterschenkel.
- Binden Sie vorsichtig die Handgelenke zusammen, um die Arme zu fixieren.

Der Verletzte ist nun fertig vorbereitet, um auf das Backboard übergelagert zu werden (Abb. 81). Wird der Patient längere Zeit auf dem Backboard verbringen müssen, dann bringen Sie ihn dazu, daß er vorher nochmals Wasser läßt – in eine Urinflasche oder dergleichen. Schneiden Sie ihm dann die Hose auf, oder ziehen Sie ihm diese aus, und legen Sie saugendes Material zwischen seine Beine, das später den Urin aufsaugen kann.

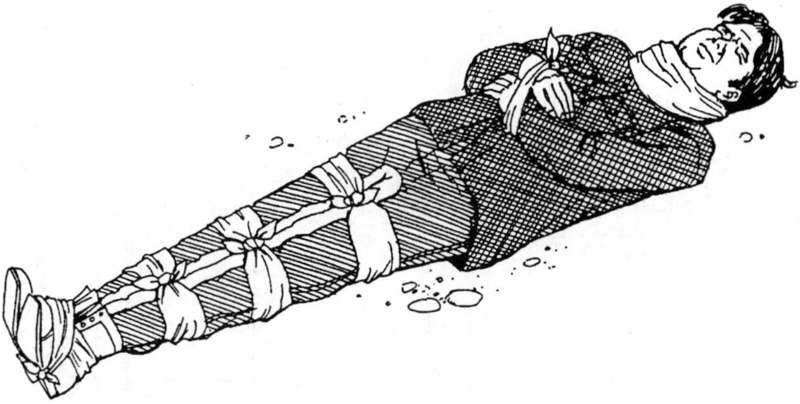

Abb. 81: Ein immobilisierter Patient mit einer Halswirbelsäulenverletzung, bevor er umgelagert wird

Überlagern des Verletzten auf das Backboard

Sie sollten mindestens zwei, vorzugsweise aber vier Personen sein, um ein Überlagern sicher durchzuführen. Wurde diese Technik vorher noch nie geübt, dann sollten Sie diese Technik erst mit einer unverletzten Person üben. Der Koordinator der Aktion sollte am Kopfende des Verletzten Stellung beziehen und die Anweisungen geben. Ist ein Helfer alleine, dann sollte er wie bei der stabilen Seitenlage an der Hüfte knien und genügend Platz lassen, damit der Verletzte auf den Helfer zugerollt werden kann. Der Helfer greift die Kleidung des Patienten am Becken und an den Schultern und rollt den Verletzten auf sich zu. Das Backboard muß greifbar sein. Sind zwei Helfer vorhanden, dann greift einer die Kleidung an der Schulter und der Taille, der andere am Becken und an den Knien. Stehen drei Helfer zur Verfügung, dann kontrolliert der dritte die Füße (Abb. 82).
Ziel dieser Überlagerung ist, die Wirbelsäule des Verletzten völlig geradezuhalten, während er auf das Backboard übergelagert wird.

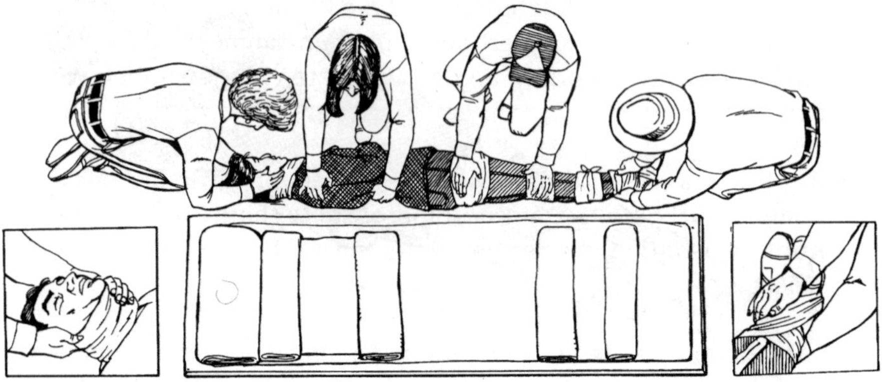

Abb. 82: Umlagerung eines Wirbelsäulenpatienten

- Der Koordinator kontrolliert den Kopf, indem er eine Hand unter das Kinn und die andere im Nacken bei der Schädelbasis plaziert. Er muß sehr vorsichtig damit sein und darf den Kopf nicht nach vorne beugen. Er gibt die Kommandos und folgt komplett der Rollbewegung mit dem Kopf des Patienten, so daß die Wirbelsäule nie gestreckt werden muß. Er sorgt während der Rollbewegung des Körpers für einen leichten Zug am Kopf, wie auch der Helfer an den Füßen – soweit dort einer ist.

- Die Helfer knien auf einem Knie und greifen über den Verletzten nach seiner Kleidung. Es muß genügend Platz zwischen Helfern und Verletztem sein!

- Auf Kommando rollen die Helfer den Verletzten auf sich zu und passen peinlich darauf auf, daß der Körper gerade bleibt. Der Koordinator folgt dieser Bewegung exakt, so daß Kopf und Nacken genau in Körperlinie verbleiben.

- Liegt der Verletzte ganz auf der Seite und gegen die Beine der Helfer gekippt, dann schiebt der Helfer am Fußende das Backboard unter den Verletzten, so daß die kleinen Polster mit den auszufüllenden Körperhöhlen übereinstimmen. Das Brett muß so dicht wie möglich an den Verletzten hingeschoben werden.

- Auf Kommando wird der Verletzte wieder vorsichtig auf das Board zurückgerollt. Der Koordinator sollte seine Position am Kopf beibehalten, bis der Verletzte ganz auf dem Backboard fixiert ist.

Ist der Patient bei Bewußtsein, dann fragen Sie ihn, ob er bequem liegt oder ob es noch Druckstellen gibt. Korrigieren Sie seine Lage, und schützen Sie ihn gut gegen Kälte.

Befestigung des Patienten auf dem Backboard

Da Sie vermutlich ein improvisiertes Backboard ohne vorgefertigte Befestigungsmöglichkeiten verwenden werden, müssen Sie ausprobieren, wie der Verletzte am besten befestigt wird. Es gibt hier keine beste Lösung. Das Ziel ist nur, den Körper so zu befestigen, daß der Verletzte einerseits komfortabel liegt und der Körper auf der anderen Seite sich nicht bewegen kann. Ebenso muß das Board schnell zur Seite gekippt werden können, sollte sich der Verletzte erbrechen. Auch hier darf sich der Körper nicht bewegen. Sind Streifen oder Bänder aus festem Stoff, Fell oder Haut vorhanden, dann geben Sie diesen vor Seilen den Vorzug. Starkes Gewebeklebeband ist auch sehr gut geeignet, funktioniert aber bei Kälte nicht sonderlich gut. Sie sollten:

- als Koordinator den Kopf kontrollieren, während der Körper befestigt wird,

- gerollte Decken, Schlafsäcke oder ähnliches an den beiden Körperseiten befestigen und den Verletzten mit einer Decke oder einem Schlafsack gegen Kälte schützten,

¥ den Verletzten ber dem Brustkorb direkt unter den Achsel- h hlen befestigen,

¥ die Arme freilassen, damit sich der Patient wohl f hlt und Sie leichter den Puls f hlen k nnen, und

¥ gro§e Polster an beiden Kopfseiten (Abb. 83) gut befestigen, indem Sie eine Bandage ber die Stirn wickeln. Klebestreifen sind hierf r sehr gut geeignet (Abb. 84).

Nehmen Sie auf keinen Fall den Immobilisationskragen ab!

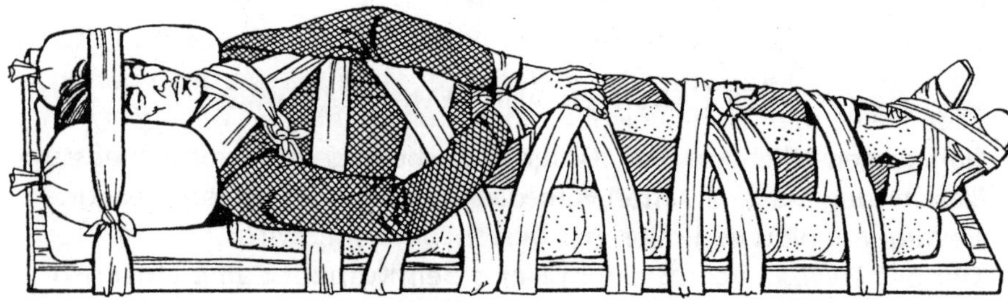

Abb. 83: Ruhigstellung eines Wirbels ulenverletzten

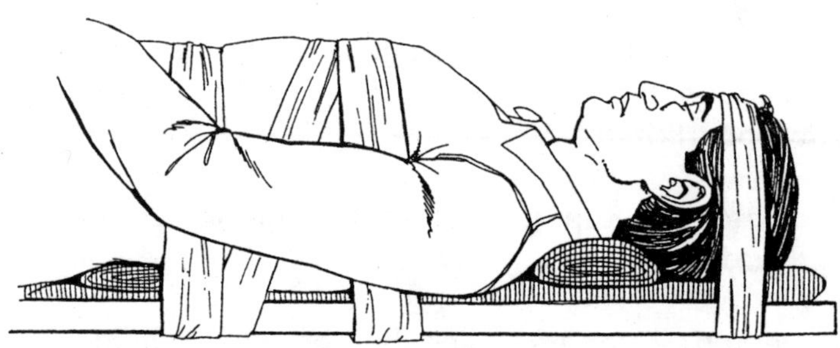

Abb. 84: Ruhigstellung eines Nackenwirbels ulenverletzten auf einem kurzen Brett

Wurden alle Schritte sorgfältig ausgeführt, dann sollten Sie das Brett bewegen können, ohne daß der Patient verrutscht. Etwas Spielraum wird immer bleiben, da es ich hier um ein improvisiertes Backboard handelt. Größere Bewegungen sind aber mit dieser Methode sicher ausgeschlossen. Erbricht sich der Verletzte, dann drehen Sie das Backboard sofort zur Seite, damit das Erbrochene abläuft und nicht die Atemwege blockiert.
Erbrechen ist besonders wahrscheinlich, wenn der Patient wieder zu Bewußtsein kommt, oder während des Transportes. Jetzt sollte er umgehend ärztlicher Betreuung zugeführt werden.

Wenn es kein Backboard gibt

Auf Tour im Norden jenseits der Baumgrenze gibt es praktisch keine Gegenstände, die für ein Backboard benutzt werden können. Hier bleibt dem Helfer nichts anderes übrig, als den Grundsatz zu beherzigen, die Wirbelsäule nicht zu bewegen oder zu biegen. Verwenden Sie alle Mittel, um diesem Ziel näherzukommen und Bewegungen zu minimieren.
Der beste Weg in solch einem Fall ist, ein warmes Camp einzurichten und auf Hilfe zu warten. Haben Sie ein entsprechendes Satellitennotrufgerät (PLB), dann sind Sie jetzt im Vorteil und müssen den Verletzten nicht unnötig gefährden. Aktivieren Sie das PLB und richten Sie einen Hubschrauberlandeplatz ein. (Siehe auch Notrufkapitel.)

18

Augenverletzungen

Überraschend wenig Menschen vermuten, daß ein Wildnisaufenthalt auch für die Augen gefährlich werden kann. Dabei gibt es diesbezüglich mannigfache Gefahrenquellen. Fliegende Späne beim Holzmachen, kleine Steinchen oder spritzende Glutteile vom Lagerfeuer oder aus dem Ofen sind Gefahren für das Auge. Schneeblindheit ist im Norden weit verbreitet, besonders im Frühjahr in der baumlosen Arktis. Neben diesen Faktoren können immer und überall Sägespäne, Dreck und Staub in das Auge gelangen und die Cornea (Hornhaut) des Auges verkratzen.

Vorbeugung

Da Augenverletzungen für die Sehkraft sehr gefährlich sind und nur schwer korrigiert werden können, ist eine Vorbeugung extrem wichtig.

- In heller Umgebung und bei Sonnenschein müssen Sie gute Sonnenbrillen tragen, die zu 100 Prozent die UV-Strahlung herausfiltern. Bei einer Tour auf Spitzbergen über die Gletscher zur Ostküste hatten wir vier Tage nur Sonne – und das 24 Stunden am Tag. Ohne Sonnenbrille und Sonnencreme sind Sie in solch einer Situation verloren und machen sich Ihre Augen unter Garantie kaputt. Viele Leute bedenken – wenn Sie in die Arktis oder in den Norden gehen – gar nicht, daß es hier neben Eis und Schnee auch noch Sonne geben kann. Packen Sie also eine Gletscherbrille ein, und vergessen Sie auch eine Sonnencreme mit extrem hohem Lichtschutzfaktor nicht. Auf einer längeren Tour sollten Sie eine

Ersatzsonnenbrille mitführen oder wissen, wie man sich eine Schlitzbrille improvisiert (Abb. 85). Da hier aber das Sehfeld eingeschränkt ist, kann diese Art von Schutzbrille nur als Notbehelf angesehen werden.

- Tragen Sie eine Schutzbrille, wenn Sie Holz hacken oder ähnliche Arbeiten verrichten.

- Vorsicht bei der Jagd mit selbstgeladener Munition.

- Reiben Sie sich mit schmutzigen Händen nicht die Augen.

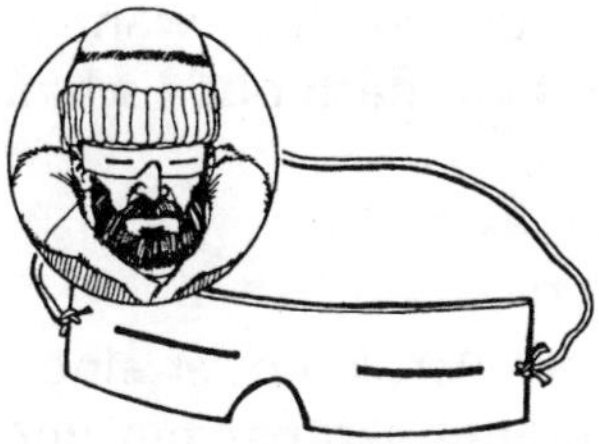

Abb. 85: Eine aus Rinde improvisierte Brille gegen Schneeblindheit

Zerkratzte, von Wind, Sonne oder Staub irritierte Augen können mit einigen Tropfen Schwarztee beruhigt werden. Drücken Sie einfach einige Tropfen aus einem kalten, sauberen, gebrauchten Teebeutel in das untere Augenlid. Wiederholen Sie diese Prozedur, solang sie Linderung bringt. Liegt eine offene Augenverletzung vor, dann darf natürlich kein Tee in das Auge geträufelt werden.

Fremdkörper im Auge

Tränen waschen oft Fremdkörper aus dem Auge. Gelingt das nicht, dann entzündet sich das Auge und tränt ständig. Der Fremdkörper steckt dann meist unter einem Augenlid. In jedem Falle müssen Kontaktlinsen vor dem Fremdkörper entfernt werden. Lassen Sie dies den Verletzten selbst erledigen – er weiß am besten, wie er seine Kontaktlinsen herausnehmen muß.

Maßnahmen

Um den Fremdkörper zu finden, sollten Sie:

- sich Ihr Hände gut waschen,
- die Person so hinsetzen, daß das Gesicht von hellem Licht beleuchtet ist,
- vorsichtig das untere Augenlid herunterziehen, während der Patient nach oben schaut (Abb. 86).

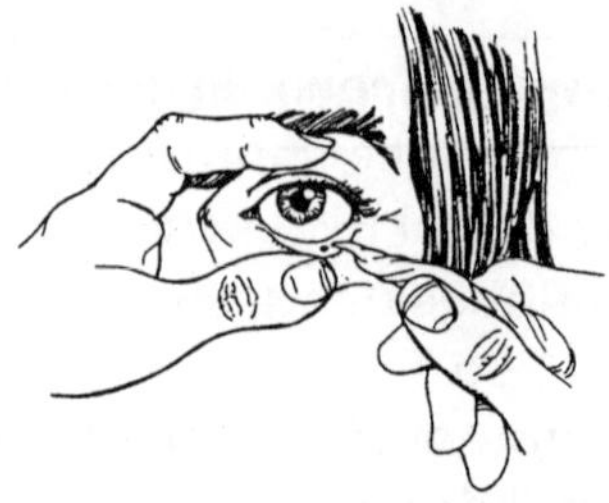

Abb. 86: Entfernung eines Fremdkörpers aus dem Augenlid

Ist ein Partikel oder eine Augenwimper sichtbar, dann wischen Sie den Fremdkörper mit der Spitze eines befeuchteten Taschentuchs weg. Ist kein Partikel im unteren Augenlid sichtbar, dann überprüfen Sie das obere Augenlid wie folgt:

- Lassen Sie den Patienten das obere Augenlid nach außen und unten über das untere Augenlid ziehen. Die Wimpern bürsten somit die Innenseite des oberen Augenlides. Funktioniert dies nicht, dann gehen Sie wie nachfolgend beschrieben vor:

- Legen Sie ein Steichholz oder einen ähnlichen Gegenstand an der Basis des oberen Augenlides an.

- Greifen Sie die oberen Augenwimpern und ziehen Sie das Lid vorsichtig über das Streichholz zurück. Der Patient schaut hierbei nach unten (Abb. 87).

- Steckt der Fremdkörper nicht direkt im Augapfel, dann entfernen Sie den Fremdkörper wie beschrieben. Lassen Sie danach den Patienten einige Male zwinkern, um das Augenlid wieder in die richtige Position zu bringen.

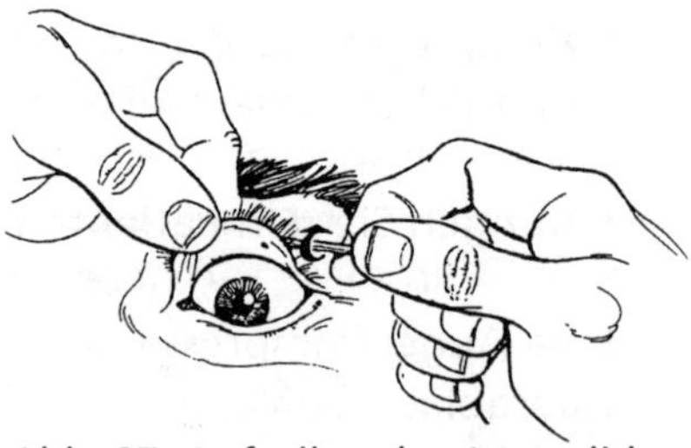

Abb. 87: Aufrollen des Augenlides zur Fremdkörperentfernung

Fremdkörper auf der Hornhaut (Cornea)

Sitzt der Fremdkörper direkt auf dem Auge, dann leuchten Sie mit einer abgeblendeten Taschenlampe über und nicht direkt in das Auge. So sehen Sie den Partikel am besten und verursachen am wenigsten Irritation für den Patienten. Versuchen Sie nicht, den Fremdkörper sofort zu entfernen, sondern gehen Sie folgendermaßen vor:

- Legen Sie die Person auf die verletzte Seite.

- Halten Sie das obere und untere Augenlid offen, und spülen Sie das Auge vorsichtig – aber gründlich – mit viel sauberem, partikelfreiem Wasser aus.

Wird dadurch das Fremdobjekt nicht entfernt, dann versuchen Sie, den Partikel mit der feuchten Spitze eines Taschentuches vorsichtig durch eine seitliche »Stoßbewegung« aus dem Auge zu entfernen. Auf keinen Fall sollten Sie mit der Spitze direkt ins Auge »stoßen«, da dies den Fremdkörper noch fester im Auge verankern könnte. Wenn er sich noch immer nicht bewegt, dann:

- Schließen Sie das Auge.

- Verwenden Sie eine Mullbinde (keine Klebestreifen), um mehrere Lagen aus Mullkompressen auf dem Auge zu halten. Die Kompressen sollten so fest angewickelt werden, daß ein versehentliches Augenzwinkern nicht möglich ist.

- Bringen Sie den Patienten zur nächsten medizinischen Hilfe.

Eine Augenkompresse, die nur mit einem Klebestreifen (Leukosilk, Hansaplast) befestigt ist, lockert sich mit der Zeit, wird unbequem und übt nicht genug Druck auf das Auge aus, um versehentliches Augenzwinkern auszuschalten. Verbinden Sie nicht beide Augen –

außer der Patient hat sehr starke Schmerzen – da er dann völlig hilflos ist, was sich negativ auf die psychische Situation des Verletzten auswirkt.
Muß das Auge eines Säuglings oder Kleinkindes gespült werden, dann werden vermutlich mehrere Erwachsene benötigt, um das Kind ruhig zu halten.
Wenn die Schmerzen nicht nachlassen, nachdem der Partikel entfernt wurde, dann bringen Sie den Patienten in ärztliche Behandlung.

Fremdkörper, die im Auge stecken

Versuchen Sie nie, einen Fremdkörper zu entfernen, der im oder in der Nähe des Auges steckt. Bringen Sie den Verletzten umgehend zur nächsten medizinischen Hilfe.

- Behandeln Sie den Patienten liegend mit festplaziertem Kopf, um ungewollte Bewegungen zu vermeiden.

- Legen Sie einen Verband um (nicht auf) das Objekt, und bedecken Sie es mit einem Papierhütchen, um das Auge vor versehentlicher Berührung zu schützen.

- Wickeln Sie den Verband fest, ohne Druck auf das Auge auszuüben (Abb. 88 a-b).

- Beruhigen Sie den Verletzten und erklären Sie, daß das Auge nur verbunden wurde, um weiteren Schaden während des Transportes zu vermeiden.

In den wenigen erschreckenden Fällen, in denen ein Auge aus der Höhle gedrückt wird, versuchen Sie auf keinen Fall, das Auge zurückzudrücken. Bedecken Sie das Auge vorsichtig mit einer feuchten, sterilen Kompresse, und schützen Sie alles mit einer

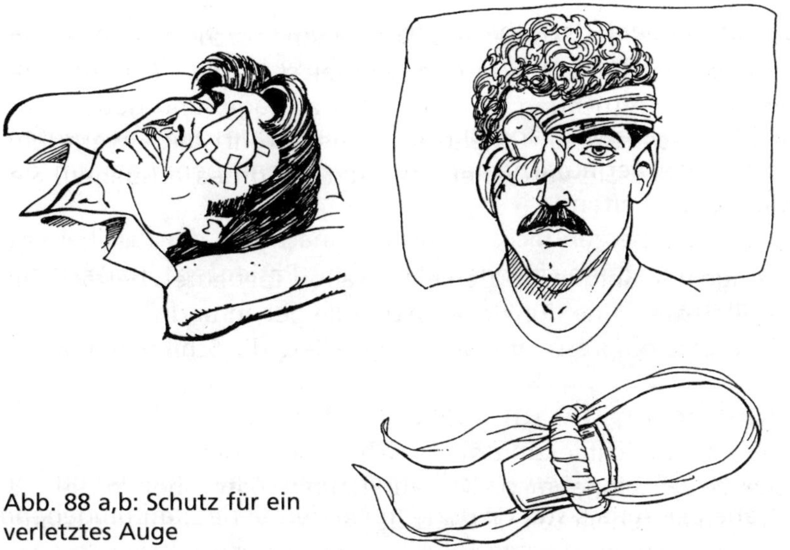

Abb. 88 a,b: Schutz für ein verletztes Auge

Tasse. Alarmieren Sie die Luftrettung. Um im Winter die befeuchtete Kompresse vor dem Gefrieren zu schützen, muß der Kopf des Patienten im Schlafsack bleiben.

Ist nicht nur die Cornea, sondern das Auge als solches verletzt, dann kann Flüssigkeit auslaufen. Eine Infektion wird in solch einem Fall sehr wahrscheinlich, gefolgt von einem möglichen Verlust der Sehkraft in beiden Augen. Sie sollten daher:

- Eine Tasse oder ein Papierhörnchen über dem Auge befestigen, wie beschrieben.
- Leiten Sie eine sehr dringliche Luftrettung zur nächsten Hilfe ein.

Zerkratzte Cornea

Die klare, durchsichtige Hornhaut (Cornea) kann sehr leicht verkratzt werden – mit 24 bis 48 Stunden andauernden, möglicherweise sehr starken Schmerzen. Dies kann durch jede Art von Berührung oder Gewalteinwirkung ausgelöst werden. Fördert eine vorsichtige Untersuchung keine Partikel zu Tage, und dauert der Schmerz – nachdem ein Objekt das Auge berührt hat – weiterhin an, dann sollten Sie von einer verkratzten Cornea ausgehen. Sie sollten dann:

- das Auge mit einigen Tropfen eines kalten Teebeutels beträufeln,
- dem Patienten eine dunkle Sonnenbrille geben und
- eine Augenkompresse anlegen, wenn diese die Schmerzen mindert.

Hat der Patient Schmerzmittel bei sich, kann er diese selber gegen die Schmerzen einnehmen. Die Verletzung sollte aber in ein bis zwei Tagen abgeheilt sein. Dauert der Schmerz weiterhin an, dann kann es sich um eine Infektion oder auch ein Geschwür handeln. Beides erfordert schnelle ärztliche Hilfe.

Schnitte, Quetschungen und Frakturen in der Augenregion

Liegt eine mögliche Verletzung des Augapfels, der umliegenden Knochen oder des Gewebes vor, dann sollten Sie:

- Blutungen am Augenlid kontrollieren. Vorsicht: Es darf kein direkter Druck auf das verletzte Auge ausgeübt werden.

- Ist das Augenlid stark verletzt, dann sollte es vorsichtig wieder in seine alte Position gebracht werden, damit das Auge nicht austrocknet.

- Bedecken Sie die Verletzung mit einer Kompresse, und befestigen Sie diese locker.

- Transportieren Sie den Verletzten liegend mit befestigtem Kopf, um Bewegungen zu vermeiden.

Ein rauher Transport – wie zum Beispiel auf einem Schlitten – über aufgebrochenes Eis oder unebenen Schnee ist in solch einem Fall nicht ratsam. Wenn möglich, dann sollte eine Luftevakuierung arrangiert werden. Stellen Sie sicher, daß der Verletzte gut gegen Kälte oder Hitze geschützt ist. Bei jeder ernsthaften Augenverletzung muß der Patient ruhen, da körperliche Anstrengung die Blutungen verschlimmern kann – mit möglicherweise noch problematischeren Konsequenzen.

Verbrannte Augen oder Augenlider

Verbrennungen können durch Hitze, Chemikalien oder intensives Licht entstehen (Schneeblindheit).
Chemische Verbrennungen können durch Batteriesäure, Treibstoffe oder verschiedene trockene Chemikalien verursacht werden. Der Patient wird sehr starke Schmerzen haben und kein weiteres Licht mehr ertragen. Dringende medizinische Hilfe ist hier erforderlich.
Sie sollten:

- sofort trockenes Material um das Auge herum entfernen und
- das Auge mindestens zehn Minuten lang mit klarem Wasser spülen, kalt oder lauwarm.

Dazu muß der Verletzte mit einem zur verletzten Seite hingedrehten Kopf sitzen oder liegen, damit das Wasser abfließen kann. Das Wasser muß immer so abfließen können, daß das gesunde Auge nicht mit dem kontaminierten Spülwasser in Berührung kommt. Spülen Sie mit einem gleichmäßigen, weichen Wasserstrahl.
Vermutlich wird das Auge vom Verletzten oder einem Helfer offen gehalten werden müssen. Achtung: Im Winter kann es vorkommen, daß Wasser nicht sofort zur Verfügung steht. Wird das Auge von einer starken Chemikalie wie Batteriesäure verbrannt, dann ist es

besser, Tee oder Kaffee aus der Thermosflasche zum Spülen zu verwenden, als zu viel Zeit zum Schneeschmelzen verstreichen zu lassen. Die heiße Flüssigkeit aus der Thermosflasche muß mit Schnee auf Körpertemperatur abgekühlt werden. Füllen Sie einfach so lange Schnee in die Thermosflasche, bis Ihnen die Flüssigkeit nur noch lauwarm erscheint. Ist das Auge damit vorgespült, dann sollten Sie – sobald klares Wasser zur Verfügung steht – diesen Vorgang nochmals wiederholen.

Verbrennung des Auges durch Hitze

Der Reflex des Augenlids ist in aller Regel so schnell, daß die Cornea vor Verbrennungen verschont bleibt. Explosive Feuer können die Augenlider jedoch röten. Diese sollten dann sofort mit Wasser mindestens zehn Minuten lang gekühlt werden.

Entstehen Brandblasen auf den Augenlidern, dann sollten Sie beide Augen nach gründlichem Kühlen mit Kompressen vorsichtig verbinden und den Patienten zur nächsten medizinischen Hilfe transportieren.

Bitte beachten Sie, daß jede Flamme, die das Auge verbrennen kann, durch Einatmen der Hitze auch ein lebensgefährliches Inhalationstrauma verursachen kann. Daß bedeutet, daß Luftröhre und Lunge durch die heiße Luft verbrannt werden – mit entsprechenden Folgen für die Atmung.

Schneeblindheit

Intensives Licht von Sonne oder Schweißstäben kann zur Schneeblindheit führen; sie kann auch an einem leicht bewölkten Tag entstehen. Es gibt in der Arktis sogar Leute, die behaupten, daß sie schon im Zelt schneeblind geworden sind. Dies ist natürlich fraglich – vermutlich wird die Verletzung schon bestanden haben, bevor die Person das Zelt betreten hat, und sich dann erst später

bemerkbar gemacht haben. Denn starke Symptome können sich auch erst nach Stunden zeigen.
Bei Schneeblindheit ist Vorbeugen der Schlüssel. Dunkle Sonnenbrillen sollten überall bei hellem Sonnenlicht auf dem Meer sowie in Eis oder Schnee getragen werden. Die Brille sollte mindestens 90 Prozent der UV-B-Strahlen herausfiltern.
Sonnenbrillen mit Seitenschutz – sogenannte Gletscherbrillen – sind viel besser als solche mit offener Seite. Einige Patienten haben schon von Schneeblindheit berichtet, die von dem durch die Seiten und von unten eindringenden Licht verursacht wurde.
Da Sonnenbrillen sehr leicht zerbrechen, sollte der Reisende ein zweites, billigeres Ersatzpaar dabeihaben. Im Notfall kann man sich noch immer eine Schneebrille improvisiern, wie schon beschrieben wurde (Abb. 85). Machen Sie den Schlitz nur so breit, wie unbedingt erforderlich. Ebenso hilft, wenn Sie sich die Wangen schwarz färben und eine Baseballmütze tief ins Gesicht ziehen. Das wird aber kein Ersatz sein, da das gefährliche Sonnenlicht von unten her reflektiert wird.

Symptome

Die meisten im Norden lebenden Personen kennen sich mit der Schneeblindheit aus. Falls Sie die Symptome nicht kennen, dann achten Sie auf die im folgenden beschriebenen Zeichen:

- Meist hat sich der Patient sechs bis zwölf Stunden vor dem Erscheinen der Beschwerden in grellem Sonnenlicht aufgehalten.
- Für den Verletzten fühlen sich die Augen trocken, stechend und voller Sand an.
- Die Augen reagieren auf Lichteinfall sehr empfindlich.
- Der Patient hat starke Schmerzen, die durch Bewegungen der Augenlider verstärkt werden.

- Er hat rote, wässrige und geschwollene Augen.

Schneeblindheit kann auch an nur einem Auge auftreten, wenn es über längere Zeit den Hauptanteil an Helligkeit abbekommen hat. Auch schlechte, billige Sonnenbrillen können zur Schneeblindheit beitragen, da sie nicht effektiv schützen.

Maßnahmen

Die Verletzung wird innerhalb von 24 Stunden selbständig heilen. Hat der Verletzte dann immer noch starke Schmerzen und kann nicht sehen, dann muß das Auge gepflegt werden. Sie sollten ein Camp aufbauen und:

- den Betroffenen an einen schattigen oder dunklen Platz bringen,
- die Kontaktlinsen des Verletzten entfernen lassen,
- ihn ruhen lassen; er darf sich die Augen nicht reiben,
- kalte, feuchte Kompressen auflegen, um die Schmerzen wenigstens zeitweise zu lindern.

Sie könne auch einige Tropfen der Flüssigkeit eines gebrauchten Teebeutels – ohne Zucker! – in das Auge träufeln, wenn die Schmerzen dadurch erleichert werden. Hat der Patient leichte Schmerzmittel bei sich, dann sollte er sie einnehmen, wenn er möchte. Normalerweise müßte die Schneeblindheit in ein bis zwei Tagen abgeheilt sein.

19

Schußverletzungen

Schußwaffen sind in Deutschland nur unter Jägern und Sportschützen gebräuchlich und es gibt – außer zur Jagd – keinen ersichtlichen Grund, eine Waffe mit sich zu führen.
In den nördlichen Regionen Kanadas oder in Spitzbergen sieht das anders aus. Hier ist eine Waffe ein notwendiger Bestandteil des täglichen Lebens, um sich im Notfall gegen Bären wehren zu können. Daher kann es auf einer Reise in diese Gebiete vorkommen, daß man von einem Einheimischen eine Waffe bekommt, um diese auf einer Tour mitzunehmen.
Aus diesem Grunde sollte man schon zu Hause in einem Sportschützenverein einige Stunden Unterricht nehmen, um eine Waffe richtig handhaben zu können. Dennoch passieren viel Unfälle, und man muß die Schußverletzungen nach den Geschoßarten klassifizieren.

Kaliber .22

Dieses Niedrigenerglegeschoß dringt in den Körper ein, ohne sich zu stark aufzupilzen und verursacht oft keine Ausschußwunde. Im Körper verläßt das Projektil oft die eigentliche Schußbahn und wandert in andere Körperteile. Aus diesem Grunde kann man aus der Einschußwunde nur sehr schwer schließen, welche Partien des Körpers verletzt sind. Sind keine großen Blutgefäße oder Knochen getroffen, ist meist auch keine übermäßige Blutung zu sehen. Diese Situation kann über die Gefährlichkeit der Verletzung hinwegtäuschen.

Hochenergiegeschosse

Diese Geschosse verursachen große Verletzungen. Eine Schockwelle läuft bei Eintritt des Geschosses durch den Körper und kann auch ohne direkten Kontakt mit Knochen oder Blutgefäßen diese brechen oder platzen lassen. Wird ein Knochen von solch einem Geschoß getroffen, wird außer Splittern nicht mehr viel vom Knochen übrigbleiben. Fast alle durch Geschosse verursachte Verletzungen sollten unvermittelt in einem Krankenhaus behandelt werden. Bei Treffern in kritischen Bereichen wie Nacken, Kopf, Brust- und Bauchbereich sieht die Lage kritisch aus. Unkontrollierbare innere Blutungen und Verletzungen machen das Verhindern und Bekämpfen von Blutverlusten sehr schwierig. Schwerer Schock und starke Schmerzen werden hier das Hauptproblem darstellen.

Erste Hilfe

Schauen Sie nach der Einschuß- und der Ausschußwunde, um die Verletzungsbereiche einigermaßen beurteilen zu können.
Bei Schußverletzungen am Kopf, Nacken und im Gesicht: Die Verletzungen in diesem Bereich sind oft fatal und lassen einem wenig Möglichkeiten zur Hilfe. Versuchen Sie sofort eine Evakuierung mit dem Flugzeug zu organisieren! Eine Hauptgefahr ist die Verlegung der Atemwege durch Blut.

- Bringen Sie den Patienten in die stabile Seitenlage, in der das Blut ungehindert abfließen kann.
- Verbinden Sie die Wunden mit reichlich Kompressen.
- Behandeln Sie den Schock.

Die Schocklage kann aber unter Umständen eine stärkere Blutung durch das in den Kopf zurückfließende Blut verursachen und die Atemwege füllen. In diesem Fall beginnen Sie erst mit der Schocklage, wenn alle größeren Wunden verbunden sind und keine akute Gefahr für die Atemwege mehr besteht.

Eine dringliche Evakuierung ist absolut erforderlich. Falls der Patient in tiefen Schock gefallen ist, bleibt hierfür nur der Hubschrauber.

Schußverletzungen in den Brustkorb

- Halten Sie die Atemwege frei.
- Behandeln Sie den Pneumothorax wie unter dem entsprechenden Kapitel beschrieben. Achten Sie aber darauf, daß eine Ein- und Ausschußwunde vorliegen kann.
- Bringen Sie den Verletzten in eine halbsitzende Position.
- Beruhigen Sie den Verletzten, um aufkommende Atemnotpanik zu verhindern.

Eine Evakuierung ist auch hier dringend erforderlich!

Schußverletzungen in der Bauchregion (Abdomen)

Hochenergieschüsse in den Bauch sind meist fatal, wohingegen bei .22-Geschossen eine günstigere Aussicht besteht. Starke innere Blutungen und Schock sind sichere Folgen einer Bauchverletzung.

- Kontrollieren Sie die Atemwege und achten Sie auf Erbrechen.
- Verbinden Sie die Wunden großflächig.
- Behandeln Sie den Schock.
- Geben Sie auf keinen Fall etwas zu trinken oder zu essen.

Auch hier ist eine Evakuierung dringend erforderlich.

Extremitäten

Hochenergiegeschosse können Extremitäten ganz abreißen oder vollständig zertrümmern. Starke Blutungen der Arterien müssen sofort gestoppt werden. Auch hier ist mit starkem Schock zu rechnen.

- Legen Sie den Verletzten hin, und versuchen Sie, das getroffene Gliedmaß hochzulegen, um die Einblutung zu vermindern.
- Verbinden Sie alle Wunden möglichst üppig.
- Legen Sie Druckverbände an, wo nötig.
- Versuchen Sie, das verletzte Gliedmaß zu schienen und völlig ruhigzustellen.
- Bringen Sie den Verletzten in die Schocklage.

Eine Evakuierung ist auch hier erforderlich!

Bei größeren Schußverletztungen handelt es sich in fast allen Fällen um schwerwiegende Verletzungen, und die Überlebensaussichten sind nicht sehr günstig, falls nicht eine schnelle Evakuierung möglich ist.
Geben Sie aber auf jeden Fall Ihr Bestes, beruhigen und versorgen Sie den Patienten so gut wie möglich.

20

Verbrennungen

Zumeist gehen wir davon aus, daß Verbrennungen eher zu Hause passieren oder bei der Arbeit – aber nicht auf Tour oder in einem Camp, fern von jeglicher Hilfe. Leute, die schon die möglichen schrecklichen Auswirkungen von Verbrennungen gesehen oder selber erlebt haben, sind sehr vorsichtig: »Ein gebranntes Kind...« Trotzdem gehören Verbrennungen in die Reihe der häufigsten Verletzungen in der Wildnis oder auf Tour. Die meisten Unfälle passieren im Zusammenhang mit dem Gebrauch von Kochern, Laternen, Treibstoffen, durch Lagerfeuer, brennende Zelte oder Hütten, verschüttete heiße Flüssigkeiten und Waldbrände. Verbrennungen durch Seile, zum Beispiel beim schnellen Abfahren aus einer Felswand, sind eine scheußliche Kombination aus Hitze und mechanischer Verletzung.

Umgang mit flüssigen Treibstoffen

Viele Personen wissen nicht, warum der Umgang mit Treibstoffen so gefährlich ist. Bei normaler Temperatur verdampft der flüssige Treibstoff und bildet ein unsichtbares Gas, das schwerer als Luft ist. Dieser Dampf explodiert sofort, wenn er entzündet wird. Benzin besitzt mehr Explosionskraft im Verhältnis zum Gewicht als Dynamit. Dieser explosive Dampf ist auch das, was in einem Motorzylinder gezündet wird und das Auto in Bewegung bringt. Benzindämpfe sammeln sich unsichtbar in tiefgelegenen Bereichen eines Zeltes oder einer Hütte an. Kommen diese Dämpfe mit einem Zündfunken in Berührung, so wird sich das Luft-Benzingemisch explosionsartig entzünden und verbrennen – mit dem entsprechenden Schaden, falls das in einem Zelt oder in einer Hütte passiert. Bei ungefähr -40°C wird es sehr schwer, solche Dämpfe – die dann nur noch in geringem Maße entstehen – zu entzünden. Aus diesem Grund ist es auch bei dieser Temperatur sehr schwer, Motoren zu starten.

Hier noch einige Ratschläge zum Umgang mit flüssigen Brennstoffen:

- Füllen Sie Kocher oder Laternen nie in einem Zelt oder in einer Hütte auf.
- Sie dürfen die Brenner erst wieder nachfüllen, wenn sie völlig abgekühlt sind.
- Stellen Sie sicher, daß keine Flammen oder Zündquellen – Feuer, Zigaretten, Kerzen – in der Nähe sind, wenn Sie Brennstoff nach füllen.
- Wischen Sie auf den Tank oder Tisch verschüttete Brennstoffe ab, und lassen Sie sie unter keinen Umständen abbrennen.
- Wird der Tank aus irgendeinem Grunde heiß, dann dürfen Sie den Brenner oder die Laterne erst wieder verwenden, wenn das ganze Gerät abgekühlt ist.
- Öffnen Sie nie eine Tankkappe, wenn der Brenner noch läuft.
- Gießen Sie Brennstoffe nie in ein Feuer.
- Rauchen Sie nicht im Zelt, in der Hütte, im Schlafsack oder im Bett.

Auswirkungen von Verbrennungen

Wenn Hitze mit dem Körper in Berührung kommt, dann nehmen Haut und Gewebe einiges der Wärme auf. Da der Körper hauptsächlich aus Wasser besteht, und Wasser Wärme sehr gut speichert, bleibt die Hitze so lange im Körper, bis sie über die Oberfläche wieder abgegeben oder vom Blut abtransportiert wurde.

Je länger die Hitze im Körper bleibt, desto tiefer wird die Wärme eindringen, Gewebe zerstören und Schmerzen verursachen. Aus diesem Grund ist ein schnelles Kühlen wichtig.
Bei einer schweren Verbrennung schwillt das Gewebe sehr schnell an. Die Flüssigkeit, die die Schwellung verursacht, wird aus dem Plasma (klaren) Teil des Blutes herausgezogen. Als Folge nimmt das Blutvolumen ab, und der Blutdruck fällt. Schon kurz nach der Verbrennung näßt die Wunde viele Tropfen dieser klaren, gelblichen Flüssigkeit aus. Auf diese Weise kann sehr viel Flüssigkeit verloren werden, und der Patient kann in einen Schock geraten, als ob er Blut über eine Wunde verloren hätte.
Die Menge der verlorenen Flüssigkeit und die Geschwindigkeit, mit der der Verletzte in den Schock geht, hängt meist von der Größe der Wunde und dem Verbrennungsgrad ab.
Bei einer schweren Verbrennung ist **Schock** die lebensbedrohende Gefahr Nummer eins.
Da verbranntes Gewebe tot ist, und andere Teile wenig durchblutet werden, bildet verbranntes Gewebe einen idealen Nährboden für Bakterien.
Bei einer schweren Verbrennung in der Wildnis oder fern von der nächsten Hilfe bildet das **Infektionsrisiko** die zweite große Gefahr.
Alle Verbrennungspatienten mit größeren Verbrennungen müssen zur nächsten medizinischen Hilfe gebracht werden. Bei schweren Verbrennungen ist eine schnelle Luftevakuierung unumgänglich.

Verbrennungskategorien

Sie müssen erkennen können, wie schwer eine Verbrennung ist, um adäquate Erste Hilfe zu leisten oder über Funk die entsprechenden Informationen an eine Rettungsleitstelle weiterzugeben. Beachten Sie, daß nicht nur die Größe oder Tiefe der Verbrennung eine wichtige Rolle spielt, sondern auch die Verbrennungsstelle. Jede Verbrennung im Gesicht, an den Händen oder in der Leiste ist problematisch.

Verbrennungen 1. Grades

Mäßige Wärme über einen längeren Zeitraum oder stärkere Hitze mit einer kurzen Einwirkzeit werden das Gewebe röten und schwellen lassen. Es entstehen noch keine Blasen, hingegen können einige Gewebezellen abgetötet worden sein, die später abgestoßen werden und sich abschälen. Ein gutes Beispiel dafür ist ein Sonnenbrand. Sind Verbrennungen 1. Grades nicht zu groß, dann werden Sie in aller Regel selbständig und ohne große Probleme abheilen.

Symptome

Bei einer Verbrennung 1. Grades:

- ist die Haut rot und empfindlich für Berührungen,
- können leichte Schwellungen auftreten,
- entstehen noch keine Blasen.

Verbrennungen 2. Grades

Größere Hitze durchdringt das Gewebe stärker und tötet mehr Zellen ab. Die Haut ist rot und zeigt Blasen. Starke Schmerzen entstehen durch beschädigte, aber noch nicht abgestorbene Nervenenden. Verbrennungen oder Verbrühungen durch heiße Flüssigkeit sind meist Verbrennungen 2. Grades und sehr gefährlich. Diese Wunden brauchen sehr lange um abzuheilen, sie infizieren sich sehr oft, wenn die Blasen sich öffnen, und es können nach dem Heilungsprozeß Narben zurückbleiben.

Symptome

Bei eine Verbrennung 2. Grades:

- ist die Haut rot, berührungs- und sehr schmerzempfindlich,
- treten starke Schwellungen auf,
- sind die Schmerzen sehr stark,
- näßt die Wunde.

VERBRENNUNGEN 3. GRADES

Eine noch größere und längere Hitzeeinwirkung wird das Gewebe bis hin zum Fettgewebe zerstören. Die Haut kann blaß, trocken und weiß aussehen, wie wenn Sie ein Stück Fleisch in einer Pfanne mit geschlossenem Deckel gedünstet haben. Ebenso kann die Haut auch braun, schwarz und verkrustet aussehen. Blasen sind meist schon wieder geöffnet. Eine Verbrennung 3. Grades kann weniger Schmerzen verursachen, da die Nervenenden völlig zerstört sind und keine Schmerzen mehr anzeigen können. Isoliert kommt es aber selten zu solch starken Verbrennungen: Meist ist die Umgebung mit schmerzhaften Verbrennungen 1. und 2. Grades bedeckt. Drittgradige Verbrennungen werden meist durch direkten Kontakt mit der Flamme oder Glut, brennender Kleidung oder einer längeren Einwirkung von geringer Hitze erzeugt. Es wird sehr viel Gewebe zerstört, und eine spätere Infektion ist fast sicher, wenn keine medizinische Hilfe erreicht werden kann. Der Heilungsprozeß ist sehr langwierig und hinterläßt meist Narben sowie die Notwendigkeit von Hauttransplantationen.

Symptome

Bei einer Verbrennung 3. Grades:

- ist die Haut blaß, trocken und weiß oder braun, schwarz und verkrustet,
- ist die Umgebung meist mit Verbrennungen 1. und 2. Grades bedeckt,
- ist die Region mit der drittgradigen Verbrennung nicht schmerzempfindlich.

Ausdehnung von Verbrennungen

Da die Schwere einer Verbrennung von der Kombination der Tiefe (Grad) und der Größe und dem Verbrennungsort abhängt, müssen Sie genau beurteilen können, wieviel Körperoberfläche von der

Verbrennung betroffen ist. Diese Angaben über die Ausdehnung von Verbrennungen wird in Prozent gemacht. Es gibt zwei Wege, die Prozentzahl der verbrannten Körperoberfläche (KOF) zu bestimmen.
Schätzung anhand der Größe der Handinnenfläche des Patienten: Die Handfläche des Patienten umfaßt meist 1 bis 1,5 Prozent seiner KOF. Ist der Verletzte schmal und dünn, dann geht die Größe mehr gegen 1 Prozent. Handelt es sich um einen männlichen Verletzten, der schwere körperliche Arbeit verrichtet, dann liegt der Prozentsatz eher bei 1,5 Prozent. Um nun die verbrannte Oberfläche zu schätzen, stellen Sie überschlägig fest, wieviel Handinnenflächen diese Stellen bedecken würden. Berühren Sie aber niemals die Verbrennungen, während Sie dies abschätzen.
Schätzung mit der Neunerregel. Der Körper kann in Gebiete zu je 9 Prozent aufgeteilt werden (Abb. 89).

• Kopf und Nacken	9%
• jede(r) Arm und Hand	9% x 2
• Rumpfvorderseite, jede Hälfte	9% x 2
• Rumpfhinterseite, jede Hälfte	9% x 2
• Vorderseite von jedem Bein	9% x 2
• Rückseite von jedem Bein	9% x 2
• Genitalbereich	1%
Total KOF	100%

Verwenden Sie beide Methoden, um eine Kontrolle über das geschätzte Ergebnis zu haben.

Folgende Verbrennungen verursachen meist schnell starken Schock:
- 15% der KOF mit Verbrennungen 2. und 3. Grades bei einem Erwachsenen.
- 10% der KOF mit Verbrennungen 2. und 3. Grades bei einem Kind.
- Verbrennungen 2. und 3. Grades an der Hand oder im Gesicht.

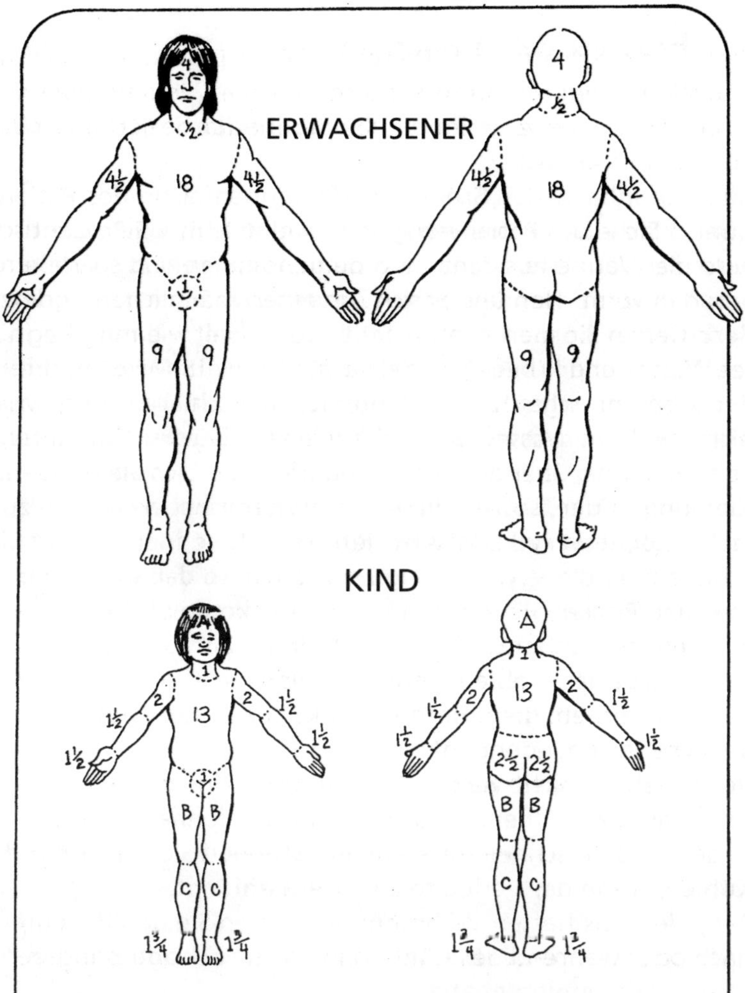

	Alter in Jahren			
	0	1	5	10
A - fi vom Kopf	9½	8½	6½	5½
B - fi eines Schenkels	2¾	3¼	4	4¼
C - fi eines Beines	2½	2½	2¾	3

Abb. 89: Prozentzahlen zur Einschätzung von Verbrennungen

Erste Hilfe bei Verbrennungen

Bei größeren Verbrennungen müssen Sie die Verletzung als solche und den Schock behandeln. Die drei Basismaßnahmen sind Kühlen, Reinigen und Abdecken.

- Kühlen Sie eine Verbrennung so schnell wie möglich. Dadurch wird die Wärme aus dem Gewebe genommen und so weiterer Schaden vermieden und Schwellungen und Schmerzen gemindert. Geben Sie die verletzte Stelle so schnell wie möglich in kaltes Wasser und kühlen diese dort für 10 bis 15 Minuten oder bis der Verbrennungsschmerz stoppt. Können Sie die Verbrennung nicht direkt in Wasser legen, dann legen Sie vorsichtig nasse, kalte Kleidung über die Verletzung und wechseln Sie diese nassen Kleidungsstücke, sobald diese sich erwärmt haben.
  Im Winter, wenn alles Wasser gefroren ist, können Sie vorsichtig Schnee über die Verbrennung zerstreuen, so daß er auf der Haut schmilzt. Packen Sie Verbrennungen nie komplett in Schnee, da dies sehr schnell zu Erfrierungen führen kann und Sie dann noch ein zusätzliches Problem haben würden. Ist es sehr kalt, kann es auch ausreichen, die Verbrennung kurz der Kälte auszusetzten. Vorsicht vor Erfrierungen!
  Versuchen Sie nicht Verbrennungen über eine große Fläche übermäßig zu kühlen. In solch einem Fall können Sie den Patienten sehr schnell unterkühlen. Stoppen Sie sofort mit dem Kühlen, wenn der Verletzte zu zittern anfängt.
  Bei jeder ernsthaften Verbrennung müssen Sie den Patienten nach oder während des Kühlens in die Schocklage bringen.

- Reinigen Sie die Verbrennung, falls es nötig ist, um späteren Infektionen vorzubeugen.

Bei kleinen Verbrennungen waschen Sie das Gebiet einfach mit einer neutralen Seife aus und lassen die Wunde nach dem Spülen lufttrocknen. Bei schweren Verbrennungen entfernen Sie nur die Haut- oder Kleidungsreste aus der Wunde, die leicht zu entfernen

sind und nicht festkleben. Lassen Sie den Rest in der Wunde. Das Feuer wird diese Teile vermutlich steril gebrannt haben. Verletzen und berühren Sie die Haut nicht. Husten oder Atmen Sie nicht in die Wunde.
Ist eine Hand betroffen, dann sollten Armbänder und Ringe sofort entfernt werden, bevor diese durch Schwellungen blockiert werden.

- Abdecken der Wunde ist ein wichtiger Schutz vor Infektionen. Verwenden Sie ein nichtklebendes Verbandmaterial, möglichst Brandwundverbandtücher. Bei Verbrennungen 3. Grades sollten Sie zusätzlich über das Brandwundverbandtuch saugende Kompressen legen, um das Wundwasser zu absorbieren. Hier können Sie auch, wegen der verminderten Schmerzen, den Verband etwas besser anwickeln. Bei den Schmerzen einer Verbrennung 2. Grades hat der Patient solche Schmerzen, daß es nur möglich ist, den Verband locker aufzulegen und nur leicht zu befestigen.

Schock durch Verbrennungen – Vorbeugung und Behandlung

Kleine Verbrennungen werden meist keinen Schock erzeugen. Bei großen Verbrennungen mit starkem Flüssigkeitsverlust ins Gewebe oder aus der Wunde heraus, kann es sehr schnell zu einem Schock kommen. Vom Rettungsdienst oder im Krankenhaus würden solche Patienten sofort Infusionen bekommen. Da dies in einer Ersten-Hilfe-Extrem-Situation nicht möglich ist, müssen andere Versuche gemacht werden, die verlorene Flüssigkeit oral wieder zu ersetzen. Es gibt ein gewisses Risiko, daß der Verletzte sich erbricht. Das Risiko und die Schädigung durch einen schwere Schock ist aber wesentlich höher, wenn die Flüssigkeit nicht substituiert (ersetzt) wird. Orale Flüssigkeitssubstitution wird viele Verletzte mit einer Verbrennung zwischen 20% und 50% KOF retten.

Flüssigkeiten für Verbrennungsopfer

Hier ein Rezept für eine exzellente Flüssigkeitssubstitution:

- 2.5 ml Salz,
- 2.5 ml Soda (kein Backpulver),
- 1 Liter Wasser,
- Zucker für den Geschmack (Abb. 90).

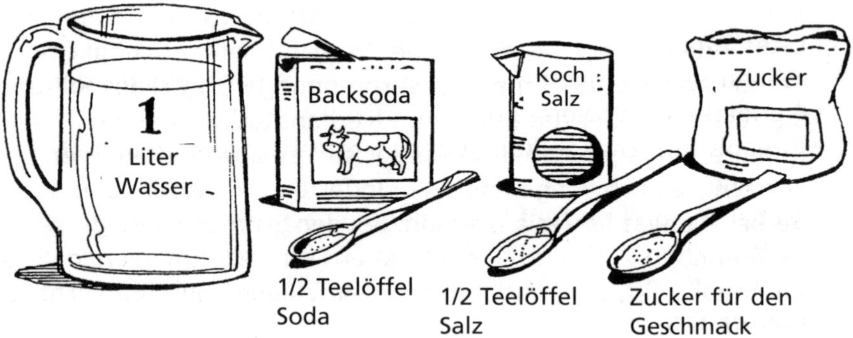

Abb. 90: Verbrennungsrehydrationsmix

Eine weitere gute und einfache Lösung, die auch für die meisten Dehydratationen verwendet werden kann, besteht aus 5 ml (1 Teelöffel) Salz und 40 ml (8 Teelöffel) Zucker in einem Liter Wasser. Sind keine der aufgeführten Zutaten erhältlich, dann ist auch eine Fleischbrühe oder einfach klares Wasser besser als nichts.
Man muß noch dazu sagen, daß diese »Cocktails« alle nicht besonders gut schmecken. Sie müssen daher Ihren Patienten davon überzeugen, wie wichtig es ist, diese Flüssigkeit zu sich zu nehmen. Lassen Sie ihn die Lösung nicht auf einmal trinken, sondern Schluck für Schluck, sonst ist die Gefahr des Erbrechens zu groß.

Verteilung der Flüssigkeitsaufnahme für Verbrennungsopfer

Mit der Flüssigkeitsgabe sollte sofort parallel mit der Schockbehandlung begonnen werden, auch wenn noch keine Schocksymptome erkennbar sind. Auch wenn dem Verletzten schlecht ist, sollte versucht werden, ihn zur Aufnahme der Flüssigkeiten zu bewegen.

Erster Tag:
- Geben Sie Flüssigkeit nur schluckweise – je nachdem wie der Verletzte diese tolerieren kann.
- Drei bis fünf Liter sollten in den ersten acht Stunden gegeben werden.
- Geben Sie drei bis fünf Liter über die nächsten 16 Stunden verteilt.

Zweiter Tag:
- Geben Sie angereicherte Flüssigkeiten (Salz, Soda, Zucker, Isostar) oder
- Limonaden bzw. gesüßtes Wasser, wenn Sie sonst nichts zur Verfügung haben.
- Geben Sie leichte Nahrungsmittel, falls der Verletzte essen möchte.

Dritter Tag:
- Geben Sie normale Flüssigkeiten außer Kaffee, Schwarztee, Alkohol.
- Geben Sie reichlich Nahrung.

Haben Sie Vitaminpräparate bei sich, dann geben Sie diese jeden Tag in normaler Dosierung, solange der Verletzte nicht erbricht. Fruchtsäfte sollten Sie während der ersten Tage vermeiden.

Beobachten Sie den Verletzten und messen Sie seine Urinausscheidung. Schneller Puls und Atmung zeigt, daß der

Verletzte mehr Flüssigkeit benötigt, ebenso eine Urinausscheidung von weniger als 1000 ml in 24 Stunden.

Pflege bei schweren Verbrennungen

Lassen Sie die direkte Wundauflage (Brandwundverbandstuch) auf der Verbrennung und wechseln Sie nur die darüber liegenden Kompressen, wenn Sie mit Flüssigkeit vollgesaugt sind.

Tritt eine Infektion auf, dann:
- reinigen und spülen Sie die Wunde und wechseln den Verband zweimal täglich;
- sollte der Patient Antibiotika dabei haben, dann geben Sie ihm diese wie verschrieben;
- ernähren Sie den Patienten sorgfältig und sorgen für eine ausreichende Flüssigkeitszufuhr.

Spezielle Verbrennungen

Verbrennungen der Atemwege können bei einem Gebäude oder Zeltbrand auftreten oder wenn Benzin oder Gas explodieren. Das Innere von Nase, Mund, Rachen und der unteren Luftwege kann verbrannt oder giftigem Gas ausgesetzt sein. Die Hauptgefahr ist die Schwellung der Atemwege. Ein Patient mit diesem Inhalationstrauma ist in großer Gefahr und muß schnellstens evakuiert werden. Während dem Lufttransport sollte der Patient Sauerstoff bekommen.

Symptome

Jeder, der einem Gebäude oder Zeltfeuer ausgesetzt war, hat sich möglicherweise auch die Atemwege verbrannt. Sind Sie im Zweifel, ob die Atemwege nun betroffen sind oder nicht, dann bringen Sie den Verletzten unmittelbar zur nächsten medizinischen Hilfe. Einige Anzeichen für ein Inhalationstrauma können sein:

- angesengte Nasen- oder Barthaare,
- Verbrennungen um die Nase oder den Mund,
- Husten, Heiserkeit,
- Ruß im Mund.

Maßnahmen

Versuchen Sie die Schwellungen zu vermindern oder zu verhindern und bringen Sie den Verletzten zur nächsten medizinischen Hilfe. Sie sollten:

- den Patienten sitzend lagern, wenn es sich um einen unbedeutenden Schock handelt;

- Eischips, Schneebröckchen geben oder den Mund wiederholt mit kaltem Wasser ausspülen lassen;

- assistiert beatmen, falls notwendig;

- eine extrem dringende Luftevakuierung anfordern, wenn möglich mit einem Arzt an Bord und der Möglichkeit Sauerstoff zu verabreichen.

Verbrennungen im Gesicht sollten wie beschrieben behandelt werden. Verbinden Sie diese allerdings nicht, sondern lassen Sie die Verletzung der Luft ausgesetzt sein.
Verbrennungen der Augenlider gefährden das Sehvermögen, da sich durch die Verbrennung die Augenlider zusammenziehen können und damit das Auge freigelegt ist und austrocknen kann. Bedecken Sie die Augen mit sterilen Kompressen und halten Sie diese mit abgekochtem und kühlem, leicht gesalzenem Wasser feucht.
Verbrennungen an der Hand, wenn sehr tief, ziehen die Haut zusammen und können somit die Hand verformen. Sie sollten:

- die Hand kühlen,
- Kompressen zwischen die Finger legen,
- die Hand als Schutz mit einer Plastiktüte abdecken,
- die Verletzung erhöht lagern,
- die Finger in Bewegung halten, bis medizinische Hilfe erreicht ist.

Ermutigen Sie den Patienten die Hand so gut wie möglich in der »Funktionshaltung« zu halten. Die Finger sind leicht gekrümmt und das Handgelenk leicht nach hinten gebogen (Abb. 91). Ist es sehr kalt, dann kann auch ein Handschuh über der Plastiktüte getragen werden.

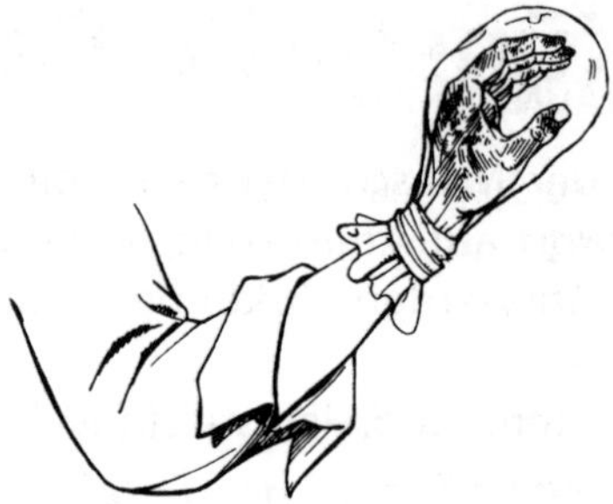

Abb. 91: Verbinden einer verbrannten Hand

21

Künstliche Beatmung

Jeder Mensch, bei dem keine Atmung mehr feststellbar ist, muß sofort auf Atemwege, Atmung und Kreislauf wie Herzschlag überprüft werden. Es können folgende Fälle vorliegen:

- Atem- und Herzstillstand (keine Atmung, kein Herzschlag), oder
- nur Atemstillstand (keine Atmung, das Herz schlägt aber weiter).

Hören beide – Atmung wie Herzschlag – auf, dann muß sofort mit der **Herz-Lungen-Wiederbelebung (HLW)**, auch **Cardio-Pulmonale-Reanimtion (CPR)** genannt, begonnen werden, damit der Patient eine Überlebenschance hat. Wie bei anderen praktischen Fähigkeiten in diesem Buch muß ich darauf hinweisen, daß es absolut notwendig ist, die HLW in einem Kurs zu erlernen.
Die Ausführungen im Buch dienen lediglich Ihrer theoretischen Vorbereitung oder dem Nachlesen – das Training in einem Kurs ersetzen sie nicht. Wenn Sie in einem Erste-Hilfe-Kurs die HLW beherrschen gelernt haben, dann werden Sie aller Wahrscheinlichkeit nach auch in einem Ernstfall keine Probleme damit haben. Ich kann Ihnen das guten Gewissens sagen, da ich vor meiner ersten Reanimation am Patienten auch »nur« an Übungspuppen ausgebildet worden war und bei meiner ersten »echten« Reanimation dann mit dem an der Puppe Erlernten sehr gut zurechtkam.
Sie können einem Menschen mit verschiedenen Methoden bei der Atmung helfen – alle zusammen werden sie »künstliche Beatmung« genannt. Sie können einen Patienten kontrolliert beat-

men, wie es bei der »Mund-zu-Nase-« oder der »Mund-zu-Mund-Beatmung« der Fall ist, wenn der Patient keine Eigenatmung – Spontanatmung – mehr aufweist. Ebenso kann eine »assistierte Beatmung« notwendig werden, wenn der Patient zwar selbst noch atmet, aber nicht ausreichend, so daß der Helfer die angefangene, unvollständige Einatmung durch einen zusätzlichen Beatmungsstoß erweitern und damit effektiv machen muß. Im Buch wurden schon einige Beispiele genannt, wann eine assistierte Beatmung angewendet werden muß.
So zum Beispiel bei Brustkorbverletzungen, Kohlendioxidvergiftungen, Rauchgasinhalation und diversen Herz- und Lungenleiden. Es gelten hierbei die gleichen Grundsätze wie bei der kontrollierten Beatmung, nur daß man die Beatmung mit der Eigenatmung des Patienten koordinieren muß:
Erst wenn der Patient selber einatmet, darf man dann in Fortsetzung dieser Einatmung noch einen Atemstoß aufsetzen.

Wann wird beatmet?

Verschiedene Einflüsse können auf Tour oder in der Wildnis einen Atemstillstand hervorrufen. Die häufigsten Ursachen sind bewußtlose Patienten, bei denen die Zunge die Atemwege verlegt, Beinahe-Ertrinken und Ersticken durch Fremdkörper im Mund-Rachenraum. Blitzschlag und diverse andere Traumata (Verletzungen) können ebenfalls zum Atemstillstand führen. Oft reichen einige Atemspenden aus, um die Spontanatmung des Patienten wieder zu aktivieren.

Funktionsweise der normalen Atmung

Die Einatmung wird durch einen Nervenimpuls des Atemzentrums ausgelöst. Die Muskeln des Brustkorbes ziehen sich zusammen und heben damit die Rippen. Gleichzeitig wird die Muskulatur des

Zwerchfelles abgesenkt: Beides führt zur Vergrößerung des Brustraumes. Die über einen Unterdruck im flüssigkeitsgefüllten Pleuraspalt – dem Zwischenraum zwischen Rippen- und Brustfell – befestigten Lungen folgen dieser Bewegung des Brustkorbes nach. Der durch diese Brustraumvergrößerung entstehende Unterdruck wird durch die einströmende Außenluft (Einatemluft) ausgeglichen.

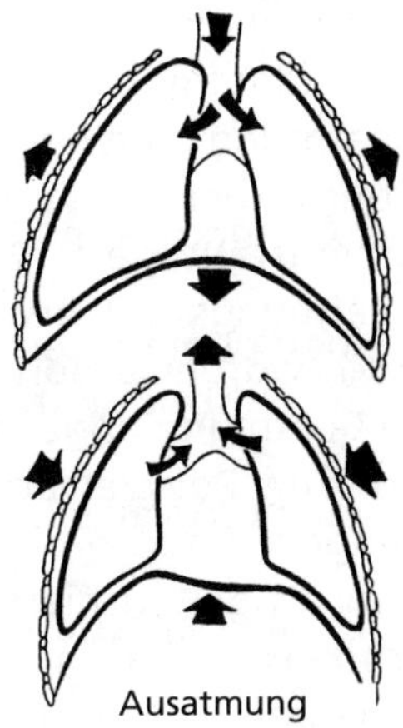

Abb. 92: Atemmechanik

Die Atemwege teilen sich auf in die oberen Atemwege, bestehend aus Mund, Nase und Rachenraum, und die unteren Atemwege, bestehend aus Kehlkopf (Larynx), Luftröhre (Trachea), Hauptbronchus, Bronchialästen, Bronchiolen und Lungenbläschen (Alveolen). Der Weg der Luft von Mund und Nase bis zu den Lungenbläschen wird als Totraum bezeichnet, da hier zwar Luft bewegt wird, aber kein Gasaustausch stattfindet. Der Gasaustausch erfolgt in den Alveolen, indem Sauerstoff an das Blut abgegeben und Kohlendioxid aufgenommen und bei der Ausatmung abtransportiert wird.
Die Atmung wird durch Meßstellen im Körper ständig gesteuert. Dazu wird der Anteil des im Blut vorhandenen Sauerstoffs und Kohlendioxids sowie der sich daraus ergebende Säuregrad ständig gemessen. Diese Meßstellen liegen im Atemzentrum – an der Teilungsstelle der Halsschlagader (Arteria carotis) und im Bogen der großen Körperschlagader (Aorta).

Atemstörungen

Die normale Atmung kann durch jede Art von Atemwegsverlegung gestört werden. Übliche Ursachen sind:

- die Zunge,
- Fremdkörper, Blut oder Erbrochenes in den Atemwegen oder
- Fremdkörper wie Wasser, Sand, Plastiktüten, Kleidung, die eine Luftzufuhr verhindern können.

Die Atmung kann auch reduziert oder verhindert werden durch:

- einen punktierten (durchlöcherten) Brustkorb, der das System (Unterdruck) einfließender Luft lahmlegt,

- eine punktierte Lunge,

- eine Rippenserienfraktur; hierbei werden bei der Einatmung Teile des Brustkorbes eingesogen,

- jede Art von Druck auf den Brustkorb, der eine Ausdehnung verhindert,

- Flüssigkeitsansammlung in den Lungen,

- einen Spasmus (extreme Anspannung) der Muskeln in und um die Atemwege,

- Schwellung der Atemwege oder

- durch Krankheit, Vergiftung, Medikamentenüberdosis, Hirnverletzung oder Nervenverletzung, die die Atemmuskulatur beeinflussen.

Ein brutaler Schlag, Herzinfarkt, Schlaganfall (Apoplex), Krampfanfall oder Rauchinhalation können ebenfalls die Atmung stören oder gänzlich lahmlegen. Da der Durchschnittsmensch das Bewußtsein schon nach wenigen Minuten ohne Sauerstoff verliert und binnen vier Minuten stirbt oder zumindest starke Hirnschädigungen davonträgt, wird in der Ersten Hilfe auf die Atmung immer ein besonderes Gewicht gelegt.

Anzeichen für Atemprobleme

Ist der Verletzte nicht ansprechbar und kann Sie nicht darüber informieren, was ihm fehlt, dann müssen Sie auf die folgenden Anzeichen für Atemnot achten:

- eine Atembewegung des Brustkorbes kann nicht gesehen, gefühlt oder gehört werden,
- der Patient ringt nach Luft, oder die Atmung ist laut und keuchend,
- die Atmung ist anormal schnell, langsam oder unregelmäßig,
- die Atmung ist anormal tief oder flach,
- Lippen, Nagelbett und manchmal auch die Ohren sehen bläulich aus und/oder
- die Blutgefäße an Kopf und Hals treten deutlich hervor, sind also stark mit Blut gefüllt.

Oft können Sie mehrere dieser Anzeichen auf einmal beobachten. Ein Verletzter, der die beschriebenen Anzeichen aufweist, schwebt in der Gefahr, bewußtlos zu werden und an Sauerstoffmangel (Hypoxie) zu sterben, wenn er nicht künstlich beatmet wird. Bekommt das Gehirn etwa vier Minuten lang keinen Sauerstoff mehr, dann ist ein permanenter Gehirnschaden oder der Tod des Patienten zu erwarten. Die Zeit von vier Minuten ist allerdings relativ und hängt von der Umgebungstemperatur ab: Ist es sehr kalt, kann das Gehirn aufgrund des geringeren Sauerstoffverbrauchs eine etwas längere Zeit ohne Sauerstoff auskommen. Bei einer sehr hohen Außentemperatur kann sich die Zeit bis zur Schädigung des Gehirns durch Sauerstoffmangel auch auf unter vier Minuten verkürzen. Jede Sekunde zählt also – Sie müssen sofort Hilfe leisten.

Beatmung einer bewußtlosen Person

Wenn Sie vermuten, daß eine Person bewußtlos ist und nicht mehr atmet, dann müssen Sie drei Dinge überprüfen, bevor Sie mit der Beatmung anfangen:

- das Ansprechverhalten (also das Bewußtsein),
- die Atmung,
- die Atemwege,
- den Puls.

Um das Bewußtsein zu testen, schütteln Sie den Patienten ein wenig an den Schultern und fragen: »Was ist los? Machen Sie die Augen auf?« oder etwas Ähnliches, das eine Reaktion des Patienten erwarten läßt. Reagiert er nicht darauf, dann setzen Sie einen leichten Schmerzreiz, indem Sie ihn etwa in den Arm kneifen. Kommt immer noch keine Reaktion darauf, dann ist er ziemlich sicher bewußtlos. Gibt er Ihnen auf die Fragen eine Antwort oder erhalten Sie auf das Kneifen hin eine Reaktion, dann ist er bei Bewußtsein und atmet vermutlich auch.
Um die Atmung zu testen, legen Sie eine Hand auf den Bauch und die andere auf den Brustkorb des Patienten und beugen sich gleichzeitig zu Mund und Nase des Patienten nieder. Fühlen, hören und schauen Sie mindestens zehn Sekunden lang nach Atembewegungen des Patienten. Können Sie keine Atmung erkennen, dann überprüfen Sie die Atemwege auf Fremdkörper wie Prothesen, Nahrungsmittel und dergleichen. Ein weiterer Grund für den Atemstillstand ist häufig eine Atemwegsverlegung durch die Zunge des Patienten.
Um die Atemwege zu öffnen gibt es zwei Methoden. Liegt nach Ihrer Meinung keine Wirbelsäulenverletzung vor, dann wenden Sie den »*lebensrettenden Handgriff*« an: Legen Sie eine Hand auf die Stirn des Patienten und die andere an den Unterkiefer. Schieben Sie auf diese Weise den Kopf nach hinten, dadurch wird die Zunge nach oben aus den Atemwegen herausgezogen (Abb. 93 + 94).

Dieser Handgriff ist oft alles, was zur Wiederaufnahme der Atmung nötig ist. Überprüfen Sie für einige Sekunden, ob der Patient weiteratmet. Atmet er nicht weiter, dann müssen Sie – wie nachfolgend beschrieben – mit der kontrollierten Beatmung beginnen. Am erwachsenen Patienten wird häufig seitens der Helfer der

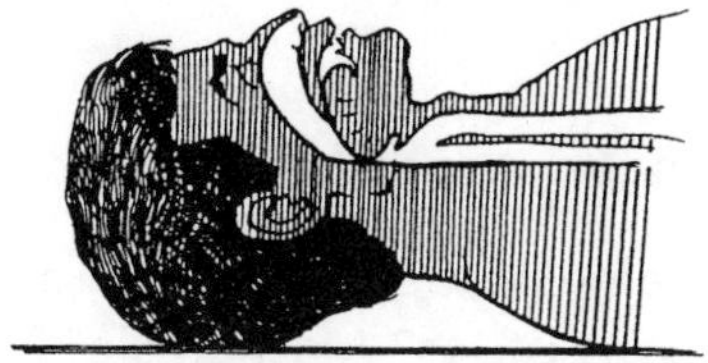

Abb. 93: Verschlossene Atemwege

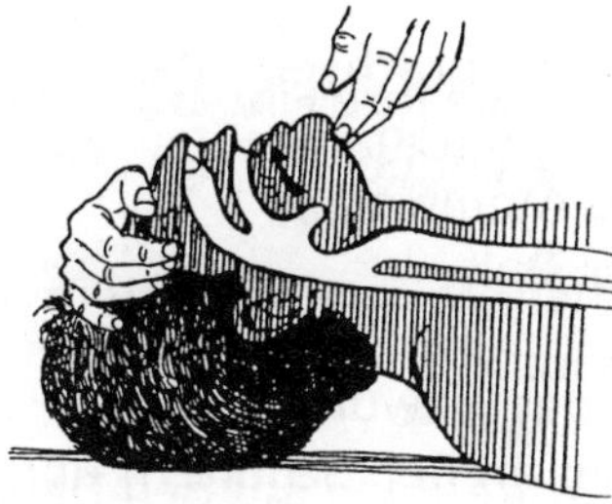

Abb. 94: Öffnen der Atemwege durch Überstrecken des Kopfes

Fehler gemacht, daß der Kopf nicht weit genug nach hinten überstreckt wird. Hebt sich bei der Beatmung der Brustkorb nicht, dann überstrecken Sie den Kopf erneut. Das Überstrecken des Kopfes wird auch bei Kindern zum Öffnen der Atemwege verwendet. Passen Sie dabei aber auf, daß Sie den weichen Bereich unter dem Kinn nicht zudrücken oder versehentlich den Mund des Kindes verschließen (Abb. 95).

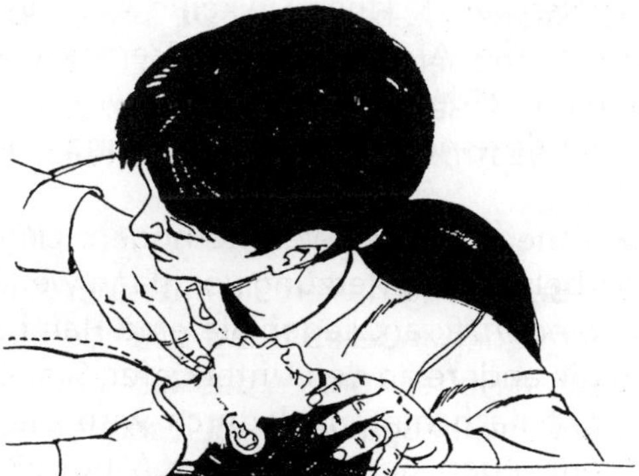

Abb. 95: Vorgehen bei einem Kleinkind

Liegt der Verdacht auf Verletzung der Wirbelsäule vor, dann dürfen Sie den Kopf nicht überstrecken: Hier muß der Unterkiefer nach oben und vorne gebracht werden, ohne daß der Kopf überstreckt wird. Sie sollten folgendermaßen vorgehen:

- Knien Sie sich am Kopf des Patienten hin.

- Legen Sie Ihre Finger hinter die Kiefergelenke und die Daumen an die Endpunkte der Unterlippe.

- Ziehen Sie den Unterkiefer mit den Fingern nach vorne (oben), während Sie

- die Unterlippe mit den Daumen zurückziehen.

- Stabilisieren Sie den Kopf mit Ihren Handflächen und den Handgelenken.

Überprüfen Sie wieder sofort, ob die Eigenatmung auf diese Maßnahme hin einsetzt.

Beatmung

Können Sie keine Eigenatmung des Patienten feststellen, dann müssen Sie sofort mit der Beatmung beginnen. Da Ihre Lungen nur 4 Prozent der 21 Prozent Luftsauerstoff aufnehmen, bleibt mit 17 Prozent Sauerstoff in Ihrer Ausatemluft genug übrig, um den Patienten ausreichend beatmen zu können. Sie sollten folgendermaßen vorgehen:

- bei der Mund-zu-Mund-Beatmung halten Sie mit einer Hand das Kinn weiter nach oben, mit der anderen Hand schließen Sie die Nase des Patienten. Geübte Helfer können die Nase auch mit der eigenen Wange effektiv verschließen und haben somit eine Hand mehr frei.

- gehen Sie mit Ihrem Mund über den des Patienten, so daß keine Luft mehr zur Seite entweichen kann (Abb. 96),

- blasen Sie die Luft langsam aber stetig in die Lunge, und nehmen Sie sich für diesen Beatmungsvorgang etwa 1 bis 1,5 Sekunden Zeit,

- gehen Sie vom Mund weg und lassen Sie den Patienten ausatmen, was automatisch und ohne Ihr Zutun geschieht, während Sie selber frische Luft einatmen,

- geben Sie auf diese Weise bei einem Erwachsenen jede fünf Sekunden eine Beatmung, so daß Sie auf 12-16 Atemstöße in der Minute kommen, und

- kontrollieren Sie seinen Puls.

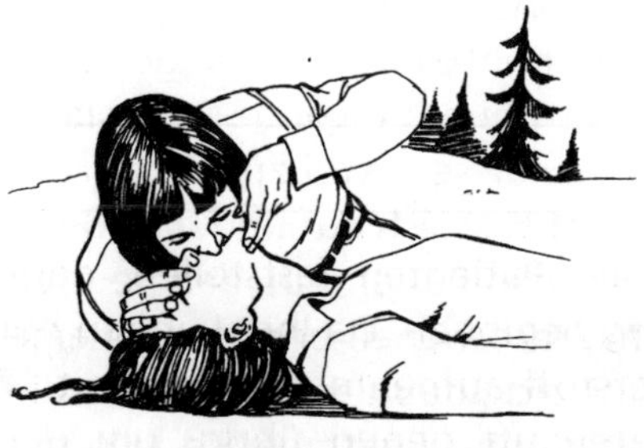

Abb. 96: Mund-zu-Mund-Beatmung

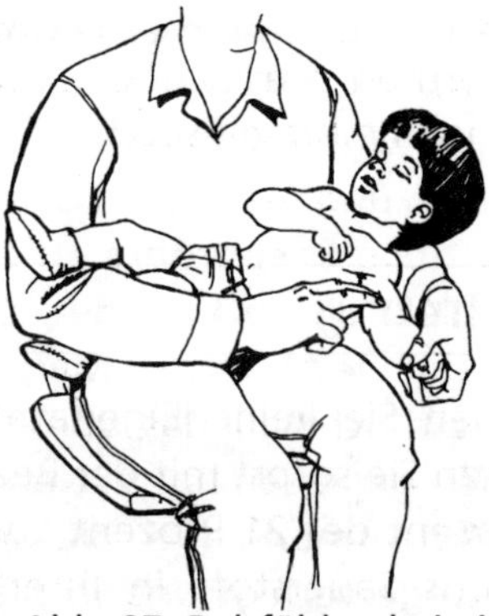

Abb. 97: Pulsfühlen bei einem Kleinkind

Handelt es sich bei dem Patienten um einen Säugling oder ein Kleinkind, dann müssen Sie mit Ihrem Mund den Mund und die Nase des Kindes gleichzeitig bedecken und beatmen; das geht sehr einfach und leicht.
Die Atemtiefe (Volumen) und die Häufigkeit (Frequenz) ist in den verschiedenen Altersgruppen sehr unterschiedlich:

- **Neugeborene:** Gewicht 3,5 kg; Atemfrequenz 50/min; Atemzugvolumen 40 ml

- **2jähriger:** Gewicht 12 kg; Atemfrequenz 30/min; Atemzugvolumen 100 ml

- **6jähriger:** Gewicht 20 kg; Atemfrequenz 25/min; Atemzugvolumen 200 ml

- **14jähriger:** Gewicht 50 kg; Atemfrequenz 18/min; Atemzugvolumen 400 ml

- **Erwachsener:** Gewicht 60-80 kg; Atemfrequenz 12-16/min; Atemzugvolumen 800-1200 ml

Es gibt viele mögliche Komplikationen bei der Beatmung. Blasen Sie zuviel Luft in die Lunge des Patienten und ist somit die Kapazität der Lunge erschöpft, dann fließt die überschüssige Luft in den Magen. Dies kommt durch die anatomische Besonderheit, daß im Mund-Rachenraum Speise- und Luftröhre gemeinsam beginnen und sich erst in der Höhe des Kehlkopfes in eine getrennte Luft- und Speiseröhre aufteilen. Wird nun die Lunge überbläht, dann fließt die Luft aus der Lunge bis zu diesem Kreuzpunkt zurück und dann weiter in den Magen. Dieser bläht sich auf und gibt dann in einem Schwall das von sich, was der Patient in den letzten Stunden gegessen hatte. Neben dem Erbrochenen bringt solch eine falsche Beatmung auch die Gefahr mit sich, daß das Erbrochene die Atemwege verlegt und in die Lunge dringt. Beatmen Sie also mit der richtigen Menge und der richtigen Stärke – hier ist Übung notwendig.

Infektionsgefahr und Hygiene

Bei einer Beatmung ohne Schutz besteht immer die Gefahr, daß Krankheiten wie Aids oder Hepatitis übertragen werden können.

Und wer »lutscht« schon gerne am Mund des Patienten herum, wenn alles mit Erbrochenem überschwemmt ist? Die Beatmung von Angehörigen, Freund oder Freundin wird sicherlich keine Schwierikeiten bereiten. Müssen Sie allerdings einen Fremden beatmen, dann empfiehlt es sich, eine Beatmungshilfe zu verwenden, die gleichzeitig vor Ansteckung und direktem Hautkontakt schützt. Hierfür gibt es Beatmungsmasken mit Ein-Weg-Ventilen oder auch Beatmungstücher mit Ein-Weg-Ventilen: Sie kosten nicht viel Geld, machen eine Beatmung aber wesentlich angenehmer und sicherer. Packen Sie sich solch eine Hilfe also in Ihr Erste-Hilfe-Set und in den Autoverbandkasten.

22

Abdominale Probleme

Das Abdomen (der Bauchraum) mit seinen vielen Organen kann eine Vielzahl von Schmerzen und Problemen verursachen. Einige kommen sehr h ufig vor und es bedarf keiner medizinischen Hilfe. Andere wiederum weisen auf eine ernsthafte Erkrankung hin und erfordern eine schnelle Evakuierung.

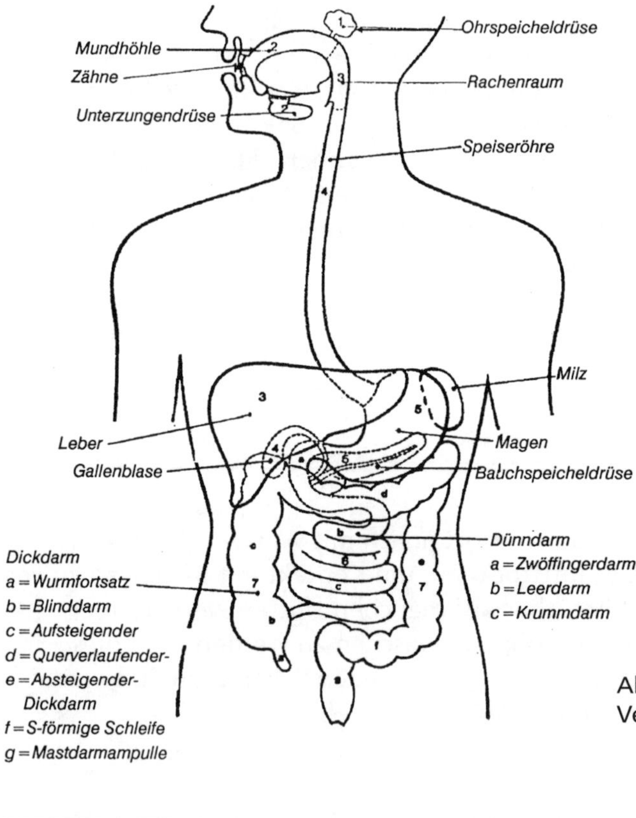

Abb. 98: Das Verdauungssystem

Gastroenteritis (Magengrippe)

Dieses häufige Problem wird meist durch Bakterien in der Nahrung oder im Wasser, aber auch durch Viren und andere Erreger ausgelöst. Es zieht eine Entzündung des Darmes nach sich mit den uns allen bekannten, unangenehmen Symptomen.

Vorbeugung

Diese Bakterien kommen überall dort vor, wo Menschen leben, hauptsächlich aber in Abwasser. Sie wachsen und vermehren sich auf Nahrungsmitteln bei Temperaturen über 4 °C. Hygiene im Camp und bei jeder einzelnen Person ist die wichtigste Vorbeugung. Bei Temperaturen unter dem Gefrierpunkt ist das Problem erheblich vermindert, da sich die Bakterien auf gefrorenen Nahrungsmitteln nicht vermehren können. Ebenso gibt es dann keine Fliegen, welche die Bakterien weitertransportieren könnten. Bei Temperaturen über dem Gefrierpunkt oder in einer warmen Unterkunft sollten Sie:

- Ihre Hände waschen bevor Sie das Essen vorbereiten oder etwas essen.

- Fleisch und Fisch kühl und sauber halten und gegen Fliegen schützen.

- Waschen Sie das Geschirr gründlich mit Wasser und Spülmittel und lassen Sie es lufttrocknen, um Kontakt mit Bakterien zu vermeiden. (Geschirrtücher auf manchen Hütten werden über Wochen verwendet, ohne gewaschen zu werden. Daß dies Bakterienherde sind, die dann in jeden Teller, Löffel und jede Tasse gerieben werden, dürfte klar sein.)

- Legen Sie eine Latrine separat und weit vom Camp entfernt an. Bedecken Sie alle Ausscheidungen und auch Müll mit Sand, Erde oder Asche, damit die Fliegen sie nicht berühren können. Verbrennen Sie Ihr Toilettenpapier, indem Sie ein Streichholz daran halten, nachdem Sie Ihr »Geschäft« erledigt haben.

Gastroenteritis ist meist von kurzer Dauer, kann aber bei sehr kaltem Wetter auch gefährlich sein, da die Dehydratation den Patienten schwächt. Der Betroffene ist dann anfälliger für Unterkühlungen und Erfrierungen.

Symptome

- generalisierte (allgemeine, nicht genau zu lokalisierende) Bauchschmerzen, die sich verschlimmern;

- krampfhafte Schmerzen, die in Wellen kommen, zwischen denen sich das Abdomen wieder entspannt;

- wässriger, gasiger, oft explosiver Stuhlgang;

- laute Darmgeräusche;

- manchmal ein leichtes Fieber, Erbrechen und ein wenig Blut im Stuhl;

- Dauer von drei Stunden bis zu einer ganzen Nacht.

Entsteht das Problem durch Bakterien in der Nahrung, dann wird oft mehr als ein Patient betroffen sein. Sie können dann von einer Kontamination der Nahrung ausgehen.

Maßnahmen

Diese Erkrankung wird von alleine wieder verschwinden, normalerweise in weniger als 24 Stunden. Der Patient kann allerdings schwach bleiben bis sich Nahrungs- und Flüssigkeitsaufnahme wieder normalisiert haben.

- Unterbrechen Sie die Tour wenn möglich, und lassen Sie den Patienten ruhen.

- Halten Sie den Patienten warm. Er wird mehr Wärme als üblich benötigen.

- Geben Sie wiederholt viel klare Flüssigkeit in kleinen Menge. Salzige Suppen oder Brühen und Fruchtsäfte sind sehr geeignet. Geben Sie von jedem etwas, falls möglich.

- Halten Sie feste Nahrungsmittel zurück, bis sich der Patient besser fühlt.

- Verschlimmert sich die Situation innerhalb von 24 Stunden oder wird sie nicht besser, dann suchen Sie dringend medizinische Hilfe auf. Geben Sie weiter Flüssigkeit, wenn der Patient diese toleriert.

Giardiasis (Biberfieber)

Biberfieber gibt es im Norden sehr häufig. Verursacht wird es durch einen einzelligen Organismus mit dem Namen Giardia und es wird durch Ausscheidungen von Tieren und Menschen verbreitet. Meist fängt man es sich, wenn man unbehandeltes Wasser aus einem Fluß, See oder Teich trinkt. Es benötigt eine bis drei Wochen, um als Krankheit auszubrechen und kann mehrere Wochen andauern.

Vorbeugung

Gibt es Giardiasis in dem Gebiet, dann müssen Sie Wasser mindestens zehn Minuten abkochen, mit einem Wasserdesinfektionsmittel versetzen oder einen speziellen, dafür geeigneten Wasserfilter verwenden.

Symptome

Die Symptome sind ähnlich wie die der Gastroenteritis, dauern aber mehr als zwei Tage an. Der Stuhl ist faulriechend und oft von heller Farbe, wässrig und gequollen, mit Schleim oder Blut versetzt. Der Bauch kann aufgebläht sein. Oft ist der Patient müde und depressiv. Nach einer Akutphase von einer Woche kann die Situation chronisch werden, mit wässrigem Stuhl, viel Gasbildung und allgemeiner Abgeschlagenheit.

Maßnahmen

Behandeln Sie den Patienten wie bei der Magengrippe. Er kann feste Nahrung zu sich nehmen, wenn er möchte, sollte aber stark gewürzte Nahrungsmittel, Kaffee und Alkohol vermeiden, da diese den Magen irritieren.
Auch wenn die Behandlung nicht dringend ist (außer der Patient hat Blut oder Eiter im Stuhl oder hat Fieber) sollte der Patient medizinische Hilfe bekommen. Das Medikament gegen das Biberfieber ist sehr stark und wird in alle Regel nur von medizinischem Personal verabreicht.

Gastritis (Magenschleimhautentzündung), Oesophagitis (»Brennender Magen«)

Verschiedene Situationen können diese Krankheitsbilder auslösen. Es kann auf ein sich entwickelndes oder bestehendes Geschwür hinweisen. Ausgelöst kann es werden durch in die Speiseröhre aufsteigende Magensäfte. In solch einem Fall riecht die Ausatemluft sehr scharf und sauer, als ob der Patient erbrochen hätte. Dies ist nicht unbedingt ein Notfall, bedarf aber medizinischer Hilfe.

SYMPTOME

Für Gastritis gibt es keine allgemeingültigen Symptome. Bei beiden Zuständen kann der Patient sich über Sodbrennen beklagen.

MAßNAHMEN

- haben Sie ein Antacidum, dann nehmen Sie dieses;
- vermeiden Sie starkgewürzte oder säurehaltige Speisen (Tomaten, Rhabarber, Essig usw.), fettes Essen, Kaffee, Schokolade, Alkohol und Zigaretten.
- Gehen Sie zu einem Arzt, sobald das möglich ist.

MITTELSCHMERZ

Frauen bekommen manchmal einen scharfen abdominalen Schmerz in der Mitte einer Periode, wenn das Ei sich von dem Eierstock (Ovarie) löst. Es ist auf eine Seite beschränkt, je nachdem welche Ovarie betroffen ist. Ist der Schmerz auf der rechten Seite, dann kann er mit einer Appendicitits verwechselt werden.
Der Mittelschmerz zeigt aber keine weiteren der sonst für eine Appendicitis üblichen Symptome. Der Schmerz wird in ungefähr 24 Stunden selbstständig verschwinden und es ist keine Behandlung notwendig.

Leiden, die eine Evakuierung nötig machen

Die oben beschriebenen Leiden sind zwar unangenehm aber meist nicht sehr problematisch. Hingegen sind die nachfolgenden Zustände ernsthaft und dürfen nicht als harmlos abgetan werden.

Botulismus

Botulismus wird durch ein Gift erzeugt, das Bakterien in luftdicht verschlossenen Behältern erzeugen. Botulismus ist oft sehr schwer zu erkennen und kann ebenso oft fatal sein. Übliche Ursachen sind Fleisch oder Fisch, die über dem Gefrierpunkt in einer Plastiktüte gelagert wurden. Ebenso gefährlich sind selbstabgefüllte Konserven mit Fleisch oder Fisch, die nicht lange genug gekocht oder nicht richtig luftdicht verschlossen wurden.

Vorbeugung

- Lagern Sie keine frischen oder aufgetauten Fleisch- oder Fischwaren bei Temperaturen über dem Gefrierpunkt.

- Werfen Sie ausgebeulte oder sich blähende Dosen weg, auch wenn die Deformationen nur leicht sind. Die Ausbeulung kann durch das Gefrieren aber auch durch sich ansammelndes Gas der Bakterien verursacht werden. Sie können es sich allerdings nicht leisten, dies auszutesten.

Hunde werden ebenso vom Botulismus vergiftet. Geben Sie also auch dem Hund keine Nahrungsmittel bei Verdacht auf Botulismus.

Symptome

Die Anzeichen beginnen plötzlich 16 bis 36 Stunden nach der Aufnahme der schlechten Nahrungsmittel. Je früher die Symptome beginnen, desto schwerer ist die Vergiftung. Folgende Symptome können auftreten:

- Übelkeit, Erbrechen, Krämpfe, Durchfall (hierbei handelt es sich meist um die ersten Anzeichen);
- eine trockener Mund;
- Sehbeschwerden;
- später Schluckbeschwerden;
- Muskelschwäche, manchmal Atemprobleme.

Maßnahmen

Besteht auch nur der geringste Verdacht auf Botulismus, dann müssen Sie sofort eine sehr dringende Luftevakuierung arrangieren. Beobachten Sie auch andere, möglicherweise betroffene Personen und schicken Sie diese mit der Evakuierung mit.

- Achten Sie beim Patienten auf freie Atemwege und lagern Sie ihn in der stabilen Seitenlage.
- Rufen Sie dringend eine Luftevakuierung.

Appendicitis (Blinddarmentzündung)

Eine Appendicitis ist eine Infektion des Appendix (Wurmfortsatz). Der Appendix kann hierbei brechen oder auch nicht. Bricht er, werden Bakterien, Eiter und Darminhalt in die Bauchhöhle freigesetzt. Die Folge davon wird als akutes Abdomen bezeichnet und ist sehr ernsthaft.
Immer wenn ein Patient eine mögliche Appendicitis hat, dann fragen Sie, ob er den Blinddarm noch hat oder nicht. Meist kann man auch noch die Schnittnarbe einer Operation am rechten Unterbauch sehen. Hat er keinen Appendix mehr, so liegt natürlicherweise das Problem an einer anderen Stelle.

Symptome

- Eine Appendicitis beginnt in alle Regel mit Schmerzen rund um den Bauchnabel. Der Schmerz wird schlimmer und kann durch Bewegung verstärkt werden.

- In einigen Stunden bewegt sich der Schmerz zum rechten Unterbauch. (Achten Sie auf diesen Verlauf, er ist ein wichtiges Indiz für eine Appendicitis).

- Erbrechen und Übelkeit sind häufig vorhanden. Ebenso Verstopfungen, der Patient möchte keine Nahrung zu sich nehmen.

- Der Bauch ist druckempfindlich. Es ist sehr oft auf der gegenü berliegenden Seite ein Loslaßschmerz vorhanden. (Der Loslaßschmerz entsteht, wenn Sie vorsichtig die Hand auf die gegenüberliegende Stelle des Abdomens pressen und dann plötz lich loslassen. Dies ist ein wichtiges Zeichen einer Peritonitis, wie nachfolgend beschrieben wird).

- Mögliches Fieber.

- Der Atem kann faulig riechen und die Zunge pelzig sein (in ungefähr einem Drittel der Fälle).

Bricht der Appendix, dann hört die plötzliche Empfindlichkeit des Abdomens auf, um nach einigen Stunden als akutes Abdomen wieder verstärkt zu erscheinen. Und dann haben Sie ein großes Problem mit dem Patienten!

Maßnahmen

Eigentlich haben Sie in der Wildnis keine Chance, etwas Sinnvolles gegen eine Blinddarmentzündung zu machen. Der Patient muß schnell ins Krankenhaus. Alarmieren Sie eine Luftevakuierung und transportieren Sie den Patienten in der für ihn komfortabelsten Positon.

Zwischenzeitlich müssen Sie:

- die Atemwege freihalten und darauf achten, ob der Patient erbricht;

- einen möglichen Schock behandeln;

- auf gar keinen Fall etwas zu essen oder zu trinken geben. Dauert der Transport länger, dann geben Sie dem Patienten Eischips, um den Mund feucht zu halten.

Peritonitis (akutes Abdomen)

Meist wird dieser Zustand durch einen Blinddarmdurchbruch, Krankheiten oder Infektionen der Bauchorgane, einer Blockierung der Darmpassage oder einer Blutung in die Bauchhöhle verursacht. **Es handelt sich hierbei um eine extrem lebensbedrohliche Situation.** Der Patient muß so früh wie möglich evakuiert werden.

Vorgehen

Um den Patienten auf ein akutes Abdomen zu untersuchen, müssen Sie folgendermaßen vorgehen:

- Fragen Sie den Patienten nach seinen Beschwerden und schreiben Sie die Angaben auf.

- Drücken Sie vorsichtig mit warmen Fingern auf die vier Quadranten des Bauches (Abb. 99) um eine schmerzempfindliche Stelle oder eine angespannte, harte Bauchdecke zu erkennen (Abwehrspannung). Die Abwehrspannung kann auf bestimmte Felder begrenzt oder komplett sein (lokale bzw. diffuse Abwehrspannung).

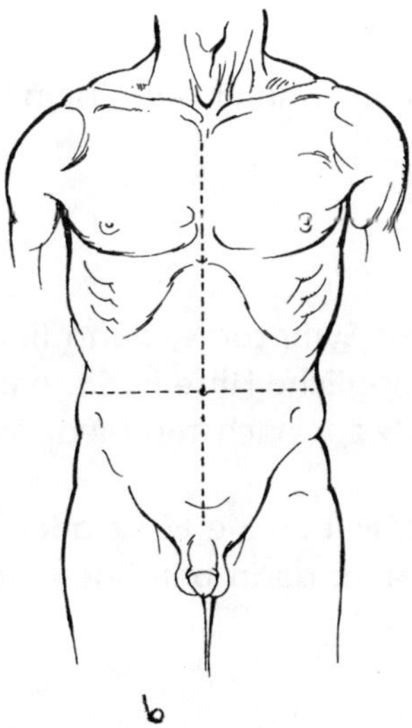

Abb. 99: Die vier Quadranten auf der Bauchoberfläche

- Prüfen Sie den Bauch auf einen Loslaßschmerz hin.

- Überprüfen Sie den Patienten auf Fieber.

- Schreiben Sie die Parameter der Vitalfunktionen auf (Atmung, Puls, Blutdruck, Bewußtsein, Temperatur usw.)

Symptome

- Starke Schmerzen; Bewegung verursacht Schmerzen.

- Loslaßschmerz.

- Die Bauchdecke kann bretthart und sehr schmerzempfindlich sein, so daß der Patient versuchen wird, Sie davon abzuhalten, die Bauchdecke zu berühren.

- Der Bauch kann geschwollen oder gebläht sein.

- Erbrechen,

- hohes Fieber,

- flache Atmung, schneller Puls fast immer mit einem Schock ein hergehend.

Maßnahmen

Zeigt der Patient mehrere dieser Symptome, dann liegt ein ernsthafter Notfall vor. Die einzige mögliche Hilfe in diesem Fall ist, den Patienten so schnell wie möglich zur nächsten medizinischen Hilfe zu transportieren.
Es ist ein Wettlauf mit der Zeit. Haben Sie Funk oder eine andere Kommunikationsmöglichkeit dabei, dann bemühen Sie sich sofort um medizinischen Rat.

- Alarmieren Sie eine dringende Luftevakuierung!

- Transportieren Sie den Patienten in der Lagerungsart, welche für ihn am bequemsten ist – vermutlich auf dem Rücken liegend mit leicht angezogenen Knien.

- Geben Sie dem Patienten nichts über den Mund, außer einigen Eischips oder einem winzigen Schluck Wasser.

- Achtung! Starke Gefahr von Erbrechen. Behalten Sie die Atemwege ständig im Auge.

Hinweis: Hat der Patient Durchfall oder erbricht er nicht, dann kann auch ein anderes Problem als der akute Bauch vorliegen. Evakuieren Sie den Patienten in jedem Fall!

NIERENKOLIKEN (NIERENSTEINE)

Manchmal bilden sich kleine »Steine« aus den im Urin befindlichen Chemikalien in den Nieren einer Person. Löst sich der Stein und wandert er durch den Harnleiter hinab zur Blase, dann verursacht der Nierenstein bei seiner »Wanderung« einen der schlimmsten bekannten Schmerzen. Der Patient bangt möglicherweise um sein Leben. Es kann sehr lange dauern, bis der Stein den Harnleiter passiert hat und er kann den Urindurchfluß blockieren. Glücklicherweise ist dieser Zustand nicht lebensgefährlich und der Schmerz wird verschwinden, sobald der Stein durch die Passage hindurch ist. Selten sitzt der Stein so fest im Harnleiter, daß zur Entfernung ein chirurgischer Eingriff nötig wäre.

SYMPTOME

- Der Patient hat diese Beschwerden eventuell schon früher gehabt.

- Der Schmerz beginnt plötzlich ohne Vorankündigung.

- Der Schmerz ist scharf, stechend, kommt in Wellen und nimmt zu.

- Die Schmerzen beginnen am Rücken unterhalb der Rippen, wandern langsam abwärts über die Seiten in die Leistengegend.

- Der Patient wird sich drehen und winden um eine bequeme und schmerzfreie Lage zu finden. (Er wird sie nicht finden!)

- Der Patient uriniert möglicherweise oft, fühlt Schmerzen beim Wasserlassen und hat manchmal hellrotes Blut im Urin.

- Dem Patienten ist es möglicherweise schlecht, er erbricht, hat kalte Schweißausbrüche, Fieber oder Schüttelfrost.

Maßnahmen

- Beruhigen Sie den Patienten. Erklären Sie ihm, daß der Zustand nicht tödlich ist und auch ohne Behandlung wieder verschwinden wird. Je tiefer der Schmerz wandert, desto schneller wird er vorbei sein.

- Geben Sie für den Patienten verordnete Schmerzmittel, solange er sich nicht erbricht.

- Der Patient soll so viel wie möglich trinken, damit der Stein herausgespült wird.

Der Schmerz hört auf einen Schlag auf, wenn der Stein durch den Harnleiter hindurch ist. Dies kann bis zu 24 Stunden dauern, solange der Stein nicht festsitzt. Hört der Schmerz nach 48 Stunden immer noch nicht auf, dann sollten Sie den Patienten zur nächsten medizinischen Hilfe transportieren.

Achtung: Auch wenn ein Stein ausgeschwemmt wird, muß der Betroffene einen Arzt konsultieren, sobald er in eine Stadt kommt.

Urethritis (Harnröhrenentzündung), Cystitis (Blasenentzündung)

Diese Infektion kommt öfters bei Frauen vor. Wer diese Erkrankung schon einmal hatte, wird die Zeichen wiedererkennen. Ursache ist das Eindringen von normalen Körperbakterien in die Harnorgane. Dies kann ein sehr großes Unbehagen auslösen und wird eine Urethritis nicht bekämpft, dann kann sie sich zu einer Nierenentzündung entwickeln. Der Patient sollte zur nächsten medizinischen Hilfe gebracht werden. Meist kann er/sie problemlos reisen, auch wenn der Harndrang sehr häufig eine Toilettenpause nötig machen wird.

Symptome

- Häufiges Wasserlassen, meist alle 15 bis 30 Minuten.
- Brennender Schmerz beim Wasserlassen.
- Trüber, übelriechender und manchmal blutiger Urin.
- Fieber,
- Schmerz und Empfindlichkeit im Unterbauch.

Maßnahmen

Hat der Patient dieses Problem schon früher gehabt, dann wird er vermutlich die richtigen Medikamente bei sich haben. Ist dies der Fall, dann sollten diese wie verordnet verabreicht werden.

- Geben Sie dem Patienten so viel Flüssigkeit wie möglich – je mehr desto besser. Dadurch wird die Infektion möglicherweise ausgespült und eine Fortsetzung der Infektion zu den Nieren hin wird vermieden.

- Bringen Sie den Patienten zur nächsten medizinischen Hilfe. Das heißt nicht, daß Sie eine Luftevakuierung einleiten müssen. Notwendig wird eine schnelle Evakuierung, wenn sich die Infektion auf die Nieren ausgeweitet hat.

Salpingitis (Eileiterentzündung)

Eine Eileiterentzündung ist die häufigste Ursache eines akuten Abdomens bei Frauen und tritt meist bei jungen, sexuell aktiven Frauen auf.
Verursacht wird es durch die Infektion der Eileiter (Tuben), die von den Eierstöcken (Ovarien) zu der Gebärmutter (Uterus) führen. Beide Organe können mitbetroffen sein. Die Bakterien, welche zur Infektion führen, werden meist durch Geschlechtsverkehr übertragen.
Diese gefährliche und ernstzunehmende Infektion kann zu einer permanenten Unfruchtbarkeit führen. Evakuieren Sie somit jede Person unter Verdacht, egal was für Medikamente vor Ort zur Verfügung stehen.

Symptome

Die Patientin kann sehr krank sein und folgende Symptome zeigen:

- Zunehmende, schwere Schmerzen im Unterbauch. Im akuten Stadium plötzlich einsetzend. Im subakuten Stadium eher stechend, ziehend. Möglicherweise auch nur zeitweise auftretend. Im chronischen Stadium besteht über kürzere oder längere Zeit eine Schmerzfreiheit. Durch Menstruation, Geschlechtsverkehr, Anstrengung wird diese aber immer wieder unterbrochen.

- Loslaßschmerz.

- Schmerz bei Berührung der Bauchdecke.

- Fieber zwischen 39°C und 40°C im akuten Stadium.

- Anormaler Ausfluß aus dem Vaginalbereich.

- Harte Bauchmuskulatur.

MAßNAHMEN

Es kann sehr wenig ohne die richtigen Antibiotika gemacht werden. Sie sollten:

- Falls möglich, medizinischen Rat über Funk anfordern.
- Der Patientin Ruhe verordnen.
- Die richtigen Antibiotika oral verabreichen, solange diese von einem Arzt verschrieben wurden.
- Geben Sie der Patientin nahrhafte Flüssigkeit und Wasser, wenn sie möchte.
- Alarmieren Sie eine dringende Luftrettung.

EXTRAUTERINGRAVIDITÄT (ABK.: EU)

Gemeint ist die Schwangerschaft außerhalb der Gebärmutter. Verursacht wird dieser Zustand, wenn sich die Leibesfrucht an einem anormalen Ort entwickelt. Meist passiert dies in den Eileitern (Tubargravidität = Eileiterschwangerschaft zu 99% der Extrauteringraviditäten) aber auch in der Bauchhöhle (Peritoneum). Verursacht wird dies meist durch einen entzündlichen Vorgang, der den Eitransport stört. Ungefähr sechs Wochen nach der Befruchtung des Eies, sprengt der sich entwickelnde Fötus das ihn umgebende Gewebe. Dies kann zu Blutungen in die Bauchhöhle führen (Symptome des akuten Abdomens).
Dies ist eine gefährliche und ernstzunehmende Notsituation. **Mit dieser Situation können Sie unter keinen Umständen ohne medizinische Hilfe zurechtkommen, noch kann sie im Gelände behandelt werden!**
Die innere Blutung kommt selten zum Stillstand und wird lebensbedrohlich.

Symptome

- Die Patientin wird meist jung sein. Die letzten ein oder zwei Perioden sind nach einer vorangegangenen sexuellen Aktivität ausgeblieben.

- Schmerzen und Empfindlichkeit im Unterbauch.

- Schockindikatoren.

Ebenso können folgende Zeichen auftreten:

- Eine Vorgeschichte mit krampfartigen Schmerzen und gelegentlichem Blutausfluß zwischen den Perioden.

- Vaginale Blutung.

- Abwehrspannung der Bauchdecke.

Maßnahmen

Im Gelände sind uns auch hier die Hände weitgehend gebunden. Ihre Hauptaufgabe ist, den Schock zu kontrollieren. Sie sollten:

- Der Patientin Ruhe verordnen.
- Schocklagerung herstellen.
- Geben Sie der Patientin Flüssigkeit, falls diese toleriert wird.
- Halten Sie die Atemwege von Erbrochenem frei.
- Alarmieren Sie dringend eine Luftrettung.

Niereninfektion

Eine Niereninfektion kann durch einen Nierenstein bewirkt oder durch eine fortschreitende Harnröhren- bzw. Blasenentzündung ausgelöst werden. Es hat ein ähnliches Erscheinungsbild wie die Urethritis, der Patient wird allerdings vom Gesamtbild her sehr viel kränker sein.

Symptome

- Plötzliches, hohes Fieber und Schüttelfrost. Der Patient fühlt sich sehr schlecht.
- Mittelstarker Rückenschmerz.
- Beidseitige Berührungsempfindlichkeit in der unteren Rippenregion.
- Brennen beim Wasserlassen und Blutspuren im Urin (manchmal).

Maßnahmen

Der Patient sollte:

- Ruhen.
- Die doppelte Menge an Flüssigkeit wie normal zu sich nehmen.
- Falls die geeigneten Antibiotika vorhanden sind, dann sollten diese wie verschrieben noch 5 Tage nach dem Abklingen der Symptome eingenommen werden.
- Suchen Sie die nächste mögliche medizinische Hilfe auf, egal ob Sie Antibiotika eingesetzt haben oder die Beschwerden verschwunden sind.

Gallensteine (Cholelithiasis)

Das Gallensteinleiden ist die häufigste und wichtigste Erkrankung der Gallenblase und der Gallengänge. Frauen erkranken häufiger als Männer. Dieser sehr schmerzhafte Zustand wird durch einen Stein in der Gallenblase ausgelöst. (Lage: Im rechten Oberbauch unterhalb der Rippenbögen. Die Gallenblase ist direkt mit der Unterseite der Leber verbunden).

Symptome

- Schmerz und Empfindlichkeit in dem rechten Oberbauch.
- Schmerzen können in die Schultern oder den Rücken ausstrahlen (Achtung: Verwechselungsgefahr mit Herzinfarkt!).
- Möglicherweise Übelkeit und Brechreiz.
- Augen können gelblich erscheinen.
- Möglicherweise Fieber.
- Verlauf über ein bis zwei Tage.

Maßnahmen

Auch wenn dieser Zustand nicht sofort lebensbedrohlich ist, kann er sich doch dorthin entwickeln. Bringen Sie den Patienten möglichst schnell zur nächsten medizinischen Hilfe, da ein chirurgischer Eingriff nötig werden könnte. Zwischenzeitlich sollten Sie wie folgt vorgehen:

- Verordnen Sie dem Patienten Ruhe.
- Geben Sie dem Patienten solange nichts über den Mund, bis er nicht mehr erbricht.
- Ziehen Sie klare Flüssigkeiten Milch oder fettigen Getränken vor.
- Verabreichen Sie starke Schmerzmittel, falls vorhanden und verschrieben.
- Transport in der für den Erkrankten bequemsten Lagerungsart.

Dauert der Transport einige Zeit und erbricht der Patient nicht mehr, dann wird er nach Essen verlangen. Er darf leichte Speisen ohne Öl oder Fett zu sich nehmen. In vielen Fällen lassen die Koliken nach, können sich aber auch zu einem akuten Abdomen weiterentwickeln.

Leistenbruch (Leistenhernie)

Eine Hernie entsteht, wenn eine Schlinge des Darms (meist Dünndarm) durch einen schwachen Punkt in dem muskulären Gewebe der Bauchwand (Unterbauch) austritt. Ausgelöst werden kann eine Hernie durch schweres Heben, Niesen oder Anspannung. Viele Personen hatten solch einen Vorfall schon früher oder gar eine angeborene Hernie. Dieser Zustand wird sich nicht von selbst korrigieren und nur ein chirurgischer Eingriff wird Abhilfe schaffen.

Symptome

- Es befindet sich eine weiche Masse in der Leistengegend oder dem Hodensack. Der Patient wird dies selbst entdecken.

- Die Region kann angeschwollen und empfindlich sein.

Maßnahmen

Möglicherweise hat der Patient Erfahrung darin, diesen Zustand selbstständig zu korrigieren.

- Legen Sie den Patienten auf den Rücken, der Kopf und die Brust tiefer gelegen.

- Mit einer Hand pressen Sie vorsichtig aber gleichmäßig über den Zeitraum von zehn Minuten oder mehr auf die Stelle des Austritts der Darmschlinge. Oft wird die vorstehende Masse zurück in die Körperhöhle weichen. **Achtung: Hierbei droht die Gefahr, daß Darmschlingen eingeklemmt werden.**

Wiederholt sich die Situation nicht, dann kann der Patient wieder normal aktiv werden. Er muß aber schweres Heben oder Anspannungen vermeiden. Oft wiederholt sich der Vorgang. In solch einem Fall sollte der Patient einen Arzt konsultieren. **Sind allerdings die Eingeweide eingeklemmt und Symptome des akuten Abdomens werden sichtbar, dann ist die Hernie ein Notfall und der Patient muß schnellstens evakuiert werden.**

Zusammenfassung der Untersuchung von ernsthaften abdominalen Zuständen

Jeder abdominale Zustand kann ernsthaft und lebensbedrohlich sein. Oft ist es sehr schwer, die exakte Erkrankung zu erkennen und abzugrenzen. Das beste ist in jedem Fall, den Patienten zur nächsten medizinischen Hilfe zu bringen und die Tour abzubrechen. Jede ernsthafte abdominale Erkrankung muß dringend und mit höchster Priorität evakuiert werden. Die folgenden **Symptome** erscheinen **bei einer ernsthaften abdominalen Erkrankung:**

- Loslaßschmerz.
- Schmerzen, wenn sich der Patient umdreht.
- Hartnäckiger, immer wiederkehrender Brechreiz.
- Erbrechen mit einhergehender Verstopfung und fehlenden rektalen Wind.
- Die Hernie kann am liegenden Patienten nicht zurückgedrückt werden.
- Schock, ausgelöst durch den abdominalen Zustand.
- Abdominale Schmerzen werden innerhalb von 48 Stunden schlimmer, obwohl der Patient nur klare Flüssigkeiten zu sich nimmt.

23

Herz- und Lungenprobleme

Herzinfarkt

Ungefähr 75% der Herzinfarktbetroffenen sterben, bevor Sie das Krankenhaus erreichen, auch wenn sie sich in der Nähe von medizinischer Hilfe befinden. Sie sterben innerhalb der ersten zwei Stunden nach dem Infarkt. Diese erste Zeitperiode ist die kritische Zeit!

Das Herz ist ein Muskel. Und wie jeder Muskel, ist das Herz auf die Zufuhr von Blut und Sauerstoff angewiesen. Blut und somit auch Sauerstoff erhält der Muskel über die Herzkranzarterien (Koronarterien). Diese Arterien können durch Ablagerungen (Fett, Kalk, Blutreste) verengt werden, so daß der Blutdurchfluß vermindert wird. Ist der Fluß des Blutes so stark vermindert, daß das Herz bei einer Hochleistung zu wenig Sauerstoff bekommt, dann entsteht ein starker Schmerz und Druck im Brustraum (Angina pektoris). Der Schmerz kann zu den Kiefern, der linken Schulter oder den Armen ausstrahlen. Bei einem Angina-pektoris-Anfall nimmt der Schmerz bei Belastung zu. Er kann hingegen durch Ruhe vermindert werden oder verschwindet gänzlich, wenn die Anstrengung unterbrochen wird. Eine Angina pektoris ist (noch) kein Herzinfarkt, kann sich aber zu einem entwickeln.
Wenn z.B. ein Blutgerinnsel die nun schon verengte Herzarterie blockiert, bekommt das Herz keinerlei frisches Blut und Sauerstoff mehr. Es entsteht ein extrem starker Schmerz und der betroffene Muskeln kann absterben. Hierbei handelt es sich um einen richti-

gen Herzinfarkt. Durch den Infarkt kann ein Herzstillstand entstehen oder – bei einem kleinen Vorfall – erholt sich das Herz möglicherweise wieder.

Ein Herzinfarkt kann zur jeder Zeit auftreten, nicht nur während einer Anstrengung, sondern auch im Schlaf.

Es gibt in solch einem Falle leider wenig Möglichkeiten als Ersthelfer dem Patienten wirkungsvoll zu helfen. Ihre Aufgabe ist es, den Patienten zu beruhigen – was sehr wichtig ist, da die Betroffenen Todesangst haben. Durch diesen Angstzustand wird vermehrt Sauerstoff verbrannt, der aber durch die blockierte Arterie nicht nachfließen kann.
Einige Patienten mit einem Herzinfarkt und Herz-Kreislaufstillstand können durch Herz-Lungen-Wiederbelebung (HLW) gerettet werden, solange sie sich in der Nähe eines Krankenhauses befinden. In einer Erste-Hilfe-Situation in der Wildnis ist es allerdings sehr schwer einen Herzstillstand zu bekämpfen und HLW wird in vielen Fällen erfolglos bleiben.

Symptome Herzinfarkt (HI)

- Plötzlicher, extremer und brutaler Schmerz im Zentrum der Brust (retrosternal).

- Schmerzen können in die Schultern, den linken Arm, Nacken, Kiefer oder den Schulterblättern ausstrahlen (Abb. 100).
- Konstanter Schmerz, oft länger als 30 Minuten.

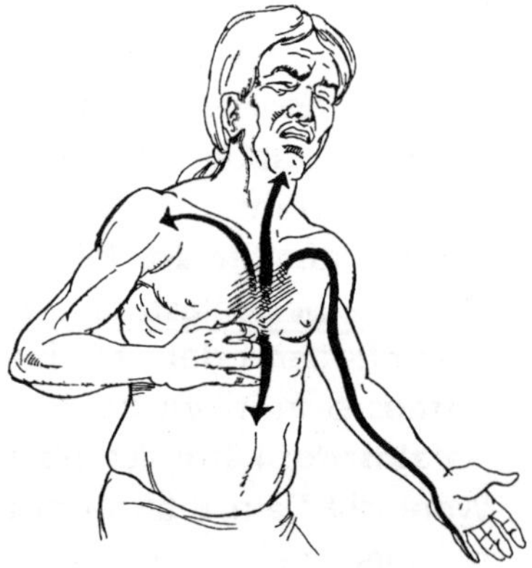

Abb. 100: Ausstrahlung eines Herzinfarktschmerzes

- Schmerzen können nicht durch Husten und tiefes Atmen provoziert werden.

- Starke Angst/Todesangst.

- Schocksymptome wie Blässe, kalter Schweiß, rasender und schwacher Puls (bei HI nicht immer), Kälte.

- Gestaute Halsvene.

- Kurzatmigkeit.

- Übelkeit und Brechreiz.

Manchmal fühlt sich der Schmerz wie bei einer starken Magenverstimmung an. Der Patient streitet manchmal ab, daß es sich um einen Herzinfarkt handeln könnte. Er möchte sich diese Möglichkeit nicht eingestehen.

Maßnahmen

Auch wenn Sie nur wenig machen können, sagen Sie dies dem Patienten nie! Er hat schon genug Probleme mit der Situation.

- Beruhigen Sie den Patienten, halten Sie ihn warm und bequem.

- **Der Patient darf auf keinen Fall herumlaufen, sich bewegen oder sich irgendwie anstrengen! Machen Sie alles für den Patienten. Tragen Sie ihn, putzen Sie ihm die Nase, rücken Sie die Decke zurecht usw.**

- Lagern Sie den Patienten halbsitzend. Ist er bewußtlos, dann in der stabilen Seitenlage.

- Überwachen Sie alle Vitalfunktionen ständig und achten Sie auf einen Atem- und Herzkreislaufstillstand.

- Alarmieren Sie Hilfe mit höchster Priorität.

Während Sie auf Hilfe warten, sollten Sie:

- Vitalfunktionen laufend kontrollieren und aufschreiben.

- Ihn nicht rauchen lassen.

- Falls er es wünscht, ihm kleine Schlückchen Flüssigkeit geben, aber keinen Kaffee, Alkohol oder Schwarztee.

Sie sollten den Betroffenen nur mit einer Luftrettung evakuieren, wenn eine andere Art des Transportes harte Erschütterungen, Kälte, Aufregung, Anstrengung etc. mit sich bringt.
Ist es unmöglich den Patienten zu evakuieren, dann verfahren Sie wie folgt:

- Halten Sie den Patienten in einem absoluten Ruhezustand.

- Beruhigen Sie ihn ständig und intensiv.

- Geben Sie ihm Flüssigkeit, solange diese toleriert wird und leichtes Essen bei Bedarf.

Erholt sich der Patient nach einem kleineren Herzinfarkt, dann sollte er in jedem Fall in Ruhe gehalten werden, bis er ärztlich untersucht oder in ein Krankenhaus evakuiert wurde.

Unnatürliche Herzschläge

Damit sind sehr schnelle, sehr langsame oder unregelmäßige Herzschläge gemeint. Die meisten Leute haben manchmal einen

unregelmäßigen Herzschlag. Dies fühlt sich dann an, als ob sich Schmetterlinge im Brustkorb bewegen würden. Meist fühlen sie hierbei keine Schmerzen und selten geht dieses Symptome mit Benommenheit oder Schwäche einher. Das Gefühl hält nur weniger als fünf Minuten an und verschwindet dann wieder ohne Folgen. Ausgelöst werden kann dieser Zustand durch Kaffee, Tee, Alkohol, Energiedrinks, Tabak, Medikamenten, Drogen, Streß oder Angst. Diese gelegentlichen und unregelmäßigen Herzschläge sind in aller Regel harmlos und hören möglicherweise auf, wenn der Betroffene die Ursache (Kaffee usw.) behebt.
Fühlt der Patient Schmerzen, dann kann es sich um einen Herzinfarkt handeln. Sind Sie im Zweifel, dann versuchen Sie medizinischen Rat zu bekommen oder evakuieren Sie den Patienten zur nächsten medizinischen Hilfe. Bei sehr schnellem (tachykardem, über 100 Schläge pro Minute) oder sehr langsamem (bradykardem, unter 60 Schläge pro Minute) Herzschlag, der sich nicht durch Ruhe des Betroffenen korrigiert, sollten Sie medizinischen Rat über Funk einholen oder den Patienten zur nächsten Hilfe bringen.

Atembeschwerden

Atembeschwerden sind in nördlichen Regionen bei alten Leuten sehr verbreitet. Diese Lungenprobleme werden durch die trockene arktische Luft, ständiges Rauchen und Abgase oder Rauch von Lagerfeuern, Laternen usw. verursacht. Meist hat der Patient eine lange Vorgeschichte von Atembeschwerden und weiß, was ihm hilft und was die Beschwerden verschlimmert. Anfälle werden oft durch Allergien, Rauch, Grippeerkrankungen, Kälte, schwere Anstrengungen oder Infektionen ausgelöst.

Symptome

- Starke Kurzatmigkeit;
- das Leiden ist bekannt;

- pfeifende, keuchende Atmung;
- Unruhe;
- Husten;
- blaue Lippen und Nägel (Zyanose = Zeichen für Sauerstoffmangel);
- normalerweise kein Fieber (bei einer Lungenentzündung wird der Patient Fieber haben).

Der Patient wird aufrecht, den Oberkörper leicht vorgebeugt und aufgestützt sitzen (Abb. 101). Dies ist eine für Personen mit Atembeschwerden typische Haltung, in der die Atemhilfsmuskulatur voll eingesetzt und die Lunge maximal ausgenutzt werden kann. Lassen Sie den Patienten diese Position einnehmen und zwingen Sie ihn nicht, sich hinzulegen. Hierdurch würden die Atembeschwerden verstärkt.

Maßnahmen

- Beruhigen Sie den Patienten.

- Helfen Sie ihm, sich in eine für ihn komfortable Positon zu setzen.

- Halten Sie ihn in Ruhe an einem warmen Ort.

- Ermuntern Sie den Betroffenen, sich in der Lunge ansammelnde Flüssigkeit abzuhusten.

- Assistieren Sie ihm bei der Einnahme von Medikamenten (meist Sprays und Aerosole).

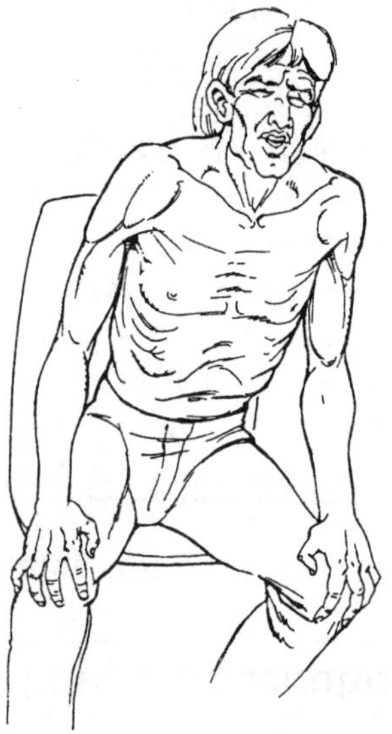

Abb. 101: Typische Haltung bei Atemproblemen

Meist tragen Personen mit chronischen Lungenerkrankungen die entsprechenden Medikamente mit sich. Schaffen diese Abhilfe und geht es dem Patienten besser, dann bringen Sie ihn zur nächsten medizinischen Hilfe, solange es möglich ist, den Betroffenen bequem sitzend zu transportieren.
Verzögert sich die Evakuierung oder ist diese gar unmöglich, dann sollten Sie ein »Dampfzelt« bauen (Abb. 102). Passen Sie auf, daß der Patient sich weit genug vom Dampfkessel befindet, damit er sich nicht verbrüht. Eine kleinere und schnellere Möglichkeit den Patienten Dampf inhalieren zu lassen, ist eine Schüssel mit heißem Wasser zu füllen. Mit einem Handtuch oder Pullover über Kopf und Schüssel, kann man nun für ca. 10 Minuten den heißen Dampf einatmen. Zusätze wie Pfefferminze oder einige Tropfen von einem Kräuteröl unterstützen den positiven Effekt des Dampfes.

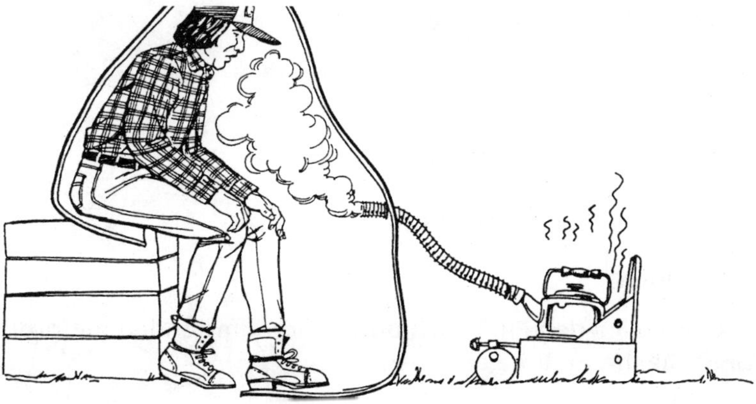

Abb. 102: Inhalationszelt

Lungenentzündung (Pneumonie)

Eine Lungenentzündung ist eine Infektion des Lungengewebes, verursacht durch Bakterien oder Viren oder andere Erreger. Die

Lunge sammelt Flüssigkeit an (Ödembildung), welche den Sauerstoffaustausch stört. Die Entzündung produziert Toxine (Gift) und ist bei einem Fortschreiten tödlich.
Gefährdet sind bettlägerige Personen, bei denen die Lunge nur oberflächlich ventiliert (durchlüftet) wird. Oft kann auch eine Pneumonie auf andere Lungenerkrankungen folgen.

Symptome

- Der Patient ist sehr krank.
- Husten tritt auf, der zuerst trocken ist, später aber Eiter und Schleim in grün oder gelb hervorbringt.
- Schmerzen beim Husten und Atmen.
- Schneller Puls und Atmung.
- Hohes Fieber mit starkem Schüttelfrost.

Maßnahmen

- Evakuieren Sie den Patienten unter allen Umständen mit größter Dringlichkeit.
- Halten Sie den Patienten warm und gut genährt.
- Geben Sie Antibiotika, wenn vorhanden und verschrieben.
- Lassen Sie den Patienten Dampf inhalieren.
- Geben Sie Flüssigkeit, um die durch das Fieber bedingte Austrocknung auszugleichen.

Asthma bronchiale

Hierbei handelt es sich um einen Anfall von akuter Atemnot, ausgelöst von einem Muskelspasmus (Muskelverkrampfung) der Atemwege, der vor allem das Ausatmen stark erschwert. Ausgelöst werden die Anfälle meist durch Allergien. Viele Betroffene bekommen plötzlich in der Nacht starke Anfälle.

Symptome

- Asthmaanfälle beginnen häufig mit einem starken Hustenreiz;
- verlängerte Ausatmungsphase (Exspiration);
- Unruhe, Angst, Schwitzen;
- Tachykardie (schneller Puls);
- prall gefüllte Halsvenen als Zeichen einer Rechtsherzbelastung;
- blaugraue Hautfarbe;
- Schwächezustand;
- möglicherweise Bewußtseinsverlust und Bradykardie;
- pfeifendes Atemgeräusch;
- Sprechprobleme;
- möglicherweise Atemstillstand.

Maßnahmen

Ihre Aufgabe als Ersthelfer ist es, die Atmung zu erleichtern und den Patienten zu beruhigen.

- Beruhigen Sie den Patienten, machen Sie Atemübungen mit ihm.

- Setzten Sie den Patienten wie in Abbildung 101 auf.

- Sorgen Sie für Frischluftzufuhr.

- Möchte der Patient ein Medikament gegen die Anfälle einnehmen (meist ein Aerosol, Spray), dann helfen Sie ihm.

- Arrangieren Sie eine Evakuierung, falls der Anfall länger andauert und auf die Medikation nicht reagiert oder lebensbedrohliche Atembeschwerden vorliegen.

- Handelt es sich um einen schwachen Anfall, dann raten Sie der betroffenen Person in jedem Fall, medizinische Hilfe aufzusuchen.

Hat der Patient sehr starke Atembeschwerden, ist es ihm fast unmöglich aus eigenem Antrieb zu atmen und sind Fingernägel und Lippen bläulich verfärbt (Zyanose), dann beatmen Sie den Patienten assistiert. Koordinieren Sie Ihre Beatmung mit seinem Atemrythmus (siehe auch entsprechendes Kapitel über Beatmung von Patienten).

24

Anfälle, Allergien und Vergiftungen

Krampfanfälle (Krämpfe, Epilepsie)

Krampfanfälle kommen sehr häufig vor und der größte Teil der Bevölkerung hat schon einmal einen Anfall erlebt – bewußt oder auch in der Nacht ohne sich dann daran erinnern zu können. Ausgelöst werden diese Anfälle durch kurze Perioden starker elektrischer Aktivität im Gehirn. Die Folge sind partielle (z.B. nur im Arm) oder generalisierte (am ganzen Körper) Verkrampfungen der Muskulatur.

Milde Formen werden meist kaum bemerkt, wohingegen sehr starke Anfälle Bewußtlosigkeit, sehr starke Muskelspannungen und Bewegungen, Atemprobleme und einen Verlust der Blasenkontrolle mit sich bringen können.

Die Anfälle sind meist kurz und es ist beängstigend zu sehen, wie sich der Betroffene verhält. Gefährlich kann der Anfall werden, wenn sich der Patient verletzt oder die Atemwege blockiert werden.

Ein einzelner Anfall kann durch Alkohol, Drogen, hohes Fieber (besonders bei Kinder), Kopfverletzungen, Streß, Diabetes, »Gehirnschläge«, Meningitis (Hirnhautentzündung), Kohlenmonoxidvergiftung, hohen Blutdruck, bei fortgeschrittener Schwangerschaft oder starke optische Reize und Lichtreflexe ausgelöst werden.

Epilepsie

Erst wenn Krampfanfälle wiederholt vorkommen, werden diese als Epilepsie bezeichnet. Epileptiker merken meist sehr genau, wenn ein Anfall droht. Sie tragen Medikamente bei sich, die einen Anfall verhindern. Zu einem Anfall kommt es oft dann, wenn die regelmäßige, tägliche Medikation unterbrochen wird. Alkoholiker vergessen oft nach exzessivem Alkoholgenuß die Medikamente einzunehmen. Durch die anfallsauslösende Wirkung des Alkohols und der fehlenden Medikamentenwirkung wird dann oft ein Anfall verursacht. Bei Anfällen werden tonische (langandauernde Muskelverkrampfung) und klonische (schnell aufeinanderfolgende Muskelzuckungen) unterschieden. Beide Krampfformen können aber auch im generalisierten klonisch-tonischen Anfall (Grand mal) auftreten. Dieser kann, wenn länger andauernd, in den Status Epileptikus übergehen.

Symptome bei lokalen (fokalen) Anfällen

- Krämpfe einzelner Muskelgruppen, die sich möglicherweise auch einseitig ausbreiten.

- Empfindungsstörungen in bestimmten Körperpartien.

- Nervöse, automatische Handlungen wie z.B. das Nesteln mit den Händen.

- Das Bewußtsein ist meist nicht gestört.

- Amnesie (zeitlich begrenzte Erinnerungslücken) für das Anfallsereignis.

Symptome bei generalisiertem Anfall (Grand mal)

- Plötzlicher Schrei (Initialschrei),
- Bewußtseinsverlust, Sturz zu Boden,

- meist weite und lichtstarre Pupillen,
- ungefähr 10-30 Sekunden tonischer Krampf mit einem Atemstillstand (Apnoe) und dann klonische Krämpfe (1-5 Minuten) mit rhythmischen Zuckungen von Armen und Beinen. Eventuell kommt in diesem Stadium ein Zungenbiß vor.

Nach dem Anfall:

- Benommenheit, Desorientiertheit.
- Der Patient verliert die Blasen- und Darmkontrolle.
- Der Patient schläft nach dem Anfall (Terminalschlaf).
- Erinnerungslücken für das Anfallsereignis (Amnesie).

Maßnahmen

Es gibt nur wenige Dinge, die Sie für einen aktiv krampfenden Patienten unternehmen können.

- Schützen Sie den Krampfenden vor Verletzungen, indem Sie gefährliche Objekte entfernen oder abpolstern, damit sich der Betroffene beim Fall nicht verletzt. Entfernen Sie Waffen oder Messer vom Körper des Patienten.

- Bringen Sie den Patienten, wenn möglich, in die stabile Seitenlage.

- Versuchen Sie nicht, die krampfende Person festzuhalten oder festzubinden, es sei denn die Person bringt sich dadurch in unmittelbare Gefahr (Felswand, Kanu im Eismeer etc.).

- Schützen Sie die Person vor Kälte.

- Kontrollieren Sie ständig die Vitalfunktionen.

Stecken Sie dem Patienten keine Knebel oder Polster in den Mund.

Sorgen Sie sich nicht um kleinere Zungenbisse, achten Sie aber darauf, die Atemwege frei von Blut zu halten.
Wichtig ist auch die psychologische Betreuung, da das Krampfgeschehen für den Betroffenen und oft auch die Angehörigen sehr beängstigend ist.

Status Epileptikus (langandauernder Krampfanfall)

Selten wird ein Anfall länger als 20 Minuten dauern oder aber der Betroffene bleibt zwischen mehreren Anfällen bewußtlos. Dies ist eine lebensbedrohliche Situation und der Patient muß in die nächste Klinik gebracht werden.
Nachdem Sie Erste Hilfe geleistet haben ist es sehr wichtig, daß Sie das Geschehen notieren und später dem behandelnden Arzt übergeben. Jeder Patient mit einem Krampfanfall muß einen Arzt konsultieren, um die Ursachen für den Anfall herauszufinden. Und hierfür sind Ihre Aufzeichnungen sehr hilfreich. Notieren Sie sich die Länge des Anfalls, Art der Krämpfe (tonisch, klonisch) und die Bewußtseinslage des Patienten, was er vor dem Anfall gemacht hat etc. Übergeben Sie dann diese Informationen dem Arzt oder Rettungsdienst.

Allergien

Viele Leute haben schwach ausgeprägte Allergien gegen Gräserpollen, Tiere oder selbst Staub. Diese Ursachen lösen meist Symptome ähnlich einer Erkältung aus und für viele bedeutet eine leichte Allergie nur eine geringe Beeinträchtigung des Allgemeinbefindens. Die meisten Allergiker wissen, gegen was Sie allergisch sind und tragen Antihistamintabletten bei sich, um die Symptome direkt in der Entstehungsphase wirkungsvoll bekämpfen zu können.
Entstehen Schwellungen, Atemprobleme oder ein Juckreiz nach dem Genuß von speziellen Nahrungsmitteln, der Einnahme eines

Medikamentes oder einem Insektenstich, dann sollte der Betroffene nach der Rückkehr von der Tour einen Arzt aufsuchen, da dies ein Frühzeichen einer allergischen Reaktion gewesen sein könnte. Das nächste Mal könnte die Reaktion des Körpers fatal sein.

Schwere allergische Reaktionen (Anaphylaxien)

Einige Personen reagieren auf Nahrungsmittel, Medikamente oder Stiche mit einer so heftigen allergischen Reaktion, daß Sie in den anaphylaktischen Schock fallen (Herz-Kreislauf und Atemstillstand möglich).

Allergiker mit heftigen anaphylaktischen Reaktionen sollten auf Tour oder in der Wildnis immer ein spezielles Notfallkit mit sich führen, welches von dem behandelnden Arzt zusammengestellt wurde.

Ohne diese speziellen Medikamente ist ein schneller Tod leicht möglich und wahrscheinlich. Die Mitreisenden sollten in den Gebrauch der Medikamente und den lebensrettenden Maßnahmen unterrichtet sein und diese perfekt beherrschen.

Symptome

- deutliche Schocksymptome,
- Atemprobleme,
- Zyanose (blaue Lippen und Fingernägel),
- Schwellungen, Pusteln und Hautausschläge am ganzen Körper,
- Kreislaufzusammenbruch,
- möglicherweise Herz-Kreislauf- und Atemstillstand.

Maßnahmen

Sie müssen sofort reagieren:

- Geben Sie sofort wie verordnet die Medikamente aus dem Notfallkit des Patienten.
- Behandeln Sie den Schock und schützen Sie den Patienten vor Umwelteinflüssen.
- Reanimieren und beatmen Sie den Patienten falls notwendig.
- Alarmieren Sie eine sofortige Luftrettung.

Ist nur ein bodengebundener Transport über eine lange Distanz möglich, dann wird der Patient entweder verstorben sein, oder sich vor Beendigung des Transportes wieder erholt haben.

Vergiftungen

Auf Tour gibt es weit weniger Möglichkeiten sich zu vergiften, als dies in der Stadt der Fall ist. Die häufigsten Vergiftungen sind nach der Häufigkeit nachfolgend aufgelistet.

- Alkohol-, Drogen- oder Medikamentenüberdosen eingenommen durch Erwachsene.
- Ungewollte Inhalation von Kohlenmonoxid in geschlossenen Zelten, Iglus, Hütten oder Garagen.
- Gewollte Inhalation von Treibstoffen, Klebern oder Lösungsmittel durch junge Leute.
- Verschlucken von Treibstoffen, Putzmitteln etc. bei Kindern.
- Konsum von vergifteten/verdorbenen Nahrungsmitteln oder Pflanzen.

Allgemeine Regeln zum Umgang mit Vergiftungen

- Versuchen Sie die Ursache der Vergiftung herauszufinden und bewahren Sie eine Probe für eine spätere Analyse auf (auch Erbrochenes).

- Versuchen Sie abzuschätzen, wieviel von dem Gift konsumiert wurde.

- Versuchen Sie herauszufinden, wie das Gift in den Körper gelangt ist. Wurde es verschluckt, inhaliert, injiziert oder durch die Haut aufgenommen?

- Versuchen Sie herauszufinden, wieviel Zeit seit der Giftaufnahme vergangen ist.

- Beobachten Sie den Patienten auf Vergiftungssymptome hin (sie werden separat bei jedem Vergiftungstyp behandelt).

Allgemeine Erste-Hilfe-Maßnahmen bei Vergiftungen

Das Vorgehen bei individuellen Giften wird nach diesem Absatz der generellen Ersten Hilfe bei Vergiftungen behandelt.

- Versuchen Sie sofortigen medizinischen Rat über Funk oder Telefon zu bekommen (falls vorhanden). Rufen Sie in Vergiftungszentren an, um direkt die benötigten Informationen zu bekommen.
  Für Deutschland ist unter anderem das Vergiftungszentrum Berlin zuständig. **Telefon: 030/3023022.**

- Entfernen Sie sich mit dem Patienten aus dem unmittelbaren Einflußbereich des Giftes. Gehen Sie aber kein Risiko für Ihr eigenes Leben ein. Gehen Sie nie in durch Gase, Dämpfe oder Radioaktivität kontaminierte Räume/Bereiche. Es ist niemandem geholfen, wenn Sie sich selbst gefährden.

- Rufen Sie Hilfe oder bringen Sie den Patienten zur nächsten medizinischen Hilfe.

Hat der Betroffene Gift gegessen oder verschluckt, müssen Sie versuchen es durch Erbrechen aus dem Körper des Patienten zu entfernen. Es gibt hierzu vier wichtige Regeln, die Sie unbedingt beachten müssen:

- Der Patient muß bei vollem Bewußtsein sein, um das Erbrechen kontrollieren zu können, sonst besteht die Gefahr, daß er Erbrochenes aspiriert (anatmet).

- Führen Sie kein Erbrechen herbei, wenn es sich um Treibstoffe, Laugen, Säuren oder schaumbildende Produkte handelt. Die Flüssigkeiten oder Dämpfe könnten dadurch in die Lunge geraten und eine fatale Pneumonie verursachen.

- Eine einfache Regel lautet, daß alles, was nicht zum Essen gedacht ist, auch nicht erbrochen werden soll. Hat z.B. jemand ein Unkrautvernichtungsmittel getrunken, so hat dieser aggressive Stoff beim Schlucken Schleimhäute und Speiseröhre verätzt. Bei einem erneuten Erbrechen würde dieser Stoff die ganze Passage noch einmal verätzen. Aus diesem Grund sollte in diesen Fällen der Brechreiz nicht ausgelöst werden, da der Stoff im Magen weniger Schaden anrichtet, als wenn er erneut erbrochen werden würde.

- Provozieren Sie kein Erbrechen bei Säuglingen unter einem Jahr.

Erbrechen können Sie auf verschiedene Weisen provozieren:

- Auslösen von Erbrechen durch mechanische Reizung der Rachenhinterwand mit einem Finger. Der Patient soll den Brechreiz mit seinem eigenen Finger auslösen. Falls es nur zum Würgen und nicht zum Erbrechen kommt, dann fordern Sie den

Betroffenen auf, reichlich Wasser zu trinken um es dann erneut zu versuchen.

- Gabe von einem Sirup, der Erbrechen auslöst (Sirup Ipecacuanhae). Sie dürfen Säuglingen unter 8 Monaten diesen Sirup nicht geben. Die Dosierung erfolgt wie nachstehend beschrieben: 1 - 1,5 Jahre: 10ml; 1,5 - 2 Jahre: 15ml; 2 - 3 Jahre: 20ml; über 3 Jahre: 30ml. Anschließend geben Sie dem Patienten reichlich Flüssigkeit. Das Erbrechen müßte nach 10-20 Minuten einsetzen.

- Auslösen von Erbrechen durch Gabe von Salzwasser. **Diese Methode darf bei Kindern nicht angewandt werden.** Man gibt dem Patienten ein bis zwei Gläser warmes Wasser, in denen jeweils ein Eßlöffel Kochsalz aufgelöst wurde. Das Erbrechen müßte, wenn nicht spontan, nach ca. zehn Minuten einsetzen. Die Gefahr bei dieser Methode ist, daß die große Menge Kochsalz vom Körper aufgenommen wird, wenn sich der Brechreiz nicht auslösen läßt. In diesem Fall muß der Patient extrem viel trinken, damit die konzentrierte Kochsalzlösung im Magen verdünnt wird.

Gifte sollten nur dann verdünnt werden, wenn diese nicht mit Flüssigkeit reagieren. Geben Sie hierzu dem Patienten eine moderate Menge an Milch, Tee oder Wasser. Vorsicht, geben Sie nicht so viel Flüssigkeit, daß der Patient erbricht!
Den Patienten zur nächsten medizinischen Hilfe zu bringen, ist der nächste Schritt bei der allgemeinen Ersten Hilfe von Vergiftungsopfern. Da sehr schwer abzuschätzen ist, wieviel von dem Gift resorbiert wurde und wie es sich zu einem späteren Zeitpunkt auswirken wird, sollten Sie den Patienten immer zur nächsten medizinischen Hilfe bringen, auch wenn er sich augenscheinlich wieder erholt hat. Eine Luftevakuierung ist auch hier am besten. **Kontrollieren Sie während der gesamten Versorgungszeit ständig die Vitalfunktionen des Patienten.**

Drogen- oder Medikamentenüberdosis

Diese Probleme kommen zwar häufiger in der Stadt als auf dem Lande vor, aber es kann auch hier zu Überdosen kommen, wenn jemand verschriebene Medikamente falsch oder in Selbstmordabsicht konsumiert. Drogenmißbrauch ist auch auf dem Lande häufig anzutreffen.

Symptome

Es gibt eine unübersichtliche Menge an Medikamenten und Drogen, so daß es in diesem Rahmen nicht möglich ist, alle Symptome die vorkommen könnten aufzulisten. Vermuten Sie immer eine Medikamenten- oder Drogenüberdosis, wenn eine Person sich merkwürdig verhält, Halluzinationen hat oder im Bewußtsein eingetrübt ist. Wird eine Person verdächtigt:

- Drogen oder Alkohol zu mißbrauchen,
- depressiv oder suizidal gefährdet zu sein,
- starke Medikamente einzunehmen,

kann dies möglicherweise die Ursache für einen plötzlichen Kollaps sein.
Drogenkonsumenten leugnen in der Regel, daß sie Drogen eingenommen haben. Suizidgefährdete Personen erzählen meist, was für eine Überdosis sie eingenommen haben, wenn sie danach gefragt werden. Alte Personen mit einer unklaren Bewußtseinslage wissen oft nicht genau, was und in welcher Dosis eingenommen wurde. Hier müssen Sie aufgrund von Tablettenresten, Tablettenpackungen usw. erraten, wieviel der Patient möglicherweise eingenommen hat. Bewahren Sie solche Reste oder Tablettenpackungen immer auf, um sie später dem Rettungsdienst oder Arzt zu übergeben.

Vermuten oder wissen Sie, daß es sich um eine Medikamenten- oder Drogenüberdosis handelt, dann verfahren Sie wie folgt:

- Lassen Sie den Patienten nach einer der beschriebenen Methoden erbrechen, solange die Person bei vollem Bewußtsein ist. Asservieren (aufbewahren) Sie das Erbrochene für eine spätere Analyse und geben Sie es dem Rettungsdienst mit.

- Kontrollieren Sie ständig die Vitalfunktionen, besonders die Atmung. Achten Sie auf freie Atemwege des Patienten, besonders wenn er schläfrig, halb oder ganz bewußtlos ist. Legen Sie den Patienten in die stabile Seitenlage und beobachten Sie ihn pausenlos.

- Beatmen Sie den Patienten kontrolliert oder assistiert, falls erforderlich.

- Halten Sie den Patienten warm.

- Beruhigen Sie den Patienten. Einige Drogen verursachen Unruhe, Aggressivität, Mißtrauen und Angstzustände. Möglicherweise ist es nötig, auf diese Person über Stunden hinweg freundlich und beruhigend einzureden.

Werden Sie in der Wildnis von einer Person unter Drogeneinfluß mit Waffen bedroht und Sie können sie nicht beruhigen, dann verlassen Sie wenn möglich den Gefahrenbereich um Hilfe zu holen. Gefährden Sie sich auf keinen Fall selbst! Ist es nicht möglich Hilfe zu holen, dann müssen Sie warten, bis die Wirkung der Droge nachläßt und die Bedrohung für Sie als Helfer nicht mehr vorhanden ist.
Einen Transport zur nächsten Hilfe müssen Sie in Betracht ziehen, solange der Patient sich nicht in einem schweren Schockstadium befindet.
Erbricht der Patient ständig, dann ist es meist auch unmöglich, den

Betroffenen zu transportieren. Ist die Übelkeit und der Brechreiz verschwunden und hat sich die Lage stabilisiert, dann sollten Sie den Verletzten so transportieren, daß es Ihnen möglich ist, ihn ständig zu beobachten und die Vitalfunktionen zu kontrollieren. Geben Sie dem Patienten kleine Wasserschlückchen, solange er diese toleriert. Ist er hungrig, dann darf er kleine Mengen an leichter Nahrung zu sich nehmen.

Giftige Nahrungsmittel (Beeren, Pilze)

Es gibt nur wenige giftige Beeren und Pilze im Norden, dafür aber eine um so größere Vielzahl in südlichen Ländern. Den Erwachsenen sind die giftigen Pflanzen meist wohlbekannt, es kann aber vorkommen, daß Kinder sie essen.

Symptome

Vergiftungszeichen können nach dem Genuß des giftigen Nahrungsmittels sehr schnell oder auch erst nach bis zu 18 Stunden erscheinen. Es handelt sich hierbei um die folgenden Symptome:

- Übelkeit und Erbrechen,
- Bauch- und Muskelkrämpfe,
- Schock,
- Druchfall,
- Benommenheit,
- verdoppeltes Sehen,
- Zuckungen.

Maßnahmen

Die Erste Hilfe entspricht der bei Medikamentenüberdosis. Sie sollten auch hier eine Probe des vergifteten Nahrungsmittels oder des Erbrochenen asservieren und mit dem Patienten dem Rettungsdienst aushändigen.

KOHLENMONOXID- (CO-)VERGIFTUNG

Die CO-Vergiftung ist eine der häufigsten »Killer« in nördlichen Gefilden. CO ist ein Gas, welches bei einem unvollständigen Verbrennungsprozeß von Treibstoffen entsteht. Es kann weder gesehen, gerochen noch geschmeckt werden. Da es sich im Blut an die Stelle von Sauerstoff setzt, wird das Gehirn schrittweise mit weniger Sauerstoff versorgt. Der Patient wird schläfrig und begreift nicht, was mit ihm passiert. Jedes Jahr sterben Personen an einer CO-Vergiftung oder erkranken ohne zu wissen, was die Ursache des Übels war. In der Wildnis kommen CO-Vergiftungen wesentlich häufiger vor als in Städten, da hier oft die Tendenz besteht, Kocher oder Feuer in kleinen, schlecht belüfteten Räumen oder Zelten zu verwenden.

SYMPTOME

Da bei einer CO-Vergiftung das Gehirn mit zu wenig Sauerstoff versorgt wird, bemerken die Betroffenen die Vergiftungszeichen nicht bevor es zu spät ist. Meist merkt man die Vergiftung erst an heftigen Kopfschmerzen. Zu diesem Zeitpunkt ist aber schon eine große Menge an CO im Blut.
Die Einwirkung einer sehr hohen, schnell aufgenommenen Dosis, verursacht einen schnellen Bewußtseinsverlust. Die auf einer Tourensituation wahrscheinlichere, langsame Gaseinwirkung wird die folgenden Symptome verursachen:

- Geringer CO-Gehalt in der Luft, der oft nicht bemerkt wird: Kurzatmigkeit, Benommenheit, Konzentrationsschwierigkeiten, verschwommenes Sehen.

- Mittlere CO-Konzentration: Kopfschmerzen, Benommenheit, manchmal Übelkeit, reduziertes Seh- und Hörvermögen, Schwerfälligkeit, Zuckungen, ein Gefühl der Trunkenheit.

Wird weiterhin CO inhaliert, dann verschlimmern sich die

Symptome bis hin zu stechenden Kopfschmerzen und einer starken Übelkeit.

- Hohe CO-Konzentration in der Luft: Verwirrtheit, Herzrasen, Kurzatmigkeit, Verlust der Kontrolle über Blasen- und Darminhalt, Erbrechen.

- Sehr hoher CO-Gehalt der Luft: Kollaps, Krämpfe und Zuckungen, Koma, Tod.

Maßnahmen

Ist der Patient bei Bewußtsein, dann:

- Transportieren Sie ihn sofort aus der CO-verseuchten Umgebung an die frische Luft.

- Schützen Sie ihn vor Kälte, da durch den geringen Sauerstoffgehalt im Blut auch weniger Wärme produziert werden kann.

- Verordnen Sie dem Patienten Ruhe und lassen Sie ihn sich an der frischen Luft erholen. Es kann mehrere Stunden dauern, bis das CO die Blutbahn verlassen hat.

Ist der Patient bewußtlos, dann:

- Transportieren Sie ihn von der CO-Quelle weg an die frische Luft.

- Beatmen Sie den Patienten assistiert oder kontrolliert falls nötig. Sie werden dies vermutlich über mehrere Stunden hinweg machen müssen, bis der Patient wieder mit der Spontanatmung (Eigenatmung) einsetzt. Schützen Sie ihn währen dieser Zeit vor Kälte.

25

Psychologische Erste Hilfe

Psychologische Erste Hilfe (PEH) ist ein wichtiges Thema und muß ebenfalls als lebensrettende Maßnahme betrachtet werden. Leider wird von vielen diese Wichtigkeit nicht erkannt – oder es fehlt jegliche Kenntnis, wie damit umgegangen werden soll: Die Unsicherheit gegenüber den Patienten ist dann fast so schlimm wie eine Unterlassung von PEH.

Woher kommt das, da doch in jeder Ausbildungseinheit dieses Thema behandelt wird? Vermutlich daher, daß der Ausbilder selbst nicht mit dem Thema vertraut ist und nicht weiß, wie er darüber sprechen soll. Manchmal wird das Thema auch mit »Na, beruhigt den halt mal ein bißchen.« in fünf Minuten erledigt. Mir ging es ähnlich. Zwar für das Thema sensibilisiert, aber nie richtig zufrieden mit meinen Ergebnissen in der Anwendung, hat mir der Vortrag eines Kanadiers auf der Sarscene-Konferenz in Toronto sehr geholfen.

Anhand eines Fallbeispiels wurde hier in kleinen Gruppen das Verhalten am Patienten diskutiert. Nachfolgend möchte ich Ihnen die Ergebnisse vermitteln. Die Fallstudie behandelte ein Flugzeugunglück.

Maßnahmen

- Nehmen Sie mit den Überlebenden oder Verletzten in einer ruhigen und freundlichen Art Kontakt auf. Sollten Sie total außer Atem sein, so warten Sie lieber eine Minute, bis sich der schnelle Atem etwas beruhigt hat und Sie nicht mehr so gehetzt klingen.

- Helfen Sie momentan nichtorientierten Personen, sich wieder zu orientieren. Erzählen Sie ihnen, wo sie sich befinden und was passiert ist. Beruhigen Sie diese Personen und vermitteln Sie ihnen, daß sie sich relativ sicher fühlen können.

- Versuchen Sie, Familienmitglieder so schnell wie möglich zusammenzubringen. Das wird Ihnen viel Arbeit abnehmen, da sich die Familie dann gut selbst versorgen und helfen kann.

- Sorgen Sie für körperliche Ruhemöglichkeiten und Pflege. Nahrung, heißer Tee und das Versorgen kleinerer Verletzungen können erheblich zum Wohlbefinden der Unfallopfer beitragen.

- Normalisieren Sie die Reaktionen der Verunglückten. Sagen Sie ihnen, daß es ganz normal und selbstverständlich sei, so zu reagieren, und daß diese Reaktionen nur vorübergehend seien.

- Versuchen Sie, die Personen zum Sprechen zu bringen und Ihnen zu erzählen, was sie erlebt oder gefühlt haben.

Ein einfacher Gesprächseinstieg ist die Frage: »Was ist passiert?« Meist sprudelt dann eine Geschichte hervor, die nicht durch Fragen unterbrochen werden sollte. Hören Sie einfach aufmerksam zu, und akzeptieren Sie das Gesagte. Viele Menschen haben das Zuhören verlernt:
Sollte der Verletzte spüren, daß Sie kein Interesse an seinem Schicksal haben, wird er aufhören und sich verschließen. Falls Sie glauben, nicht aufmerksam zuhören zu können, besuchen Sie einen Kurs oder lesen Sie ein Buch darüber – so sind Sie für den Ernstfall gerüstet, und die neue Fähigkeit wird Ihnen im täglichen Leben manche Türe öffnen. Mitfühlendes Auftreten und aufmerksames Zuhören – oder einfach Stille – sind alles, was ein gesunder Überlebender braucht.

Folgendes sollten Sie unterlassen:

- Geben Sie dem Betroffenen keine Ohrfeige, und schütteln Sie ihn auch nicht.

- Vermitteln Sie ihm nicht, daß sein Verhalten anormal sei.

- Beruhigen Sie ihn nicht mit Sprüchen wie »Alles wird schon gut werden«, »Die Zeit wird die Wunden schon heilen« oder ähnlichen Phrasen: Sie haben nur einen begrenzten Einfluß auf das Geschehen und können nicht Dinge versprechen, die außerhalb Ihres Machtbereiches liegen.

- Bieten Sie nicht Ihr Mitleid an mit Aussagen wie »Es tut mir ja so leid für Sie«.

- Geben Sie keinen Alkohol. Auf viele Leute wirkt Alkohol depressiv; außerdem kann er mit anderen Verletzungen in Wechselwirkung treten.

- Geben Sie keine Medikamente, um Emotionen zu unterdrücken, die ohnehin aufgearbeitet werden müssen.

Besonderheiten bei Kindern:

- Eine Trennung von den Eltern, besonders von der Mutter, verursacht bei Kindern die größte Angst.

- Versuchen Sie, die Kinder vom Unglücksort fortzubringen und abzuschirmen.

- Lassen Sie die Kinder nie alleine.

- Wenn Sie mit dem Kind sprechen, dann nennen Sie es beim Namen, und stellen Sie sich auch mit Ihrem Vornamen vor – und nicht mit Prof. Dr. Heinz F. Müller-Koelbel!

- Halten Sie Augenkontakt mit dem Kind, und sprechen Sie mit ihm ruhig und freundlich.

- Begeben Sie sich auf Augenhöhe zu dem Kind; setzen Sie sich zu ihm, wenn möglich.

- Benutzen Sie eine einfache Sprache – und seien Sie ehrlich. Ein Kind merkt, wenn Sie es anlügen.

- Muß das Kind untersucht oder versorgt werden, dann erklären Sie ihm, was Sie mit ihm machen werden, bevor Sie damit anfangen.
  Kinder können Schmerzen ertragen, wenn sie darauf vorbereitet sind und entsprechend unterstützt werden.

- Wenn eine Behandlung oder Bewegung Schmerzen verursacht, dann sagen Sie das und machen ihm deutlich, daß es normal ist, zu weinen oder dagegen zu protestieren.

- Wenn Kinder vor Dunkelheit Angst haben, dann haben sie Angst – und es ist nicht möglich, ihnen das auszureden. Sagen Sie daher auf keinen Fall Dinge wie »Wie dumm von Dir, hier Angst zu haben« oder »Starke Jungs weinen nicht«.

- Versuchen Sie, den Kindern den Unfall so gut wie möglich zu erklären.

- Ermuntern Sie das Kind, zu erzählen.

- Oft denken Kinder, daß sie diese Situation verursacht oder verdient haben. Machen Sie auf jeden Fall klar, daß es nicht ihre Schuld ist, daß es dazu gekommen ist.

- Kritisieren Sie nie die Eltern des Kindes, wenn das Kind anwesend ist.

Besonderheiten bei alten Menschen:

- Gehen Sie respektvoll mit ihnen um.
- Behandeln Sie ältere Leute nicht wie Kinder.
- Verwechseln Sie Hör- oder Sehschwierigkeiten nicht mit intellektueller Unterlegenheit.
- Wirken Sie beruhigend auf sie ein.
- Zeigen Sie Geduld.
- Versuchen Sie, gewissen Wünschen nachzukommen.
- Prüfen Sie, ob sie ständig Medikamente einnehmen, und ob sie einen Vorrat dabeihaben.
- Sorgen Sie möglichst dafür, daß sie von Familienmitgliedern abgeholt werden.

Über den Umgang mit einer sehr schwer verletzten Person

- Versuchen Sie, dem Betroffenen eine gewisse Hoffnung zu vermitteln. Auf die Frage, ob er sterben müsse, sagen Sie ihm: »Ich weiß es nicht. Aber wir beide werden alles daran setzen, da gemeinsam durchzukommen.«
- Wenn er am Unfallort festsitzt oder noch eine gewisse Entfernung zum Krankenhaus zu überwinden ist, so erklären Sie ihm, was Sie unternehmen werden und wie weit es noch ist. Untertreiben Sie nicht. Sagen Sie ihm, daß ein Helikopter oder ein

Krankenwagen oder ähnliches unterwegs sei und er im Krankenhaus erwartet werde. Unterstreichen Sie die Qualität des anwesenden Rettungsteams.

Über den Umgang mit einem sterbenden Menschen

- Strahlen Sie Hoffnung aus. Auf die Frage, ob er sterben müsse, sagen Sie das gleiche wie oben beschrieben.

- Wenn ein Verletzter der festen Überzeugung ist, daß er sterben müsse und eine Nachricht an seine Angehörigen senden möchte, sagen Sie ihm: »Es ist besser, wenn Sie ihnen das selber sagen. Aber wenn Sie es möchten, kann ich es gerne aufschreiben.«

- Vermeiden Sie negative Aussagen über den Zustand des Sterbenden. Bedenken Sie, daß auch bewußtlose Personen ihre Umwelt noch wahrnehmen können.

Grundsätzlich gilt, daß ein angemessener Körperkontakt – wie Handhalten, In-den-Arm-nehmen – bei jeder Art von unglücklichen Menschen hilfreich ist und ein Gefühl von Trost und Geborgenheit vermittelt.

26

Der Umgang mit Bären

Gerade weil in Europa kaum eine Gefahr oder Notwendigkeit besteht, sich gegen Bären zu schützen, steht der Wildnisreisende in Bärengebieten in Übersee oft vor einem Problem. Wie verhält man sich am besten gegenüber den verschiedenen Bärenarten: Braunbär, Schwarzbär, Grizzly und Eisbär?
In weit entlegenen Wildnisgebieten wird der Bär sich schon beim ersten Anzeichen eines Menschen möglichst schnell aus dem Staub machen, wenn er ihn rechtzeitig hört. Da aber immer mehr Bären sich von Abfalldeponien Nahrung holen und sich dadurch an den Menschen gewöhnen, können leicht bedrohliche Situationen entstehen.
Um Verletzungen aus diesen Zusammenstößen von Mensch und Bär zu vermeiden, ist es das beste, einige grundlegende Regeln zu befolgen:

- Campen Sie nie in der Nähe einer Mülldeponie, Mülltonne oder an Plätzen, an denen Bären zum Fressen zusammenkommen.

- Hängen Sie Ihre gesamten Nahrungsvorräte einschließlich Ihrer Toilettenartikel über Nacht in die Bäume: drei Meter hoch mit drei Meter Abstand zum Stamm. Dieser Platz sollte vom Zelt möglichst leicht einzusehen sein, aber doch weit genug entfernt, um einen Zusammenstoß zu vermeiden.

- Nähern Sie sich diesem »Futterhängeplatz« vorsichtig und aufmerksam, um eventuell anwesende Bären zu entdecken.

- Kochen Sie möglichst nicht im Zelt, da der Essensduft im Gewebe hängenbleibt und die Bären anlocken könnte.

- Verbrennen Sie kein Fett im Feuer: Dessen Geruch könnte die Tiere über viele Kilometer anlocken.

- Verbrennen Sie hingegen allen Abfall, der ohne Rückstände verbrannt werden kann. Aber tun Sie das an einer Feuerstelle, die möglichst weit vom Lager entfernt ist.

- Falls es nicht möglich ist, Müll zu verbrennen oder abzutransportieren, vergraben Sie ihn so tief wie möglich – weit vom Zeltplatz entfernt.

- Achten Sie auf frische Bärenspuren, und stellen Sie Ihr Zelt nicht an solchen Plätzen auf.

Grizzlybären

Nur selten kommt ein Grizzly in ein Lager, um sich Nahrung zu beschaffen. Die meisten Unfälle mit Grizzlies passieren, wenn der Bär überrascht wird. Derartige Überraschungen geschehen beispielsweise, wenn Sie sich einem Wasserfall nähern oder einen Wildbach entlanglaufen – wo der Bär Sie nicht hören kann. Dann fühlt sich der Bär in die Enge getrieben und wird vermutlich zum Angriff übergehen.Sollte so etwas passieren, versuchen Sie möglichst, nach folgenden Ratschläge zu handeln:

- Stehen Sie dem Bär offen gegenüber, vermeiden Sie allerdings einen direkten Augenkontakt. Dies würde der Bär als Herausforderung verstehen. Machen Sie einen unterwürfigen Eindruck und ziehen Sie sich langsam zurück. Rennen Sie auf keinen Fall: Ein Grizzly kann schneller rennen als ein Mensch. Vergessen Sie auch nicht, daß viele Bärenarten sehr gute

Kletterer sind. Selbst auf einen Baum von fünf Metern Kletterhöhe, sind Sie nur relativ sicher; bedenken Sie auch, daß der Bär – bei unzureichendem Vorsprung – Sie beim Klettern noch erwischen kann.

- Ein auf den Hinterbeinen stehender Bär, der seine Zähne fletscht und auf den Boden stampft, ist ein deutliches und klares Signal, die Gegend möglichst unauffällig zu verlassen.

- Sollte der Bär angreifen, so wird dies sehr schnell und direkt geschehen.

- Werfen Sie ihm Ihren Rucksack entgegen, eine Essenstüte oder was auch immer, um ihn damit abzulenken. Vielleicht wird er anhalten und das Gepäckstück untersuchen und zerlegen, was Ihnen Zeit zur Flucht gibt. In solch einer Situation ist man dann froh, ein Survivalpaket am Körper zu tragen.

- Eine ganz andere Abwehrmethode wurde in Kanada entwickelt. Es handelt sich um ein großes Abwehrspray mit einer Reizgasfüllung in Form eines kleinen Feuerlöschers. Dieses Spray – genannt »bear guard« reicht 15 Meter weit und soll den Bären stoppen. Bedenken Sie allerdings, daß das Spray noch erprobt wird, auch wenn es überall für rund 50 Can$ gekauft werden kann. Ein weiteres Problem ist der Wind: Sollte starker Gegenwind herrschen, trifft der Sprühstoß nicht den Bären, sondern kommt auf Sie zurück.

- Sollte der Bär weiterhin angreifen, wird er vermutlich als erstes versuchen, Sie niederzuschlagen, um dann in den Kopf oder den Nacken zu beißen.

- Hier gibt es – wenn man nicht ausreichend bewaffnet ist – nur noch eins: Rollen Sie sich zusammen, schützen Sie Kopf und Nacken mit den Händen, und stellen Sie sich tot.

- Der Grizzly wird meist noch einige schmerzhafte Bisse verteilen und dann verschwinden.

- Ihnen bleibt dann nur die Hoffnung, daß es sich lediglich um kleinere Bisse handelt – was oft auch der Fall ist.

- Bleiben Sie noch längere Zeit liegen. Meistens wartet der Bär in einiger Entfernung und beobachtet sein Opfer – wenn Sie zu früh aufstehen, könnte eine erneute Attacke drohen.

Opfer von Bärenangriffen berichten, daß es in einer derartig bedrohlichen Situation durchaus möglich sei, »Toter Mann« zu spielen. In der Angst fühle man zwar einen großen Druck, aber keine bestimmte Panik.
Ein Beweis für die Intelligenz von Bären, gibt ein Bericht schwedischer Jäger: Wird ein Bär angeschossen und kann noch fliehen, kann es passieren, daß er zunächst in gerader Richtung flieht, dann aber einen Bogen schlägt und sich neben seiner Fluchtstrecke versteckt. Kommt nun der Jäger hinterher, um den angeschossenen Bären zu suchen und einen weiteren Schuß zu plazieren, so greift der Bär aus den Büschen heraus an und gibt dem Jäger seinen Teil der Jagd.

Schwarzbären

Schwarzbären können wesentlich leichter in die Flucht geschlagen werden als Grizzlies, und Angriffe sind in Überraschungsmomenten weniger wahrscheinlich. Sollte ein Schwarzbär doch einmal angreifen, hat er mit ziemlicher Wahrscheinlichkeit einen gefüllten Freßnapf im Hinterkopf.
Zunächst wird das Opfer staksend eingekreist oder verfolgt, bevor der Schwarzbär zum Angriff übergeht. Ähnlich wie der Grizzly schlägt der Schwarzbär sein Opfer erst nieder und beginnt dann, es aufzufressen – an Armen, Beinen oder dort, wo er eben hinkommt.

Aus diesem Grunde darf man bei einem Schwarzbären auf keinen Fall »Toter Mann« spielen.
Zeigt der Bär das besagte staksende oder kopfschwingende Verhalten, kann man ihn mit seinem Rucksack oder Nahrungssack ablenken, um dann vorsichtig die Gegend zu verlassen.
Falls man es sich nicht leisten kann, seinen Rucksack mit der Verpflegung zu verlieren, ist es das beste, den Bären selber anzugreifen.
Laut Bärenforschern können Schwarzbären eingeschüchtert werden. Machen Sie so viel Lärm wie möglich, nehmen Sie eine drohende Haltung ein, aufgerichtet auf einem Baumstumpf oder einem Felsen stehend zum Beispiel, werfen Sie große Steine und zeigen Sie keinerlei Furcht – auch wenn Sie den Puls eines Bussards haben.
Sollte er trotzdem weiter angreifen, versuchen Sie, den Bären mit Steinen auf die Nase zu schlagen und/oder in die Augen zu schlagen oder zu stechen. Wechseln Sie nach jedem Schlag schnell den Standort. Sollten Sie es schaffen, den Bären blind oder halbblind geschlagen zu haben, merken Sie das daran, daß er ihnen nicht mehr folgt, sondern wahllos in eine Richtung kämpft. Jetzt ist es an der Zeit, den geordneten Rückzug anzutreten.

Eisbären

Die übelste Spezies aller Bären – aber auch die schönste – ist der Eisbär. Ohne natürliche Feinde ist er der Herr der Arktis und ernährt sich hauptsächlich von Robben.
Auf Spitzbergen beispielsweise sterben jedes Jahr Touristen, da sie sich über alle guten Ratschläge hinwegsetzen und unbewaffnet die Siedlung Longyearbyen verlassen.
Das Problem bei Eisbären ist, daß sie extrem neugierig sind, in Zelte eindringen und Iglus einrennen, um den Inhalt zu untersuchen. Ohne entsprechende Bewaffnung ist man ihm dann ausgeliefert.
Falls Sie jemals unbewaffnet von einem Eisbären angegriffen wer-

den sollten, versuchen Sie auf keinen Fall, »Toter Mann« zu spielen – schlagen Sie zurück und versuchen Sie, die Nase und die Augen zu verletzten: Sie kämpfen um Ihr Leben!

Die beste Sicherheitsmethode ist aber wie immer die gründliche Vorsorge: Keiner kommt in arktische Regionen, ohne zu wissen, daß hier Eisbären leben. Vorbereitung ist hier alles: Rüsten Sie sich mit den entsprechenden Waffen aus, und erkundigen Sie sich bei den Einheimischen, was für Geschosse verwendet werden.

In Spitzbergen ist eine weitere Möglichkeit sehr populär, Eisbären in die Flucht zu schlagen: Sogenannte »Thunder Flashes« werden an einer Reibfläche angezündet und dem Eisbären vor die Nase geworfen. Die Explosion, der Blitz sowie der aufsteigende Rauch schlagen die meisten Eisbären in die Flucht. Einige sind allerdings durch das Krachen des Eises im Winter so an Lärm gewöhnt, daß sie sich davon nicht beeindrucken lassen.

Aus diesem Grunde sollte der Abwehrversuch möglichst wie folgt aussehen:

Nähert sich ein Eisbär dem Lager, geht ein Gruppenmitglied mit Gewehr in vorderster Linie in Stellung und zielt auf den Kopf oder besser auf den Brustkorb des Bären – der Kopf ist leichter zu verfehlen. Schießen Sie aber noch nicht, sondern passen Sie auf Ihre Gefährten auf: Sie wollen den Eisbären schließlich abwehren und nicht Ihr Team dezimieren! Währenddessen versuchen Ihre Kollegen mit Explosionskörpern, Leuchtkugeln und anderen Mitteln den Bären in die Flucht zu schlagen.

Nur falls es nicht möglich ist, den Bären auf diese Weise zu vertreiben, und der Bär Ihnen schon fast auf den Zehen steht, müssen – und dürfen – Sie das Tier erschießen. Jeder Abschuß muß gemeldet werden und wird auf seine Notwendigkeit hin überprüft.

Die Geschichte von einem Freund aus Spitzbergen wird Ihnen zeigen, wie so ein Bärenproblem aussehen kann:

Robin ging mit seiner Frau und einem Hundeschlitten auf Tour über die Gletscher von Spitzbergen. Hunde sind der beste Schutz vor Bärenangriffen, da sie den sich nähernden Eisbären rechtzeitig ankündigen und bei einem Angriff beschäftigen.

Ohne Hunde muß man in der Nacht Alarmminen um das Zelt legen, die einen sich nähernden Bären mit einer Explosion ankündigen – und hoffentlich gleich wieder in die Flucht schlagen. Robin hat natürlich immer Hunde dabei, die auch in der Nacht den Bären rechtzeitig verbellen würden.
Auf dieser Tour nun folgte ihnen ein Eisbär schon den ganzen Tag, aber er war noch viel zu weit weg, um ihn mit »Thunder Flashes« wegzujagen.
Eine Stunde, bevor sie das Abendcamp aufschlagen wollten, verschwand jedoch der Eisbär, und beruhigt bauten sie nun ihr Lager auf. Robins Frau war schon im Zelt, und Robin ging noch einmal hinaus. Plötzlich kam der Eisbär ins Lager gerannt: so schnell und so überraschend, daß nicht einmal die Hunde Zeit zur Reaktion hatten. Während Robin in aller Eile einen »Thunder Flash« zündete, sah seine Frau, wie die Pranke des Bären schon die Außenwand des Zeltes eindrückte. Dann explodierte der Knallkörper direkt vor der Nase des Eisbären – und aufgeschreckt durch die Explosion und den beißenden Rauch des Schwefels verließ der Bär das Lager. Es war Robins Glück, daß der Bär sofort auf die erste Detonation reagiert hatte.

Bei vielen anderen Begegnungen hat es bis zu zehn Knallkörpern bedurft, die Bären in die Flucht zu schlagen – ein Beispiel dafür, daß man sich reichlich mit »Feuerwerk« eindecken sollte, bevor man auf Tour geht.

Behandlung von Verletzungen bei Bärenattacken

Die Verletzungen von Grizzly- und Eisbärangriffen sind in der Regel Bißwunden im Gesicht, aufgerissene Kopfhaut und abgerissene Ohren, Nasen sowie Nacken oder Wirbelsäulenverletzungen. Die Kopfwunden bluten sehr stark und verdecken möglicherweise andere Verletzungen.
Dadurch, daß die meisten Bären ihre Opfer durch die Gegend

schleifen, rollen und ziehen, ist mit verdreckten Wunden und damit Infektionen fast sicher zu rechnen. Der nach Kadaver riechende Speichel der Bären tut den Rest, und selbst bei optimaler medizinischer Versorgung kommt es fast immer zu einer Infektion.
Peinlichstes Reinigen der Wunde hat hier neben den lebenserhaltenden Maßnahmen absolute Priorität. Wenn Schmerztabletten vorhanden sind, sollten diese unter Beachtung der Wirkzeiten gegeben werden.
Bei Schwarzbärenverletzungen sind tiefe Wunden mit hohem Blutverlust das größte Problem. Den Schock zu bekämpfen und dann Infektionen vorzubeugen hat hier absoluten Vorrang.
Da aber durch den Blutmangelschock und die Schmerzen die Lebensbedrohung des Opfers extrem groß ist, wird man mit dessen Stabilisierung genug zu tun haben.
Sonst können alle weiteren in diesem Buch beschriebenen Verletzungen – in allen Kombinationen – auftreten!
In fast allen Fällen von Bärenverletzungen ist eine schnelle Evakuierung des Opfers lebenswichtig. Die mit größter Sicherheit folgenden schweren Infektionen sind in der Wildniss nicht zu behandeln!

Doch nochmals: Lassen Sie es nie so weit kommen. Bereiten Sie sich gut auf eine Tour in Bärengebieten vor und folgen Sie den Sicherheitsratschlägen!

Während Sie auf den Abtransport warten oder während eines längeren Transportes, versorgen Sie den Patienten gut mit Flüssigkeit und Nahrungsmitteln. Halten Sie die Wunden sauber und wechseln Sie den Verband zweimal täglich. Falls Antibiotika vorhanden sein sollte, fangen Sie sofort mit deren Ausgabe an. Dabei müssen – wie im Kapitel »Infektionen« bereits begründet – die vorgeschriebenen Dosierungen eingehalten werden.
Kontrollieren Sie die Wunden auf entstehende Infektionen hin. Sollten Infektionen entstehen, dann bekämpfen Sie diese wie im gleichnamigen Kapitel beschrieben.

27

Andere häufig vorkommende Probleme

In diesem Kapitel werden einige zusätzliche Probleme beschrieben, mit denen der Ersthelfer in der Wildnis konfrontiert werden kann. Diabetes und psychiatrische Notfälle sollten den Helfer aber nicht überraschen, sondern es sollte ihm vor dem Aufbruch ins Gelände bekannt sein, wer unter diesen Problemen leidet.

Diabetes

Normalerweise hat jeder Mensch eine gewisse Zuckerkonzentration im Blut. Dies ist unser »Treibstoff«, der die Muskeln mit Energie versorgt und Körperwärme produziert. Die korrekte Zuckermenge im Blut wird durch Insulin, welches von der Bauchspeicheldrüse ausgeschüttet wird, reguliert. Bei einigen Leuten produziert die Bauchspeicheldrüse zu wenig oder zu viel Insulin, was sich entsprechend auf den Blutzuckerspiegel auswirkt. Dieser Zustand wird als Diabetes bezeichnet.

Einige Diabetiker können ihr Zuckerproblem mit speziellen Diäten kontrollieren, andere müssen zusätzlich Tabletten nehmen oder sich Insulin spritzen.

Gerät der Zucker oder Insulinspiegel außer Kontrolle, dann gerät der Diabetiker in einen lebensbedrohlichen Zustand. Durch den Unter- oder Überzucker ausgelöste Bewußtseinsstörung oder Bewußtlosigkeit verhindert möglicherweise, daß der Betroffene versteht, was mit ihm passiert. Aus diesem Grunde muß der

Ersthelfer in der Lage sein, einen durch Diabetes entstandenen Notfall schnell zu erkennen und zu helfen. Er muß erkennen können, ob der Notfall durch zu wenig oder durch zu viel Zucker ausgelöst wurde.

Hypoglykämie (Unterzuckerschock)

Eine plötzlich auftretende Bewußtlosigkeit, meist bei insulinpflichtigem Diabetes oder Alkoholismus, kann auf einen »Insulin-Schock« hinweisen.

Symptome

- Hungergefühl,
- Bauchschmerzen, Kopfschmerzen, Schwächegefühl,
- blasse, schweißnasse Haut,
- Unruhe,
- Bewußtseinsstörung bis hin zur Bewußtlosigkeit,
- Zittern,
- evtl. Krämpfe,
- evtl. Pupillendifferenz,
- schneller Puls, schnelle Atmung

Ist der Patient nicht ansprechbar, dann untersuchen Sie seinen Geldbeutel nach einem Notfallausweis, der einen Hinweis auf Diabetes gibt.

Sind Sie im Zweifel, ob es sich hierbei um einen Über- oder Unterzucker handelt, dann behandeln Sie es immer wie einen Unterzucker. Liegen Sie falsch mit der Annahme, dann schadet die zusätzliche Menge Zucker im Falle eines Überzuckers (Hyperglykämie) kaum. Liegen Sie richtig und es liegt ein Unterzucker (Hypoglykämie) vor, dann wird die Maßnahme lebensrettend sein.

Maßnahmen

Eine Person im Unterzucker ist stark gefährdet, die Erste-Hilfe-Maßnahmen in diesem Fall sind aber denkbar einfach.
Ist der Patient bewußtlos, dann:

- Bringen Sie ihn in die stabile Seitenlage, damit die Atemwege freibleiben.

- Positionieren Sie eine kleine Menge an Zucker, Honig oder Sirup an der Innenseite der Backe oder unter die Zunge, wo sich die Artikel auflösen und vom Körper aufgenommen werden.

Ist der Patient wieder voll bei Bewußtsein, dann geben Sie ihm eine komplette Mahlzeit, bevor er wieder körperlich aktiv wird.
Das sind normalerweise alle Maßnahmen, die in diesem Fall nötig sind. Sie retten aber Leben. Ist der Patient bei den ersten Symptomen voll bei Bewußtsein, dann:

- Geben Sie Glucose (Zucker) in welcher Form auch immer (Traubenzucker, Schokolade, Marmelade, etc.). Oft reicht es auch, dem Patienten z.B. eine Banane zum Essen zu geben. Aber, wer hat auf Tour schon eine Banane dabei?

Verbessert sich der Zustand, dann sollte er eine komplette Mahlzeit zu sich nehmen, bevor er wieder aktiv wird.
Falls in beiden Fällen die Maßnahmen keinen Effekt zeigen, dann rufen Sie sofort eine Luftrettung. Halten Sie sich bereit, den Patienten, falls notwendig, assistiert oder kontrolliert zu beatmen.

Diabetisches Koma (Hyperglykämie, Coma diabeticum)

Hierbei handelt es sich um eine gefährliche Stoffwechselentgleisung, die durch Insulinmangel zu einem starken Blutzuckeranstieg führt und damit einhergehend eine Störung des Wasser- und Elektrolythaushaltes hervorruft. Diese Blutzuckerentgleisung kann durch Erkrankungen, Streßsituationen, Diätfehler, Insulinunterdosierungen oder einem Fehlen von Insulin (z.B. nach dem Verlust der Ausrüstung) ausgelöst oder begünstigt werden.

Symptome

Der Verlauf ist bei einer Hyperglykämie (Überzucker) *langsam*, im Gegensatz zu dem plötzlichen Verlauf bei einer Hypoglykämie (Unterzucker). Der Patient:

- Uriniert sehr oft.
- Ist ständig durstig.
- Hat eine normale oder rötliche, trockene Haut.
- Hat Kopfschmerzen, ihm ist übel und er erbricht möglicherweise.
- Hat einen fruchtigen oder acetonähnlich riechenden Atem.
- Handelt möglicherweise verwirrt und ist benommen.
- Fällt möglicherweise in die Bewußtlosigkeit (kommt selten vor).

Maßnahmen

Ist der Patient bei Bewußtsein, dann verfahren Sie wie folgt:

- Helfen Sie ihm sein Insulin einzunehmen.
- Geben Sie ihm reichlich Flüssigkeit, um der drohenden Dehydratation entgegenzuwirken.
- Alarmieren Sie eine Luftrettung, wenn die Symptome akut sind und der Patient kein Insulin bei sich hat.

Ist der Patient bewußtlos und sind Sie im Zweifel was vorliegt, dann versuchen Sie über Funk medizinischen Rat einzuholen.
Versuchen Sie nie einem Patienten aufs Geratewohl Insulin zu geben. Sie könnten ihn damit in wenigen Minuten umbringen. Geben Sie ihm nur Insulin, wenn Sie absolut sicher sind, welche Menge der Patient benötigt und wie Sie bei der Gabe vorgehen müssen.

Hyperventilation

Eine Person, die während eines kurzen Zeitraumes zu schnell atmet, atmet möglicherweise zu viel Kohlendioxid (CO_2) ab. CO_2 ist für die Kontrolle der Atemfrequenz zuständig. Fällt es zu stark ab, dann ist es dem Betroffenen nicht mehr möglich, normal zu atmen. Er wird sehr schnell atmen, benommen sein und stechende Brustschmerzen haben. Hände und Füße fühlen sich taub an und können kribbeln. Der Patient hat Angst, was alles nur noch schlimmer macht.

Sprechen Sie mit ihm bestimmt, aber beruhigend. Erklären Sie ihm, was das Problem ist und geben Sie ihm Atemanweisungen. Er soll einatmen und die Luft für einige Sekunden anhalten (Wiederholen Sie diese Atemübung mehrmals mit dem Betroffenen). Diese Maßnahme wird den CO_2-Gehalt im Blut erhöhen und damit wieder die Atmung normalisieren.
Hat diese Maßnahme keinen Erfolg, dann lassen Sie den Patienten eine Papier-, Plastik- oder Stofftüte vor Mund und Nase halten, in die er ein- und ausatmet. Passen Sie aber auf, daß er zwischendurch genug frische Luft bekommt. Sind keine Tüten vorhanden, dann verwenden Sie den Schlafsackpack, eine Rucksackhülle, einen Rucksack oder eine Jacke. Diese Rückatmungsmaßnahme wird die Atmung in aller Regel wieder normalisieren.

Hyperventiliert der Patient trotzdem weiter, dann wird er möglicherweise ohnmächtig. Halten Sie seine Atemwege frei.
Fangen Sie mit der künstlichen Beatmung an, da die Beatmungsluft den dringend benötigten CO_2-Gehalt besitzt. Selbst wenn Sie ihn nicht beatmen, wird er nach kurzer Zeit wieder mit der Atmung beginnen, sobald der CO_2-Gehalt im Blut wieder gestiegen ist.
Waren die Gründe für die Hyperventilation nicht Angst oder Furcht und reagiert der Patient nicht auf die beschriebenen Maßnahmen, dann müssen Sie den Patienten schnell zur nächsten medizinischen Hilfe bringen, da möglicherweise ein organischer Schaden vorliegt und Ursache des Problems ist.

Höhenkrankheiten

Heutzutage ist es ein Klacks auf Höhen über 2000 oder 3000 Meter zu kommen. Man steigt einfach in die Seilbahn ein, mietet einen Helikopter zum Heliskiing oder bucht seinen Mount-Everest- oder Nepal-Trip im Reisebüro. Dementsprechend nehmen auch die Unfälle und Probleme ausgelöst durch Höhenkrankheit zu.
Der Tourenveranstalter übernimmt alle Vorbereitungen und der Teilnehmer denkt, in guten Händen zu sein. Er vergißt jegliche eigene Vorbereitung oder erforderliche Anpassung an die veränderte Höhe. Leicht geht solch eine Tour tödlich aus.

Zur Definition der Höhen:
- große Höhe: 2500-4000 Meter
- sehr große Höhe: 4000-5500 Meter
- extreme Höhe: 5500 Meter und höher

Auswirkungen der Höhenstufen auf den Menschen

Je höher ein Mensch kommt, desto dünner wird die Luft, d.h. sie enthält weniger Sauerstoff in der gleichen Menge Luft im Vergleich zur Meereshöhe. Das eigentliche Übel ist aber der abnehmende Luftdruck. Normalerweise diffundiert Sauerstoff von den Alveolen (Lungenbläschen) in das Blut aufgrund des höheren Gasdrucks der Luft in der Lunge gegenüber dem Blut.
Mit zunehmender Höhe nimmt der Luftdruck und auch der Sauerstoffgehalt ab und durch den geringeren (Luft-)Druck in der Lunge wird weniger Sauerstoff ins Blut gepreßt. Die Sättigung des Blutes mit Sauerstoff nimmt ab und bringt uns die mit der geringeren Sauerstoffversorgung verbundenen Probleme.
Der Luftdruck wird durch Jahreszeit, Wetter und äquatoriale Nähe bestimmt. Je weiter man sich vom Äquator entfernt, desto geringer wird der Luftdruck im Vergleich zu dem am Äquator in gleicher Höhe. Aus diesem Grund kann ein Berg bestimmter Höhe am Äquator ohne Probleme gemeistert werden, während ein Berg der gleichen Höhe in Polnähe Probleme bereitet.

Verschiedene Höhenkrankheiten

Allen Höhenkrankheiten liegt eine Sauerstoffunterversorgung zugrunde. Jeder, der in große Höhen aufsteigt, wird einen Sauerstoffmangel haben. Warum einige Leute diese Unterversorgung ohne Probleme tolerieren und warum andere davon krank werden, ist unklar. Es gilt hauptsächlich drei verschiedene Arten der Höhenkrankheit zu unterscheiden.

Akute Höhenkrankheit (AMS = Acute Mountain Sickness)

Nicht akklimatisierte Personen erkranken am häufigsten an dieser Art der Höhenkrankheit, die eine ganze Reihe von Symptomen mit sich bringt. Um das Gehirn mit genügend Sauerstoff zu versorgen, erhöht der Körper die Durchblutung des Gehirns. Diese Erhöhung der Durchblutung bringt durch den erhöhten Druck im Gehirn Kopfschmerzen mit sich. Da der Körper das Blut für das Herz, die Lungen und das Gehirn braucht, wird der Magendarmtrakt weniger versorgt: Unwohlsein, Appetitlosigkeit und Erbrechen sind Folgen der geringeren Versorgung des Magendarmtraktes. Personen mit AMS entwickeln oft Wassereinlagerungen im Gesicht und in den Händen (Ödembildung).
Schlaflosigkeit und eine gestörte Atemtätigkeit können ebenso auftreten. Bei der sogenannten Cheyne-Stokes-Atmung nimmt die Atemtiefe in Stufen zu, bis nach dem Maximum eine Atempause von 5-50 Sekunden eintritt. Dieses paradoxe Phänomen vermindert zusätzlich den sowieso schon geringen Sauerstoffgehalt im Blut. Durch die geringe Sättigung kann eine Blau- oder Graufärbung der Lippen und des Nagelbettes auftreten (Zyanose).
AMS als solche ist nicht besonders gefährlich, kann aber bei Nichtbeachtung in die nachfolgend beschriebenen schlimmeren Formen der Höhenkrankheit übergehen (HAPE, HACE).

Maßnahmen: Versorgen Sie die Person mit reichlich Flüssigkeit und vermeiden Sie körperliche Anstrengungen für 3-4 Tage, bis der Körper sich ausreichend an die Höhe angepaßt hat.
Durch die Cheyne-Stoke-Atmung sind die Nachtstunden meist mit

stärkeren Symptomen verbunden. Sollte eine Gefahr des Übergangs zu HAPE oder HACE bestehen, steigen Sie mindestens 1000 m ab. Hier werden die Beschwerden vermutlich innerhalb der nächsten Tage abklingen.

Höhenbedingtes Lungenödem (HAPE = High Altidude Pulmonary Edema oder HLÖ = Höhenlungenödem)

Wie bei allen Höhenkrankheiten, resultiert die Wasseransammlung in der Lunge (Lungenödem) aus einer zu geringen Anpassung an Höhe. Junge Männer werden häufiger von HAPE erkranken als Frauen, wobei die Krankheit selten unterhalb von 2500 m auftritt. Der gestörte Austausch von Sauerstoff und Kohlendioxid in der Lunge führt zu einem Symptombeginn ca. 24-96 Stunden nach Beginn des Aufstieges. Kurzatmigkeit unter Belastung und ein trockener Husten mögen zunächst wie AMS aussehen. Die Puls und Atemfrequenz steigt weiterhin an. Erste Zyanoseanzeichen im Nagelbett sind möglich.

Beim Fortschreiten der Krankheit bleibt die Kurzatmigkeit auch bei geringer Belastung erhalten und eine allgemeine Abgeschlagenheit tritt ein. Der Erkrankte beklagt sich über Kopfschmerzen, starken Husten und Appetitlosigkeit. Die Nagelbette werden verstärkt zyanotisch und beim Abhören der Lunge mit dem Stethoskop kann man Rasselgeräusche wahrnehmen.

Vorsicht! Verwechseln Sie diese Symptome nicht mit einer Grippe oder Lungenentzündung bzw. Bronchitis.

Bei einer weiteren Verschlimmerung ist der Patient selbst im Ruhezustand kurzatmig. Die Pulsfrequenz ist über 110/Minute (tachykard, normal 60-80) und die Atemfrequenz über 30 Atemzüge pro Minute (normal 14-18 im Ruhezustand). Ein Brodeln in der Lunge kann auch ohne Stethoskop gehört werden und der starke Husten ist mit Sekret vermischt (oft blutiger, hellroter Schaum im schlimmen Stadium).

Der Patient kann bewußtlos werden und der Zustand verschlimmert sich auch hier über Nacht, wenn durch die Cheyne-Stokes-

Atmung die Sauerstoffversorgung weiter behindert wird. **Dies ist ein lebensgefährlicher Zustand!** Bei einer schweren Form von HAPE ist eine sofortige Hubschrauber-Evakuierung notwendig.
Gabe von Sauerstoff, wenn vorhanden, mit 6 Liter/Minute.
Bei nur leichten Symptomen von HAPE oder wenn eine Hubschrauber-Evakuierung nicht möglich ist, steigen Sie sofort ca. 1000 m ab. Der Patient muß bei der schwereren Form von HAPE getragen werden. Transportieren Sie ihn in einer halbsitzenden Position, um die Atmung zu erleichtern. Versuchen Sie gegen Panik, möglicherweise durch die Atemnot ausgelöst, anzukämpfen. Halten Sie die Person warm, da der durch Kälte verursachte körperliche Streß die Situation verschlimmern kann.
Zwei bis drei Tage nach dem Abstieg sollte jede Anstrengung vermieden werden, um dem Körper die Resorption des Wassers in der Lunge zu ermöglichen.
Falls Sie nach einer leichten Form von HAPE einen erneuten Aufstieg versuchen wollen, so achten Sie auf einen Rückfall und kehren sofort wieder um.

Höhenbedingtes Hirnödem (HACE = High Altitude Cerebral Edema oder HHÖ = Höhenhirnödem)
HACE ist eine relativ seltene Form der Höhenkrankheit und tritt in Höhen ab ca. 3500 Meter auf, wurde aber auch schon darunter registriert. Hierbei handelt es sich um eine Schwellung der Hirnmasse, ausgelöst durch das durch Sauerstoffmangel abgestorbenen Hirngewebe und Flüssigkeitsansammlung in der Hirnmasse. Dies führt zu Sehstörungen, Kopfschmerzen, Gefühllosigkeit in den Extremitäten, Gedächtnisverlust und extremer Abgespanntheit. Erbrechen, Lähmungen, Übelkeit, Zyanose und Krampfanfälle sind weitere Symptome von HACE.
Dem lebensgefährlichen Zustand ist mit einer sofortigen Evakuierung zu begegnen. Falls keine Hubschrauber-Evakuierung möglich ist, steigen Sie sofort ab. Transportieren Sie den Patienten liegend mit leicht erhöhtem Kopf. Geben Sie Sauerstoff, falls vorhanden.

Thrombose
In größeren Höhen steigt die Gefahr einer Thrombose. Durch eine Dehydratation (Austrocknung) des Körpers wird das Blutvolumen vermindert und die roten Blutkörperchen (Erythrozyten) fangen an zusammenzukleben. Solche Thromben können dann Blutgefäße vestopfen und zu einem Stop der Versorgung von Organen oder anderen Körperteilen mit Sauerstoff führen. Lange Wartezeiten im Zelt und enge Kleidung unterstützen die Bildung von Thromben.
Thromben treten meist in den Beinvenen und den Waden auf. Die Wade ist geschwollen und schmerzempfindlich. Bei Bewegung entstehen große Schmerzen. Falls der Thrombus losbrechen sollte, kann er bis zur Lunge transportiert werden und dort eine Lungenembolie verursachen. Sollte ein Thrombus eine Arterie verlegen, ist der nachfolgende Teil weiß und kalt.

Maßnahmen: Versuchen Sie die Kleidung zu lockern und falls kein Transport in ein Krankenhaus möglich ist, durch die Gabe von Aspirin die Blutgerinnselbildung zu hemmen. Der Patient sollte von der großen Höhe zu einer geringeren Höhe abtransportiert werden.

Vorsorge: Versuchen Sie, durch ausreichende Flüssigkeitszufuhr einer Dehydratation vorzubeugen. 4 Liter am Tag sind die Mindestmenge, die bei großer Anstrengung und in entsprechenden Höhen zu sich genommen werden müssen. Bei erzwungenen Ruhetagen im Zelt oder in einer Hütte, machen Sie jede Stunde Gymnastik. Sind Ihre Freunde dafür zu träge, dann kitzeln Sie diese bis das Zelt bebt oder brechen Sie einen Streit mit nachfolgender Schlägerei vom Zaun. Nur, sorgen Sie für Bewegung; dies wird Ihnen helfen, einer Thrombose vorzubeugen!

Grundsätzliches zur Anpassung an Höhe

Leider reagiert jeder Mensch verschieden schnell, wenn es um die Anpassung an große Höhen geht. Manche akklimatisieren sich sehr schnell in kurzer Zeit, während andere auch bei längerem Aufenthalt in großen Höhen keine ausreichende Anpassung erreichen. Möchte nun ein Team gemeinsam eine Höhentour machen, so kann das geplante gemeinsame Wochenvorbereitungscamp für die meisten ausreichend sein, während andere eine wesentlich längere Akklimatisierung benötigen würden. Dieser Umstand macht es schwer, solch ein Camp zu planen.

Grundsätzlich akklimatisiert sich ein Körper nach 10 Tagen zu 80% an Höhe und braucht dann weitere 5 Wochen, um die Anpassung auf 95% zu erhöhen.

Wenige Stunden nach dem Erreichen von Höhen ab 1500 m erhöht der Körper die Atemfrequenz um die Sauerstoffversorgung des Körpers zu verbessern. Ebenso erhöht sich die Herzfrequenz, um der veränderten Sauerstoffversorgung ebenfalls Rechnung zu tragen. Der Blutstrom zum Gehirn erhöht sich, um das Gehirn mit ausreichend Sauerstoff zu versorgen. In den Lungen verengen sich die Lungenkapillaren und erhöhen den Blutdruck des Lungenkreislaufs. Sehr hoher Blutdruck kann zu einem Auspressen von Wasser durch die Kapillaren in die Lungen und damit zu einem Lungenödem führen.
Innerhalb von vier bis fünf Tagen produziert der Körper eine größere Anzahl von roten Blutkörperchen (Erythrozyten) um die Transportkapazität für Sauerstoff zu erhöhen. Eine akklimatisierte Person kann einen zwischen 30-50% höheren Anteil an roten Blutkörperchen gegenüber dem Anteil auf Meereshöhe haben. Dieser Zustand erhöht weiter das Risiko einer Thrombose im Falle einer Dehydratation.
Um diese Anpassungsprozesse alle geschehen zu lassen und Gefahren der zu geringen Akklimatisierung zu entgehen, müssen Sie Ihren Anpassungsprozeß sorgfältig planen.

Akklimatisierung

Schlafen Sie die ersten zwei bis drei Nächte in Höhen unter 3000 Meter. Wenn Sie höher gehen, planen Sie für jede 800-1000 Meter

des Aufstiegs eine extra Nacht, um sich an die veränderte Höhe zu gewöhnen. Das Problem ist meist nicht, daß man am Tage kurzfristig eine zu große Höhe erreicht und dann wieder absteigt, sondern, daß man seine Schlafhöhe zu schnell steigert. Versuchen Sie daher am Tage auf die Gipfel zu kommen und in der Nacht möglichst tief zu schlafen. Die Schlafhöhe sollte um nicht mehr als 600 Meter auf einmal gesteigert werden. Um den zusätzlichen Zeitbedarf zu nutzen, transportieren Sie Ihr Gepäck, Lagermaterial usw. am Tage zur nächsten Etappe und schlafen Sie dann wieder auf dem tieferen Level. So kommen Sie auch relativ schnell voran und setzen sich nicht dem Risiko einer Höhenkrankheit aus.
Passen Sie auch Ihre Ernährung den entsprechenden Höhen an. Fett benötigt viel Sauerstoff zur Verbrennung und kann somit eine bestehende Sauerstoffunterversorgung verstärken. Und denken Sie daran:
Bei Problemen mit der Höhe gibt es nur einen Weg der Besserung: Absteigen!

Hitzeohnmacht/Hitzekollaps

Sie kennen dies sicherlich aus Konzerten oder überfüllten Staßenbahnen im Sommer. Reihenweise fallen Leute um. Der Grund hierfür ist, daß nach längerem Aufenthalt (Stehen) in warmer Umgebung es zu einem Wärmestau kommt. Der Körper versucht die Wärme abzugeben, indem er alle Blutgefäße, besonders die der Arme und Beine (Peripherie) weitstellt. Hierbei versackt dann das Blut in diesen weitgestellten Gefäßen, der Blutdruck bricht zusammen.

Symptome

- Schwindel, Schwäche. Die Betroffenen beschreiben den Vorgang als »Schwarzwerden vor den Augen«;
- leichte Bewußtseinsstörung bis hin zur Bewußtlosigkeit;
- Blässe;

- schnelle und flache Atmung;
- schnellen und kaum tastbaren Puls;
- Schwitzen.

Maßnahmen

Liegt die Person noch nicht, dann legen Sie diese in eine leichte Schocklage.

- Bringen Sie den Patienten in eine kühle Umgebung, öffnen Sie die Kleidung.
- Kühlen Sie den Patienten mit feuchten Tüchern. Umwicklen Sie die Extremitäten damit.
- Ist der Patient wieder bei Bewußtsein und voll ansprechbar, dann geben Sie ihm etwas zu trinken.
- Überwachen Sie ständig Puls und Atmung. Halten Sie die Atemwege frei.

Kommt der Patient aufgrund dieser Maßnahmen nicht zu Bewußtsein, dann sollten Sie medizinische Hilfe holen, da vermutlich ein anderer Grund vorliegt. Untersuchen Sie den Patienten auch immer auf Verletzungen, welche durch den Fall bei der Ohnmacht hätten entstehen können.

Hitzeerschöpfung/Hitzekrämpfe

Der Körper verliert bei großer Anstrengung durch Schwitzen viel Wasser. Wird die verlorene Menge an Volumen nicht wieder zugeführt, kommt es zu einer akuten Kreislaufstörung.

Symptome

- Kopfschmerzen, Schwächegefühl verbunden mit Schwindel.
- Die Haut des Patienten ist feucht und gerötet. Später geht diese Rötung in Blässe über.
- Übelkeit, Sehstörungen,

- starker Durst
- schneller (tachykarder) Puls, der kaum tastbar ist,
- schnelle und flache Atmung,
- kalter Schweiß,
- Muskelzuckungen aber auch Krämpfe.

Maßnahmen

- Beruhigen Sie den Patienten und bringen Sie ihn in eine kühle Umgebung.
- Öffnen Sie die Kleidung. Lagern Sie den Patienten in Schocklage.
- Sobald der Patient bei Bewußtsein ist und ohne Gefahr trinken kann, geben Sie ihm ein bis zwei Liter Wasser über einen Zeitraum verteilt, so daß er bequem trinken kann.

Wasser ist in diesem Falle das wichtigste »Medikament«. Steht ihnen Salz zur Verfügung, dann salzen Sie das Wasser leicht. Steht Ihnen kein Salz zur Verfügung, dann geben Sie nur Wasser. Mit diesen Maßnahmen sollte sich der Verletzte sehr schnell erholen. Lassen Sie aber den Patienten ruhen, bis er sich vollständig erholt hat.

Hitzschlag

Bei einem Hitzschlag handelt es sich um einen medizinischen Notfall, der unbehandelt zum Tode führt.
Nach stundenlanger Arbeit und ständigem Schwitzen in einer heißen, feuchten Umgebung, nimmt die Schweißproduktion des Körpers ab oder versagt ganz. Die Körpertemperatur steigt sehr schnell auf Werte um 41 °C an. Beim weiteren Ansteigen der Temperatur treten sehr schnell Gehirnschäden mit nachfolgendem Tod auf. Dieser Temperaturanstieg kann auch in sehr feuchter Umgebung (Treibhaus, Regenwald) entstehen, wenn die extrem hohe Luftfeuchtigkeit verhindert, daß der Schweiß auf der Haut verdunsten und damit kühlen kann.

Symptome

Ein Hitzschlag kann sich sehr schnell entwickeln und zeigt die folgenden Symptome:

- Kopfschmerzen, Schwindel, Übelkeit,
- anfängliche Hautrötung, die später in ein fahl-graues Erscheinungsbild übergeht,
- schnelle und flache Atmung,
- schneller Puls,
- heiße und trockene Haut.
- Zunächst steigt der Blutdruck an (d.h. der Puls ist gut tastbar). Später fällt dann der Blutdruck ab (Puls wird schlecht tastbar).

Maßnahmen

Kühlen Sie den Patienten sofort. Je länger Sie damit warten, desto größer ist die Gefahr von Gehirnschäden oder dem Tod.

- Bringen Sie den Verletzten in eine kühle Umgebung.
- Öffnen und entfernen Sie die Kleidung und legen Sie den Körper in kühles Wasser. Ist es nicht möglich, ihn in kühles Wasser zu legen, dann kühlen Sie ihn mit nassen Tüchern oder indem Sie Schnee bzw. Eis in die Achselhöhlen und Leisten legen.

Die wichtigste Maßnahme in diesem Fall ist, daß er schnell abgekühlt wird.
Fahren Sie so lange mit dem Kühlen fort, bis die Körpertemperatur 39 °C erreicht hat. Haben Sie kein Thermometer, dann kühlen Sie ihn so lange, bis seine Haut ungefähr dieselbe Temperatur wie bei einem gesunden Helfer hat. Entfernen Sie ihn dann aus dem Wasser und sorgen Sie für körperliche Ruhe.
Sie müssen den Patienten sehr genau beobachten, da die Temperatur wieder ansteigen könnte und er erneut gekühlt werden muß. Der Patient sollte evakuiert werden, da sein Temperaturregelmechanismus für einige Zeit instabil bleiben kann.

Bandscheibenverletzung

Die einzelnen Wirbel der Wirbelsäule werden durch Bandscheiben voneinander abgepolstert und somit eine zu starke Abnutzung verhindert. Rutscht die Bandscheibe durch eine Fehlbelastung oder Verletzung in den Bereich der Nervenbahnen in der Wirbelsäule, dann können hierbei große Nervenbahnen eingeklemmt werden. Der Schmerz kann ähnlich wie bei einer Muskelzerrung oder stärker sein, wird aber oft in die Beine ausstrahlen. Dieser Zustand kann möglicherweise durch Ruhe verbessert werden. Wenn dies nicht möglich ist, dann muß der Patient evakuiert werden.
Eine Person mit sehr starken Schmerzen, die zuerst nicht evakuiert werden kann, wird nach einer längeren Ruhephase möglicherweise in der Lage sein, eine bodengebundene Evakuierung zu tolerieren.

Symptome

- Der Patient klagt über Muskelschmerzen, Krämpfe und Unbeweglichkeit im unteren Rückenbereich.
- Die Schmerzen strahlen zu den Seiten und den Beinen aus.
- Der Patient hat möglicherweise Lähmungserscheinungen in den Beinen.

Maßnahmen

Es ist manchmal nicht möglich, den Unterschied zwischen einer Muskelzerrung und einer Bandscheibenverletzung zu erkennen. Die Erste Hilfe in beiden Fällen ist aber ähnlich.

- Legen Sie den Patienten auf eine feste Unterlage.
- Unterpolstern Sie die leicht angewinkelten Beine.
- Geben Sie Schmerzmedikamente, falls der Patient diese verschrieben bekommen und bei sich hat.

28

Improvisation von Verbandmaterialien

Binden

Man vergißt leicht, was der Unterschied zwischen einer Binde (Mullbinde, elastische Binde, Fixierbinden) und einer Wundauflage (Kompressen, Verbandtücher etc.) ist. Beides zusammen ergibt den Verband.
Die Wundauflage liegt, wie der Name schon sagt, auf der Wunde und sollte steril sein. Eine Binde hingegegen wird verwendet, um eine Wundauflage, Schiene etc. zu befestigen oder um ein Gelenk zu immobilisieren. Binden müssen nicht steril sein, da diese nicht direkt mit der Wunde in Kontakt kommen. Hingegen sollten sie hinreichend sauber, elastisch und trocken sein.

Bindengewebe und Materialien

Baumwolle oder Baumwollmischgewebe sind am besten für Binden geeignet. Baumwolle ist hautfreundlich, saugfähig und läßt sich leicht knoten. T-Shirts eignen sich exzellent als Binden. Das Material ist elastisch, paßt sich der Körperform an und hat sehr gute Saugeigenschaften. Mischgewebe (Baumwolle/Polyester) sind etwas weniger saugend, eignen sich aber auch noch für den Einsatz als Binde. Jeans- und Canvasstoffe sind durch ihre Dicke etwas schwieriger in der Anwendung und dehnen sich nicht. Als Druckverbände oder um Schienen anzuwickeln eignen sie sich aber gut.

Polyestermaschenware ist dehnbar und luftdurchlässig. Sie eignet sich gut zum Anwickeln von Schienen.

Wolle kann zwar verwendet werden, wird aber von empfindlichen Personen als nicht sehr hautfreundlich bezeichnet.

Nylon als reines Synthetikgewebe ist schlecht für Binden geeignet. Es ist glatt, läßt sich schlecht knoten und paßt sich der Körperform kaum an und atmet wenig.

Plastikfolien sind sehr schlecht. Ein Verband sollte nicht wasserdicht sein. Es kann durch die Folie keine Körperflüssigkeit abdampfen. Die Haut wird feucht, quillt und die Gefahr für Erfrierungen steigt ständig. Plastikfolie sollte nur verwendet werden, um einen Verband vor Regen zu schützen. Wickeln Sie hierzu die Folie nicht fest an, sondern stülpen Sie diese locker über das zu schützende Körperteil.

Herstellung

Lange Binden können aus T-Shirts geschnitten werden (Abb. 103). Starten Sie am unteren Ende des Shirts und schneiden Sie sich in Spiralen aufwärts. Schneiden Sie immer in der gleichen Breite. Die dadurch entstehende Binde erfüllt alle Eigenschaften und ist perfekt für viele Belange geeignet.

Kurze Binden, die mehr als Befestigungsstreifen verwendet werden, können Sie auch aus einem Hosenbein herausschneiden (Abb. 104).

Binden mit vier Enden können sehr gut aus (sauberen) Socken herausgeschnitten werden (Abb. 105). Diese Art von Binde eignet sich sehr gut, um unregelmäßig geformte Körperpartien wie Ellenbogen, Knie und Handrücken zu verbinden. Je länger der Socken ist, desto besser.

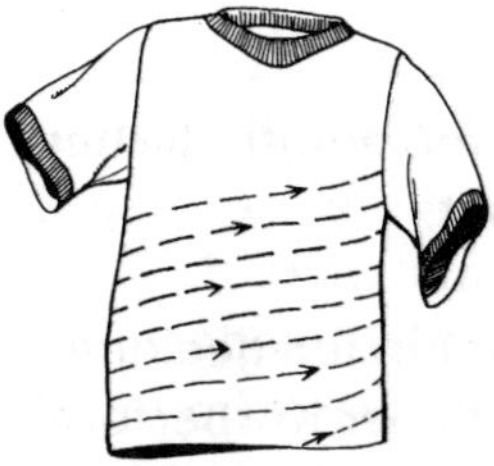

Abb. 103: Ein T-Shirt wird zu einer Binde geschnitten

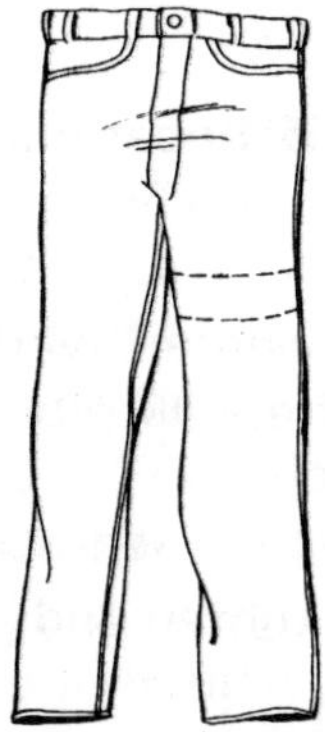

Abb. 104: Kurze Verbände können aus einer Hose geschnitten werden

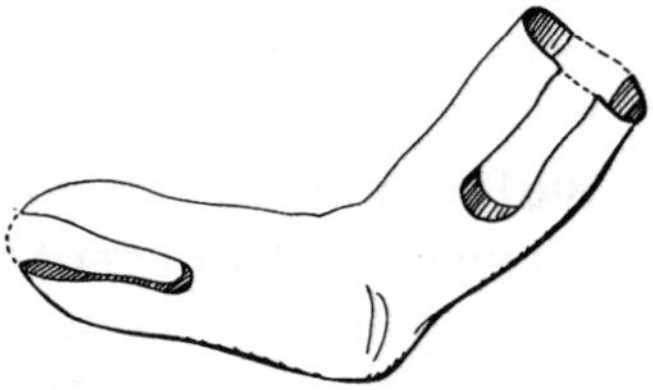

Abb. 105: Aus einem sauberen Socken können Fingerverbände improvisiert werden

Armschlingen können improvisiert werden, indem man feste Jackenärmel mit Sicherheitsnadeln an der Jacke befestigt (siehe hierzu Abb. 68).

Um ein gebrochenes Becken ruhigzustellen, kann man als Bindenersatz einfach die Hose straff mit Sicherheitsnadeln zusammenpinnen (Abb. 106).

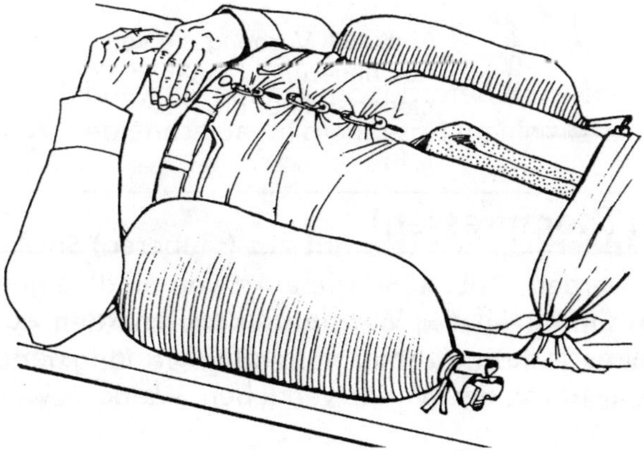

Abb. 106: Mit Zug und einigen Sicherheitsnadeln, kann eine Binde ersetzt werden

Tape, Pflasterklebestreifen

Pflasterklebestreifen können aus Klebebändern aller Art improvisiert werden. Aber selbst medizinische Klebestreifen können Hautirritationen hervorrufen. Meist verschwinden diese aber wieder von selbst, sobald der Klebestreifen abgenommen wird.
Alle Klebestreifen haften nur noch sehr schlecht in Kälte oder wenn sie durch Hitzeeinwirkung ausgetrocknet wurden, was schon nach zwei Monaten sein kann. Schweiß, Blut und Fett auf der Haut vermindern ebenfalls die Haftfähigkeit. Reinigen Sie die Haut und erwärmen Sie den Klebestreifen, bevor Sie ihn verwenden.
Vorsicht ist allerdings bei wasserdichten Klebestreifen geboten. Sie atmen nicht, die Haut quillt. Erfrierungen oder zerstörte Haut könnten die Folge sein.
Gewebeband eignet sich sehr gut, um Blasen an besonders gefährdeten Punkten vorzubeugen. An der Ferse zum Beispiel sollte es bei den ersten Anzeichen einer Blase (Rötung, leichter Schmerz) aufgeklebt werden. Starten Sie hierzu unter der Ferse und kleben den Streifen bis zum Ansatz des Unterschenkels (Abb. 107).

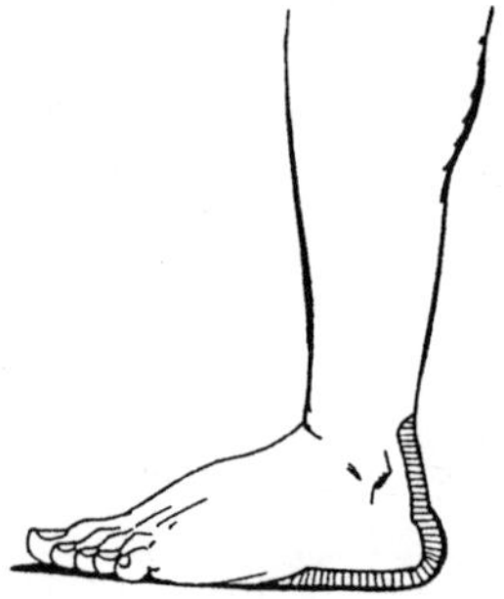

Abb. 107: Vorbeugung von Abscheuerungen: Kleben Sie Klebeband auf die Ferse

Wundauflagen (Kompressen)

Kompressen liegen direkt auf der Wunde und sollten steril oder sehr sauber und keimarm sein. Sie müssen saugfähig und fusselfrei sein und möglichst nicht mit der Wunde verkleben. Weiße Gewebe sind besser geeignet, da gefärbte Stoffe durch Blut oder Feuchtigkeit ihre Farbpigmente verlieren und die Haut irritieren könnten.

Geeignete Materialien

Baumwolle ist auch hier das geeigneteste Gewebe. Mischgewebe ist brauchbar, solange es überwiegend aus Baumwolle besteht. Nylon, Polyester und andere synthetische Materialien sind sehr schlecht geeignet, ebenso Wolle. Papier sollte nicht verwendet werden, da es sich auflöst und in die Wunde hineinklebt.
Damenbinden sind auch sehr gut geeignet, besonders bei stark blutenden Wunden.

Herstellung von Wundauflagen

Wenn Sie eine Kompresse improvisieren, haben Sie die Möglichkeit, diese genau der Wunde anzupassen. Schneiden Sie das Basismaterial so, daß es die Wunde komplett abdeckt und noch genug über die Kanten hinausreicht.
Für jede moderat blutende Wunde sollten Sie die Wundauflage ca. 0,6 mm dick gestalten, was ungefähr der Stärke von sechs Lagen T-Shirtmaterial entspricht. Für stark blutende Wunden sollte die Auflage doppelt so dick sein.

Sterilisierung von Wundauflagen mit Feuer

Muß eine Wunde sofort mit einer Wundauflage bedeckt werden, dann bleibt Ihnen meist keine Zeit, die improvisierte Kompresse zu waschen und zu trocknen. Sie können allerdings versuchen, die Wundauflage über einer offenen Flamme etwas zu sterilisieren. Dies bringt natürlich alles andere als ein perfektes Ergebnis mit sich, ist aber vielleicht die einzige Möglichkeit. Wenn die Kompresse keimarm ist, sollte diese nicht mehr direkt berührt werden.

Haben Sie ein relativ sauberes Gewebe gefunden, dann folgen Sie den nachstehenden Punkten:

- **Zünden Sie ein Lagerfeuer oder einen Kocher an.** Stellen Sie icher, daß die Wunde fertig zum Verbinden vorbereitet ist.

- **Schneiden Sie das Material auf die benötigte Größe zu.**

- **Waschen Sie Ihre Hände** mit Wasser und Seife. Trocknen Sie diese nicht ab, sondern lassen Sie die Hände an der Luft trocknen. Berühren Sie nichts mehr, es sei denn, daß es erforderlich wäre.

- **Halten Sie die Kompresse dicht neben die Flammen.** Bewegen Sie die Kompresse ständig hin und her, so daß eine leichte Bräunung entsteht. Beide Seiten müssen auf diese Weise behandelt werden. Dunkle, braune Punkte sind akzeptabel, solange das Gewebe nicht zerfällt. Die Hitze wird die meisten Bakterien töten. Verwenden Sie ein Lagerfeuer, dann lassen Sie jemanden einen brennenden Scheit halten. Bewegen Sie die Kompresse neben und nicht über dem Brand! So vermeiden Sie, daß sich Rauch und Partikel in der Kompresse festsetzen.

- **Legen Sie die Mitte der Kompresse auf die Wunde.** Lassen Sie zuerst eine Lage der Kompresse direkt auf die Wunde ab, bevor die Enden, welche Sie in der Hand hatten, auf diese Lage zum Liegen kommen. So verhindern Sie, daß das durch Ihre Hand kontaminiertes Material direkt in die Wunde gelangt.

Verwenden Sie Material mit Synthetikgehalt, dann müssen Sie sehr vorsichtig vorgehen. Schnell schmilzt ein Teil ab, oder wird durch die Wärmebehandlung hart und damit unbrauchbar.

Reinigung von Wundauflagen mit Wasser und Seife

Haben Sie die Zeit dazu, dann können Sie Verbandmaterial mit Wasser und Seife sehr sauber bekommen. Das gewaschene Material lassen Sie an der Luft trocknen. Um eine größere Keimfreiheit zu erhalten, sollte das Gewebe eine halbe Stunde in Wasser und Waschmittel/Seife eingeweicht werden. Spülen Sie das Material dann in abgekochtem Wasser. Hängen Sie die so gereinigten Verbandmaterialien in die Sonne, da die UV-Strahlen einige Organismen abtöten.
Haben Sie Zeit dazu, dann kochen Sie die Wundauflage 20 Minuten ab und lassen diese dann an der Luft trocknen.

Schienen

Auch wenn viele steife Objekte als Schiene verwendet werden können, ist ein Zuviel an Dicke, Länge oder Gewicht hinderlich. Die Schiene wird dann unhandlich und erfüllt ihren Zweck nur noch bedingt. Vermeiden Sie Metall, außer wenn in professionellen Schienen verwendet, da es meist zu schwer und zu kalt ist. Vermeiden Sie auch dicke und schwere Bretter, wie sie z.B. im Rohbau verwendet werden.

Kissenschienen für das Sprunggelenk oder das Bein, können aus Schlafsäcken, Kissen, Isomatten, gefüllten Packsäcken, Rucksäcken oder auch dicken Jacken improvisiert werden. Wird der Patient mit diesen Schienen im Regen transportiert, dann müssen Sie die Schienen vor der Nässe schützen, da all diese Materialien Wasser aufsaugen.

Steife Schienen für den Arm oder den unteren Beinbereich können durch jede Art von flachem Brett hergestellt werden. Idealerweise sollte die Schiene dieselbe Breite wie das zu schienende Gliedmaß haben und jeweils über das nächste Gelenk hinwegreichen. Nur so läßt sich eine optimale Ruhigstellung erreichen. Gut eignen sich

Bodenplanken, Holzkisten, Schlittenteile, Äste und Treibholz. Alle Teile müssen glatt und sauber sein. Trockenes Holz ist zu bevorzugen, da es wesentlich leichter ist als nasses Holz bei gleicher Größe.

Häute von Großwild sind nach dem Trocknen steif und fest und ergeben so eine erstklassige Schiene. Müssen Sie eine trockene Haut formen, dann befeuchten Sie diese leicht an der Innenseite und Formen dann die Haut, mit dem Fell zum Patienten, an das zu schienende Gliedmaß an. Nachdem diese Hautschiene getrocknet ist, werden Sie eine sehr gute Schiene haben.

Aus **geschlossenzelligen Isomatten** können auch fantastische Schienen geschnitten werden. Das Material ist leicht, warm und benötigt meist keine zusätzliche Polsterung. Da der Schaum aber nicht atmet, muß mindestens eine Lage an Kleidung zwischen Isomatte und Haut gelegt werden, damit die Feuchtigkeit aufgenommen wird.

Birkenrinde und Karton können verwendet werden, um eine steife Schale um ein gutgepolstertes Gliedmaß zu wickeln (Abb. 108 + 109).

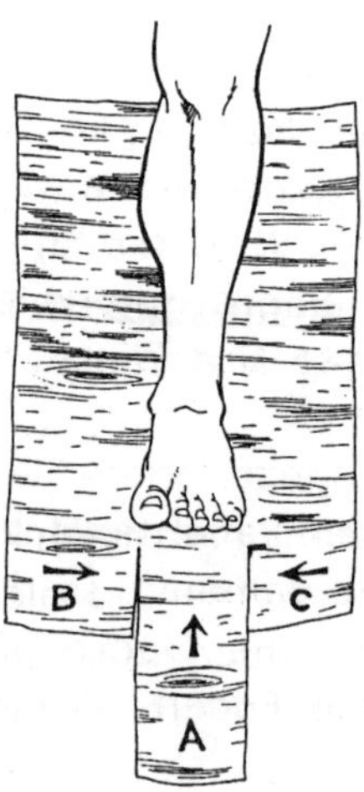

Abb. 108:
Aus einer Birkenrinde wid ein Gips improvisiert

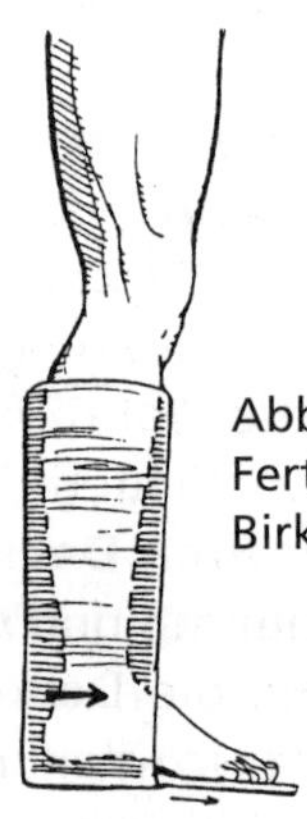

Abb. 109:
Fertiger Birkenrindengips

Kanupaddel können sehr hilfreich sein, wenn lange Schienen benötigt werden, um z.B. eine Oberschenkelfraktur ruhig zu stellen (Abb. 110).

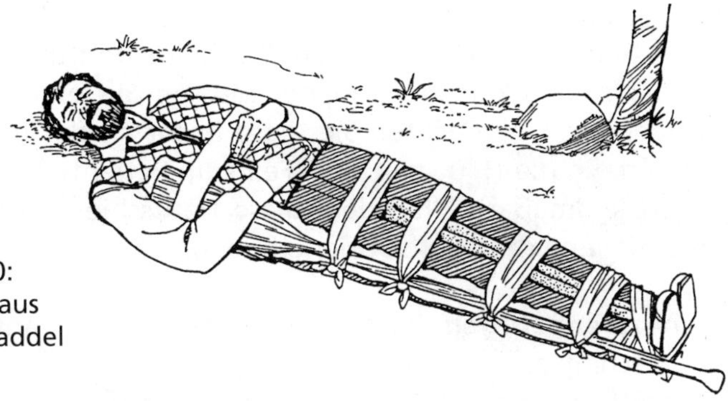

Abb. 110: Schiene aus einem Paddel

Immobilisationskrägen (IMK)

Achtung: Improvisierte IMKs müssen sehr sorgfältig auf den Verletzten angepaßt werden, damit jede potentielle Bewegungsmöglichkeit (und damit auch Verletzungsmöglichkeit) vermieden werden kann. Passen Sie den IMK zuerst an eine unverletzte Person der gleichen Größe an, bevor Sie den Kragen dem Verletzten anlegen.
Der IMK alleine verhindert nicht, daß der Kopf überhaupt nicht mehr bewegt werden kann. Nur in Kombination mit Sandsäckchen oder anderen Befestigungen auf ein Brett (Backboard) fixiert, erfüllt er seinen Zweck. Verwendet man einen professionellen IMK (z.B. Stiffneck), kann man möglicherweise auf diese Zusatzmaßnahmen verzichten.
IMKs **aus gerollten Decken** bieten eine ausgezeichnete Stabilität, sind aber voluminös und schwer bei liegenden Patienten anzuwenden. Rollen Sie die Decke zu einer Dicke zusammen, so daß der Nacken leicht in der Extension ist und die Decke weitere Bewegungen verhindert. Befestigen Sie die Enden, so daß sich diese nicht mehr lösen können (Abb. 111).

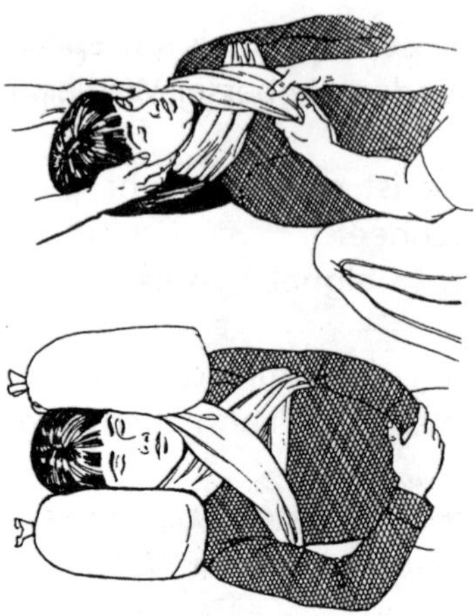

Abb. 111:
Immobilisationskragen
aus einem Pullover

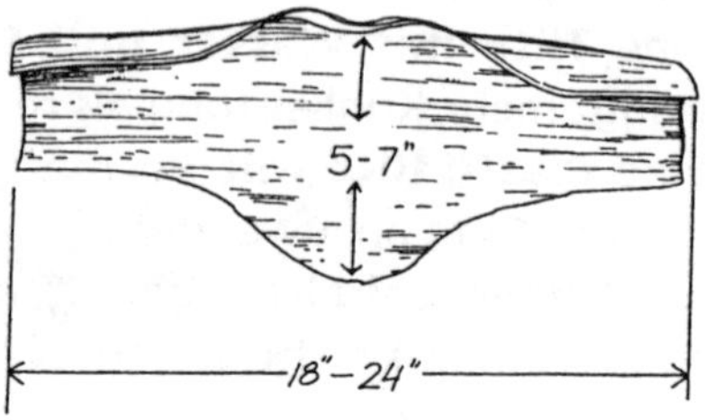

Abb. 112:
Immobilisationskragen
aus einem Birkenrindenstück

Birkenrinde, Karton und geschlossenzellige Isomatten können ebenfalls, wie Sie aus Abbildung 112 ersehen können, zu steifen IMKs verarbeitet werden. **Offenzelliger Schaum** ist zwar nicht so stabil wie geschlossenzellige Isomatten, dafür aber meist etwas angenehmer zu tragen.

Kältepackungen

Kältepackungen verhindern oft sehr bedeutend eine Schwellung bei Frakturen oder Verstauchungen, müssen aber in kalten Klimaten mit Vorsicht angewandt werden.

Fängt der Verletzte an zu zittern, dann muß die Kältepackung entfernt werden.

In jedem Fall sollte eine Lage Stoff zwischen der Haut und Kältepackung liegen. Mehrere Lagen sind notwendig, sobald Sie Eis und Schnee als Kältepackung verwenden. Wenn Sie das nicht machen, dann werden Sie nachher mehr Probleme mit lokalen Erfrierungen haben, als mit der Verletzung.

Eine **Plastiktüte mit kaltem Wasser** ist sehr gut als Kältepackung geeignet, solange Sie dicht ist. Verwenden Sie besser Wassersäcke, wasserdichte Packsäcke usw.

Eine **Tüte mit Wasser und Schnee** ist ebenfalls sehr gut und bringt mehr Kühlleistung als reiner Schnee.

Eine **Plastiktüte mit Permafrosterde** eignet sich exzellent, um dosiert Kälte anzuwenden.

Ein **fester Behälter**, gefüllt mit den aufgeführten Materialien, paßt sich zwar nicht der Körperoberfläche an, kann aber auch verwendet werden.

Mit **in kaltem Wasser getränkter Kleidung** funktioniert eine Kältepackung nur, wenn die Kleidung oft in kaltem Wasser ausgewrungen wird.

29

Medikamente

Wie bunte Smarties werden Sie vergeben und jeder Reiseleiter hört fast täglich die Bitte: »Haben Sie was gegen Kopfschmerzen, Übelkeit usw.« Klar, daß man da helfen möchte, und fast jeder Reisende führt ein umfangreiches Sortiment an Medikamenten mit sich.
Doch leider haben Medikamente neben der gewünschten Wirkung zumeist auch eine Reihe von Nebenwirkungen, und gerade die kennt der Laie in der Regel nicht oder nur ungenügend. Zwar treten diese Nebenwirkungen oft nur selten auf, aber wer weiß denn schon, wann selten ist.
Neben diesen medikamentenspezifischen Nebenwirkungen kann jedes Medikament eine allergische Reaktion auslösen. Von einfachen Hautrötungen, Schwellungen bis zum Herz-Kreislauf-Stillstand ist bei einer allergischen (anaphylaktischen) Reaktion alles möglich.

Mit dem Rettungsdienst bin ich einmal zu einer Arztpraxis gerufen worden, in der einem Patienten ein Vitamin-B-Komplex verabreicht wurde (i.v.), und der darauf hin in einen schweren anaphylaktischen Schock mit Herz-Kreislauf-Stillstand gefallen ist und reanimiert werden mußte. Wer hätte das von solch einem harmlosen Produkt wie Vitamin B gedacht?

Auch wenn diese anaphylaktischen Reaktionen meist bei I.V-Gabe und weniger bei oraler Einnahme auftreten, so muß sich jeder überlegen, ob er dieses Risiko verantworten kann. Schließlich wollen Sie einem Tourenkollegen helfen und nicht die Situation drastisch verschlimmern!

Neben den freiverkäuflichen Medikamenten sehen ich bei vielen Kursteilnehmern auch verschreibungspflichtige Medikamente, die oft sehr viele und schwierig zu behandelnde Nebenwirkungen aufweisen. Diese leichtfertig auszugeben bedeutet, mit der Gesundheit des Kollegen zu spielen und ihn zu gefährden.

Was soll man aber nun mit den Medikamenten machen? Sie ganz aus der Tourenapotheke werfen? Die Antwort lautet sowohl:
1. Ja und
2. Nein.

Zu 1.: Oft werden Medikamente verwendet, ohne daß sie nötig sind. Kommt z.B. jemand zu Ihnen und bittet Sie um eine Kopfschmerztablette, dann geben Sie ihm diese nicht kommentarlos, sondern erkundigen Sie sich, was die Auslöser der Schmerzen sind. Meist werden Sie feststellen, daß der Patient übermüdet ist, einen Kater oder einen total verspannten Rücken vom Rucksacktragen hat. Schicken Sie den Patienten ins Bett und gegen die Rückenverspannungen können Sie ihn mit einer leichten Rückenmassage behandeln. Auf diese Art und Weise gehen die Kopfschmerzen vorbei, indem Sie die Ursache bekämpft und nicht nur das Symptom mit einem Medikament überdeckt haben. Weiterhin sind Sie dem Risiko der Nebenwirkungen aus dem Weg gegangen und haben dem Patienten nebenwirkungsfrei geholfen. Und glauben Sie mir – eine gute Massage wird Ihnen jeder Patient mehr danken, als ein Wasserglas und eine Tablette. (Achtung: Auch eine Massage kann falsch verabreicht werden und zu Schmerzen führen. Massieren Sie nur leicht oder lernen Sie die richtige Technik in einem Lehrgang.)

Zu 2.: Es gibt Situationen, in denen ein Medikament oft die einzig mögliche Behandlungsform ist. Bei Asthma z.B. kann der Spasmus meist nur mit einem Medikament durchbrochen werden. Die Betroffenen führen aber in aller Regel die benötigten Medikamente bei sich. Sie dürfen dem Patienten ohne rechtliche

Bedenken helfen, diese Medikamente einzunehmen. Und hierin liegt der Unterschied zwischen einer eigenmächtigen Verabreichung von Medikamenten und der echten Hilfe mit Medikamenten.
Verwendet z.B. ein Tourenteilnehmer »Benuron« gegen sein Fieber, welches ihm von einem Arzt verschrieben wurde, und geht ihm sein Vorrat aus, dann dürfen Sie ihm ohne rechtliche Bedenken aus Ihrem Vorrat mit dem gleichen Präparat weiterhelfen. Tritt nun eine Nebenwirkung oder gar ein Todesfall ein, der auf dieses Präparat zurückzuführen ist, dann ist dies zwar ärgerlich, aber Sie müssen sich nicht rechtlich verantworten. Das Präparat wurde von einem Arzt verschrieben und Sie haben ja nur das Mengendefizit ausgeglichen, nicht aber eigenmächtig das Medikament verabreicht. In diesem Fall trägt dann der Arzt für diesen Vorfall die Verantwortung.
Bereiten Sie eine Tour vor oder sind Sie Tourenführer, dann lassen Sie sich von Ihrem Arzt beraten, für welche Erkrankungen auf Tour welches Medikament verwendet werden soll.
Schicken Sie nun alle Teilnehmer mit dieser Liste zu deren Hausarzt, und lassen Sie sich von diesem schriftlich bestätigen, daß für diesen speziellen Teilnehmer die Medikamentenliste geeignet ist und bei Bedarf verwendet werden darf. Damit bekommen diese Medikamente alle den Verordnungsstatus und eventuelle Probleme bei der Gabe können berücksichtigt werden. Mit dieser Vorbeugungsmaßnahme stellen Sie sicher, daß jeder das richtige Medikament bekommt und im Falle einer Komplikation Ihnen nicht der »Schwarze Peter« zugeschoben wird.
Nun können Sie die gelisteten Medikamente zentral mitführen und im Bedarfsfall ausgeben. Sie müssen aber trotzdem über Dosierung, Anwendung und Nebenwirkungen vollständig unterrichtet sein. Ebenso müssen Sie wissen, was Sie im Falle einer Nebenwirkung machen müssen.
Ich weiß, daß für die meisten der Medikamenten-Fans dieses Kapitel eine Ernüchterung oder gar ein Ärgernis bedeutet und sie ihr bisheriges Konzept umwerfen müssen. Aber, ist nicht die eigene

Gesundheit und vor allem die Gesundheit des Nächsten das höchste Gut, das wir besitzen oder für das wir Verantwortung tragen? Und dieses Gut darf auf keinen Fall gefährdet werden, indem man mit Medikamenten wie mit einem Stück Schokolade umgeht oder aus Prestigegründen einen möglichst dicken Medikamentenkoffer mit allen nur erdenklichen Hämmern mit sich führt.

30

Verbandmittelliste

Die nachfolgende Liste ist ein Vorschlag dafür, was Sie für eine zweiwöchige Tour mit einer kleinen Gruppe an Verbandmaterial einpacken sollten. Sie ist eine Richtlinie und kann nicht als absolut gesehen werden. Haben Sie z.B. immer Probleme mit Blasen, dann ist es ratsam genügend Material für dieses spezielle Problem mitzunehmen.
Da es oft sehr teuer ist, in Apotheken die benötigten Verbandmaterialien zu kaufen, hat die **Johanniter-Unfall-Hilfe e.V., Stuttgart,** ein Set zusammengestellt, welches alle aufgeführten Artikel enthält. Bekommen können Sie dieses Set in deren Erste-Hilfe-Extrem-Kurs in Stuttgart oder bei dem nachfolgend aufgeführten Großhändler.

Erste-Hilfe-Extrem-SET

- 5 Stück Mullkompressen 10x10 cm, aluminiumbedampft und dadurch nicht mit der Wunde verklebend
- 3 Verbandpäckchen (medium)
- 3 elastische Mullbinden (medium)
- 3 Dreiecktücker aus Viskose
- 1 Brandwundenverbandtuch
- 2 elastische Lanzugbinden (IDEAL)
- 4 Paar Latex-Handschuhe
- 3 Stück Einwegskalpelle zur Blasenversorgung
- 20 cm Mullostretch Klebevlies. Es handelt sich hierbei um einen

Klebevlies, mit dem Kompressen festgeklebt und so in große Pflaster verwandelt werden können
- 1 Rolle Leukoplast Pflasterstreifen
- 15 einzelverpackte Alkoholtupfer (nicht für die Wunde, sondern nur um die Wundumgebung zu reinigen)
- 20 cm Wundschnellverband
- 1 Stück anatomische Pinzette (12cm)
- 1 Stück Spezialschere (12cm)
- 1 Rettungsdecke gold/silber

Dies alles bekommen Sie bei:

Firma Helbig Medizintechnik
Auweg 3
74861 Neudenau
Telefon: 06264-543
Fax: 06264-6359

unter dem Namen »Erste-Hilfe-Extrem-Set« (Preis 1995: DM 40,-). Der Inhalt ist in einer Reißverschlußtasche der Größe 15 cm x 10 cm x 20 cm untergebracht und das ganze Set wiegt weniger als 700 Gramm.

Zusätzlich empfehle ich Ihnen:

- Compeed Blasenpflaster nach Bedarf
- 30 ml Betaisodona Antiseptikum
- Medikamente nach Bedarf
- 1 Stück Beatmungshilfe (auch bei Firma Helbig erhältlich)

Bitte vergessen Sie nicht, daß diese Liste nur Verbandmaterialien enthält. Notsignale oder eine Survivalausrüstung müssen Sie extra einpacken.

31

Notsignale

Jede noch so gut geplante Expedition oder Tour kann an einen Punkt kommen, an dem es nicht mehr weitergeht. Dann ist klar: Man braucht Hilfe von außerhalb.
Sei es, daß ein medizinisches Problem auftritt, das nicht im Feld behandelt werden kann oder lebensbedrohlich ist; sei es, daß die gesamte Ausrüstung von einem Eisbären zerlegt wurde; oder sei es, daß man von aufgebrochenem Eis festgehalten wird oder sich in der Wüste total verlaufen hat.
Aber auch im Alltag kommt es vor, daß man Hilfe von außen herbeisignalisieren muß – wie bei einem Flugzeugabsturz oder einem Fährunglück etwa. In weniger dramatischen Fällen – einem Autounfall oder einer Reifenpanne etwa – denken wir meist schon gar nicht mehr daran, was man machen muß, um Hilfe herbeizuholen. Und warum müssen wir kaum überlegen, um 110 zu wählen oder ein Warndreieck aufzustellen ? Weil wir es gewohnt sind und gelernt haben, was wir in solch einem Fall machen müssen.
Ebenso müssen wir jetzt lernen, was wir machen, um außerhalb des Bereichs von Notrufsäulen und Funktelefonen Hilfe zu bekommen.

Anforderung von Hilfe

Es gibt grundsätzlich drei Wege, Hilfe zu bekommen:

Erstens: Wir rufen jemanden direkt zur Hilfe und wissen, wer dann kommen wird – so beispielsweise bei Notruftelefonnummern, Satellitennotrufsystemen, Notrufsäulen und dergleichen. Rufen wir von einem Telefon aus die 112 an, wissen wir, daß die Feuerwehr am anderen Ende ist, daß sie auf unseren Hilferuf hin kommen wird und für die benötigte Hilfe auch qualifiziert ist. Es wird nie oder nur in Ausnahmesituationen passieren, daß auf diesem Wege keine Hilfe zu bekommen ist – etwa im Krieg, bei Katastrophen, wenn Gebiete nicht zugänglich sind, bei Massenunfällen. Für uns ist der einzige Unsicherheitsfaktor die Zeit, bis das Rettungsteam eintrifft. Da es aber hier bestimmte Einsatzerfahrungswerte gibt, bleibt auch das kalkulierbar.

Zweitens: Wir haben ein Hilfsmittel, wie zum Beispiel ein Satellitennotrufgerät, um qualifizierte Hilfe zu bekommen. Da aber die Kommunikation nur einseitig ist, also nur vom Hilfesuchenden zur Rettungseinheit, haben wir keine Bestätigung, ob auch wirklich Hilfe kommt. Wir wissen nicht, ob das Signal ankommt. Das wäre beispielsweise ein einseitiger Funkkontakt, bei dem wir von einem Flugzeug in ein Tal funken können, die Antwort aber nicht wieder zum Flugzeug zurückkommen kann. Ebenso verhält es sich mit dem Cospas-Sarsat-System (wie später beschrieben), bei dem ein Notsignal ohne Sprechverbindung ausgestrahlt wird. Man hat auch hier die Unsicherheit, ob das Signal ankam oder nicht.

Drittens: Wir rufen oder signalisieren um Hilfe, wissen aber nicht, ob diese Signale jemand aufnimmt und jemand – und wer? – zur Rettung kommt. Dies ist zum Beispiel dann der Fall, wenn wir in einem Wildnisgebiet Notraketen abschießen. Wir wissen nicht, ob jemand in der Nähe ist, und können nicht fest mit Hilfe rechnen. Wenn es jemand sehen sollte, wissen wir nicht, ob die Person(en) für unsere Hilfe qualifiziert ist oder weitere Hilfe benötigt wird. Ob die entsprechende notwendige Hilfe vorhanden und ein Abtransport möglich ist, bleibt dann offen.

In einem Wildnisgebiet wissen wir, daß wir die einzigen Personen sind und nicht mit Hilfe rechnen können. Wir müssen uns somit in ein Gebiet begeben, in dem es eine Kommunikationsmöglichkeit für die Hilfeanforderung gibt oder sie körperlich einholen, indem wir zum Beispiel zu einem Polizeiposten gehen und dort die Situation schildern, um mit der Hilfe an den Unglücksort zurückzukehren.

In einer Notsituation müssen wir entscheiden, welche Situation auf uns zutrifft, welche Kommunikationsmöglichkeiten wir haben, und welche Methoden wir kombinieren müssen, um möglichst effektiv Hilfe zu bekommen. Und um möglichst effektiv die verschiedenen Methoden zu kombinieren, sollte man so viele wie möglich kennen.

Mittel der Hilfeanforderung

Telefon

Das Telefon ist das gebräuchlichste Hilfsmittel in der Zivilisation, um Hilfe herbeizuholen. Durch immer mehr Auto- und Portable-Telefone entfallen auch die Gehzeiten bis zur nächsten Notrufsäule auf Autobahnen. Portable-Telefone werden auch von Wanderern benutzt, um im Notfall Hilfe holen zu können. Selbst ein Freund in Norwegen nimmt auf seine Touren ein tragbares Telefon mit. Es funktioniert zwar nicht überall und bei jeder Temperatur, aber immerhin hat er eine Chance. Die »normalen« portablen Telefone sind aber nicht für die Wildnis oder gar extreme Beanspruchung gebaut. Die LCD-Anzeige funktioniert schon bei Temperaturen um 0°C nicht mehr richtig, und das Gehäuse ist nicht wasserdicht und nicht schlagfest. Abgesehen von unserem eigenen Land entfällt die Möglichkeit, in anderen Ländern ein portables Telefon zu benutzen, es sei denn, es gibt Leihmöglichkeiten. Neben den »normalen« portablen Telefonen gibt es auch schon spezielle Satellitentelefone, die für entlegene Gebiete gedacht sind, in denen das normale Funknetz nicht mehr funktioniert. Von der Größe eines Aktenkoffers erlauben diese die Kommunikation weltweit in den dafür vorgesehenen Gebieten.

Diese Geräte sind allerdings sehr teuer – um 10 000 DM – und nicht für den Rucksackreisenden, sondern eher als Basislager-Ausstattung gedacht.

Funk

Portable Funkgeräte sind eine gute und effektive Möglichkeit, um über Distanzen von bis zu etwa 5 km Kontakt zu halten. In offenem Gelände können auch größere Distanzen überwunden werden. Die relativ preiswerten Geräte (etwa 250 DM) haben nur zwei Probleme:

- In vielen Ländern dürfen solche Geräte nur mit bestimmten Wattzahlen und Frequenzen betrieben werden – man muß sich also vorher gut über die Bestimmungen des Landes informieren.
- Meist werden diese Geräte mit aufladbaren Akkus betrieben und haben nur eine begrenzte Einsatzdauer.

Da man im Busch aber keine Möglichkeit zum Aufladen finden wird, muß man auf Modelle mit Einwegbatterein ausweichen. Diese Geräte sind für die interne Verständigung sehr gut geeignet, für Hilfeanforderungen aber viel zu leistungsschwach und unsicher.

121.5 MHz Emergency Position Indicating Radio Beacon (EPIRB)

Dieses System wurde in den 70er Jahren entwickelt. Über eine Sendeeinheit können Schiffe oder Flugzeuge einen Notruf auf 121.5 MHz aussenden, um von Bodenstationen, von anderen Flugzeugen oder Schiffen, die mit einem Empfangsgerät ausgestattet sind, empfangen und geortet werden zu können. Die Ortungsgenauigkeit liegt bei 20 km. Dieses System wurde nicht für den Satelliteneinsatz entwickelt, kann aber vom Cospas-Sarsat-System geortet werden, solange der Satellit den Sender und die Bodenempfangstation in »Sichtlinie« hat. Dieses System funktioniert allerdings nur noch ungenügend – oder gar nicht mehr – oberhalb von 50° bis 60° Nord.

Cospas-Sarsat Satellitensystem

Ende der 80er Jahre kam ein neues Satellitennotrufsystem mit der Frequenz 406.025 MHz hinzu, das es erlaubt, von überall auf der Welt ein Notsignal auszusenden und über Satelliten an eine Bodenstation weiterzuleiten. Das interessante an diesen Geräten ist, daß sie gleichzeitig einen Geräteeigentümercode übertragen, anhand dessen das Gerät und der Eigentümer identifiziert werden können. Die Genauigkeit der Ortung liegt bei etwa 3 km. Fängt nun eine Bodenstation solch ein Signal auf, bekommt es den Längen- und Breitengrad des Senders und den Benutzercode mitgeteilt. In einer Datei kann nun die Bodenstation den Inhaber und die entsprechende Notfalladresse feststellen und weitere nützliche Information über den Inhaber bekommen. Eine Rettungsaktion wird eingeleitet. Dadurch, daß die Position des Verunglückten bekannt ist, kann die Hilfe schnell und kostengünstig erfolgen – lange und teure Suchaktionen entfallen.

Seit relativ kurzer Zeit gibt es nun auch kleine tragbare Einheiten, die für den Notfall an Land entwickelt wurden. Diese sogenannten PLBs – »Personal Locator Beacons« – sind aber bisher nur in Kanada und den USA zugelassen und können in Deutschland nicht registriert werden, was sich in naher Zukunft aber sicherlich ändern wird. Der Preis von rund 2500 DM macht diese Geräte erschwinglich. Es wird aber befürchtet, daß diese Geräte viele Abenteurer zum Leichtsinn verleiten könnten, die sich dann ohne ausreichende Qualifikation und Vorbereitung in die Wildnis begeben. Aus diesem Grunde sind die Vorschriften sehr streng gehalten, und es ist schwer, an solch ein Gerät und dann zu einer Registrierung zu kommen. Wer aber solch ein Gerät für seine Expedition wirklich benötigt, wird einen Weg finden, sich sein persönliches Gerät registrieren zu lassen.

Methoden der Standortkennzeichnung

Leuchtkugeln und Notraketen

In vielen Büchern werden Leuchtkugeln als wichtiges Kommunikationshilfsmittel genannt, doch leider ist ihr Wert nur begrenzt. Stellen Sie sich vor, Sie stehen in einem Tal, von hohen Bergen umgeben, und schießen eine Leuchtrakete ab. Da die meisten Leuchtkugeln nur etwa 50 Meter hoch steigen und 6 Sekunden brennen, ist unerläßlich, daß jemand wirklich in der Nähe ist, um darauf reagieren zu können. Befinden Sie sich weit außerhalb jeglicher Zivilisation, so ist die Chance noch geringer, daß jemand dieses Signal sieht. Diese Art von Notsignal ist eher dafür gedacht, bereits herannahender Hilfe den Standort zu signalisieren oder ein vorbeifahrendes Schiff oder ein Flugzeug auf die eigene Notlage aufmerksam zu machen.
Das sollte uns aber trotzdem nicht davon abhalten, ein oder zwei Leuchtkugeln auf Verdacht in einer Notsituation abzuschießen. Vielleicht ist ja tatsächlich jemand in der Gegend, den man selber nicht sehen kann. Die Betonung liegt aber auf ein oder zwei – den Rest der Munition sollte man sich aufheben für den Fall, daß wirklich ein Flugzeug, ein Boot oder ähnliches in Sicht ist. Nichts ist schrecklicher, als Hilfe vorbeiziehen zu sehen, ohne daß man sie auf sich aufmerksam machen kann.

Andere Typen von Leuchtkugeln sind Fallschirmleuchtkugeln. Hier wird eine Rakete mit Leuchtsatz und Fallschirm bis zu 400 m in die Höhe geschossen. Am Fallschirm schwebend brennen die enorm hellen Leuchtkugeln dann etwa 30 Sekunden lang. Beim Militär wird diese Art von Leuchtsätzen zur nächtlichen Gefechtsfeldbeleuchtung verwendet. Im allgemeinen gilt zwar, daß diese Leuchtsätze nur zur Einweisung von Helfern benutzt werden sollen – durch die enorme Steighöhe und Leuchtkraft ist solch eine Rakete aber auch ein weithin sichtbares Notsignal.

Für den Tag sind Leuchtraketen natürlich nur bedingt von Nutzen –

hierfür gibt es Rauchraketen, die einen orangenen Rauchschweif hinter sich herziehen, wenn sie nach dem Abschießen herabsinken. Bei starkem Wind sind diese Rauchfahnen allerdings schnell verweht.
Bei Hubschraubereinweisungen werden große Rauchtöpfe verwendet, die mit einem Abreißzünder in Sekunden angezündet werden können und dann für 1-5 Minuten eine große Menge farbigen Rauchs produzieren, der den Landeplatz markiert und gleichzeitig die Windrichtung – bedingt auch die Windstärke – angibt.

Leuchtfeuer, Taschenlampen, Signalspiegel und andere Hilfsmittel

Wenn man über die obengenannte Pyrotechnik verfügt, kann man sich glücklich schätzen. Da es aber in Flugzeugen mit der Mitnahme dieser Artikel meist Probleme gibt, kann man sich auch in der Lage wiederfinden, kurz vor dem Abflug von dem geliebten Feuerwerk Abschied nehmen zu müssen – dann helfen nur noch die restlichen Dinge, die man mitnehmen durfte.

Leuchtfeuer

Befindet man sich in bewaldeten Gegenden mit der Möglichkeit, Feuerholz zu bekommen, hat man hier eine effektive Methode, auf sich aufmerksam zu machen. Durch nasses Gras oder Laub zusätzlich erzeugter Rauch hilft, die Effektivität des Signals zu erhöhen. In Wüsten würde man diesen Rauch aber nicht so gut sehen wie vor einem dunklen Waldhintergrund oder über Schnee. Dort empfiehlt es sich, einen Autoreifen oder ähnliches mitzuverbrennen, um den Rauch schwarz einzufärben.

Taschenlampe

Jede Taschenlampe kann ein Blinksignal abgeben und ist bei klarer Sicht auch über eine relativ weite Strecke zu sehen. Um eine Nottaschenlampe immer betriebsbereit zu haben, nehmen Sie eine mit Lithiumbatterien bestückte Qualitätslampe mit auf die Tour und benutzten diese – außer in einem Notfall – nie! Durch die

Lithiumbatterien kann man die Lampe bis zu 10 Jahre lagern. Flüssigkathoden-Lithiumbatterien garantieren außerdem eine Betriebsbereitschaft bei Temperaturen von bis zu -20°C.

Signalspiegel

Signalspiegel sind eine effektive und weitreichende Möglichkeit, potentielle Retter – Flugzeuge etwa – anzublinken. Allerdings sollten Sie ein spezielles Survival-Modell mit Loch wählen, welches das Anvisieren von Objekten wesentlich einfacher macht. Unzerbrechlich und nicht biegbar zu sein sind weitere wichtige Forderungen, die Sie an einen Notsignalspiegel stellen sollten. Das Problem ist allerdings nur, daß man für ein effektives Signal Sonne haben muß! Sollten Sie auf einer Tour zehn Tage Regenwetter haben, benutzen Sie den Spiegel lieber zum Rasieren oder Schminken.

Neben diesen Standardmöglichkeiten, gibt es noch unzählige andere: Sie können mit großen Ästen ein SOS in die Landschaft legen oder HILFE, HELP, SOS oder ähnliches in den Schnee trampeln. Sie können diese Signale auch mit farbiger Kleidung auslegen oder diese Buchstaben – bei Erscheinen eines Flugzeugs beispielsweise – mit Mitgliedern Ihrer Gruppe bilden.

Es gibt Hersteller, die ein orangefarbenes Futter in ihre Jacke nähen und diese dann als Survivaljacke verkaufen. In manch einer Situation mag dies ja helfen – man sollte sich aber darüber im klaren sein, daß farbige Kleidung nur begrenzt weit sichtbar ist.

32

Lagerungsarten

Die rechtzeitige und richtige Lagerung eines Verletzten ist eine lebensrettende Maßnahme. Die nachfolgend aufgeführten Standardlagen sind Normlagen für spezifische Krankheiten oder Verletzungen. Bei Mehrfachverletzten gilt es, die wirkungsvollste Normlage oder eine aus diesen Lagerungen resultierende Kombination zu finden.

Art der Lagerung	Schematische Abbildung	Wann anzuwenden?
Normale Lagerung; Rückenlage mit flachem Kopfpolster	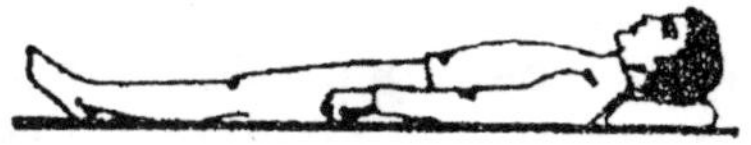	für alle Verletzungen, bei denen nicht die nachfolgenden Ausnahmen gelten
Stabile Seitenlage	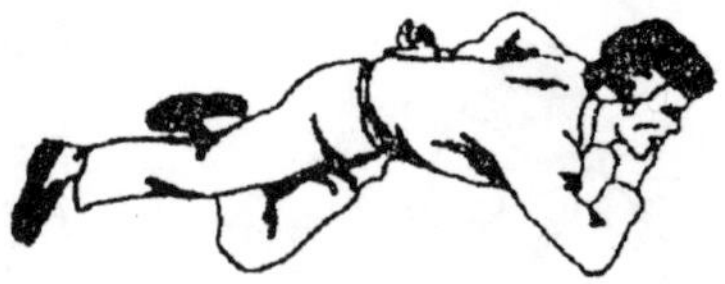	zum Freihalten der Atemwege bei Bewußtlosen, Schädel-Hirn-Verletzten; zur Vorbeugung der Aspiration bei Erbrechen oder Blutung aus Mund und Nase

Art der Lagerung	Schematische Abbildung	Wann anzuwenden?
Rückenlage mit in den Nacken gebeugtem Kopf	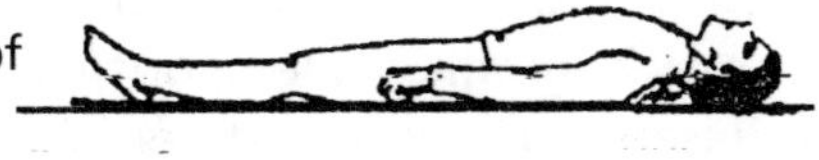	zum Freihalten der Atemwege bei künstlicher Beatmung (Intubation)
Rückenlage mit leicht erhöhtem Kopf und Knierolle	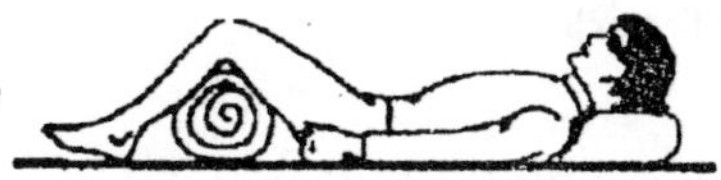	bei Bauchverletzungen und Leibschmerzen zur Entspannung der Bauchdecke
Schocklage	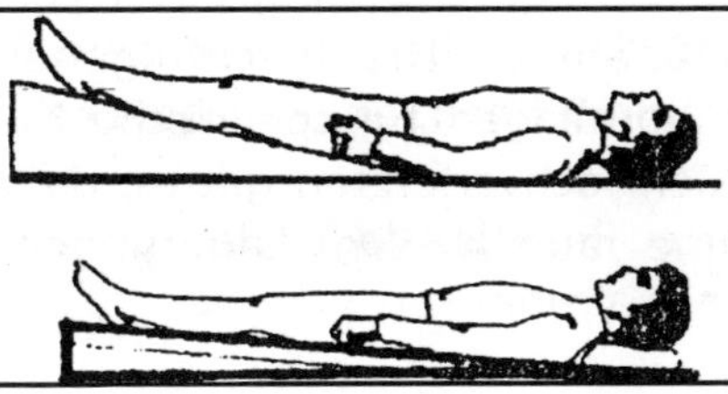	bei Schock zur Besserung der Durchblutung der lebenswichtigen Organe, insbesondere des Gehirns
Rückenlage mit erhöhtem Kopf	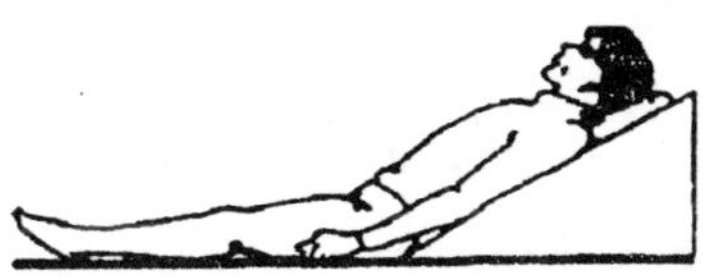	bei Hitzschlag und Zuständen mit rotem Kopf, um die Kopfdurchblutung zu vermindern
Halbsitzende Rückenlage evtl. auf die geschädigte Seite	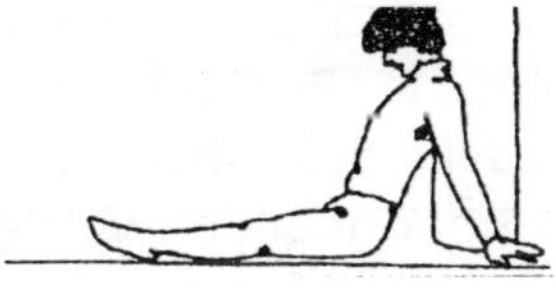	bei Atemnot, bei Herzerkrankungen; bei Brustkorb- oder Lungenverletzungen
Hocksitz mit aufgestütztem Kopf	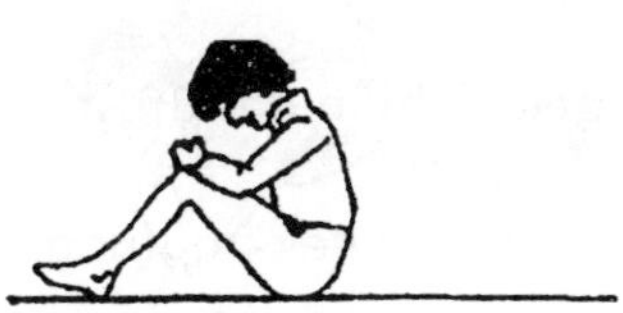	bei Blutungen aus Mund, Nase und Rachen zur Freihaltung der Atemwege; der Verletzte darf keine Schockzeichen zeigen

Glossar

Hier werden die Begriffe der medizinischen Umgangssprache erklärt. Natürlich ist es nicht möglich alle Begriffe aufzuführen. Sie werden aber die in diesem Buch verwendeten Termini wiederfinden.

Abdomen: Bauch, Unterleib

Abdominaltrauma: Verletzung im Bereich des Abdomens

akutes Abdomen: Sammelbegriff für eine Vielzahl akuter Baucherkrankungen mit Schmerzen, Bauchdeckenspannung usw.

Allergie: veränderte Reaktionslage des Organismus auf eine Antigen-Antikörper-Reaktion

Alveole: Lungenbläschen

Amnesie: zeitlich begrenzte Erinnerungslücke

anaphylaktischer Schock: dramatische und schwerste Form der anaphylaktischen Reaktion

Anaphylaxie: übersteigerte Reaktion des Organismus gegen geringste Mengen eines Fremdstoffes, gegen den nach einem früheren Kontakt Antikörper gebildet wurden

Aneurysma: Erweiterung einer Arterie

Angina pectoris: Engegefühl in der Brust, Herzenge

Antibiotika: Medikament zur Bekämpfung von Infektionen

Apnoe: Atemstillstand

Arterie: Schlagader

Aspiration: Ansaugen, Verschlucken von Fremdkörpern, Verlegung der Atemwege

Beatmung, assistierte: Anpassung der Beatmung an die normale oder mäßig erhöhte Spontanatemfrequenz eines Patienten, dessen Atemzugvolumen für die erforderliche Belüftung der Lunge nicht ausreicht

Beatmung, kontrolliert: Beatmung mit der vom Beatmenden vorgegebenen Frequenz

Bradykardie: langsame Herztätigkeit mit weniger als 60 Schlägen/min

Bronchien: Hauptäste der Luftröhre

Bronchitis: Entzündung der Bronchialschleimhaut

Cheyne-Strokes-Atmung: Form des periodischen Atmens, wobei sich die Atmung nach langen Pausen erst in ganz kleinen, dann größer und tiefer werdenden Atemzügen steigert

Commotio cerebri: Gehirnerschütterung

Contusio cerebri: Gehrinquetschung

Dehydratation: Wasserentzug aus dem Körpergewebe

Desinfektion: Entkeimung

diabetisches Koma: tiefe Bewußtlosigkeit, Kußmaulatmung, Kreislaufschädigung usw.; aufgrund einer extremen Hyperglykämie

Diagnose: Erkennung und systematische Bezeichung einer Krankheit

Distorsion: Verstauchung

Dyspnoe: jede Form der Atemstörung, Atemnot, Lufthunger usw.

Embolie: plötzlicher Verschluß von Blutgefäßen durch Blutgerinnsel, Fett oder Luftblasen

Embolus: das in die Blutwege verschleppte Treibteilchen

Epiglottis: Kehldeckel

Epilepsie: auch als Fallsucht bezeichnet. Unvermittelt auftretende Krampfanfälle von wenigen Minuten mit Bewußtseinsverlust, Blutdruckabfall, Apnoe und Hinstürzen, Schaum vor dem Mund

Esmarch-Handgriff: Handgriff, der duch Vorschieben des Unterkiefers das Zurücksinken der Zunge verhindert

Extremitäten: Gliedmaßen (Arme und Beine)

Fraktur: Knochenbruch

generalisiert: auf den ganzen Körper ausgedehnt

Glukose: Traubenzucker, Dextrose

Hämatom: Bluterguß, Ansammlung von Blut im Unterhautzellgewebe oder anderen Weichteilen

Hernie: Bruch, Eingeweidebruch

Herzinfarkt: Untergang eines Herzgewebeteils durch unzureichende Blutversorgung infolge von Koronararterienveränderungen

Hitzschlag: Erkrankung durch Wärmestau im Körper

Hyperglykämie: vermehrter Gehalt des Blutserums und Blutzucker

Hyperventilation: übermäßige Steigerung der Atmung

Hypoglykämie: Verminderung des Blutzuckers (> 70mg%)

Infektion: Eindringen und Vermehrung von Krankheitserregern in den Körper, Ansteckung

Insulin: das in der Bauchspeicheldrüse gebildete Hormon, das u.a. Glykogen aufbaut und damit den Blutzucker erniedrigt

Kammerflimmern: unkoordinierte Kontraktionen einzelner Herzmuskelfasern ohne Pumpwirkung

Karotis: Halsschlagader

Koma: tiefe Bewußtlosigkeit

Kontamination: Verseuchung, Verunreinigung

Krämpfe, klonische: rasch aufeinanderfolgende, kurzdauernde Zuckungen gegensätzlich wirkender Muskeln

Lungenödem: Eindringen seröser Flüssigkeit aus den Lungenkapillaren in die Alveolen

Obstruktion: Verstopfung

Palpation: Untersuchen durch Betasten

peripher: außen, am Rand gelegen

Plasma: der flüssige Teil des Blutes

Pneumothorax: Ansammlung von Luft im Raum zwischen Lungen- und Rippenfell

Reanimation: Wiederbelebung

Reflex: unwillkürliche Antwort auf einen nervösen Reiz

Relaxierung: Gabe von Medikamenten zur Entspannung

Ruptur: Zerreißung

Somnolenz: Schläfrigkeit

Spasmus: verstärkter Spannungszustand der Muskulatur

Suizid: Selbsttötung, Selbstmord

Trauma: Verletzung, Wunde, Gewalteinwirkung

Ulkus: Geschwür

Vitamine: lebensnotwendige, organische Verbindungen, die als Nahrungsbestandteile zugeführt werden

Vitalfunktionen: zum Leben notwendige Funktionen (Atmung, Kreislauf, Stoffwechsel)

Zelle: kleinster lebender Organismus

Zentralisation: Schockreaktion, bei der eine Minderdurchblutung der in der Körperperipherie gelegenen Gewebe zugunsten der zentral gelegenen, lebenswichtigen Organen eintritt

Zyanose: blaurote Färbung, besonders der Lippen, Wangen und Fingernägel infolge mangelnder Sauerstoffsättigung des Blutes

Stichwortverzeichnis

A

B

F

G

O

P

R

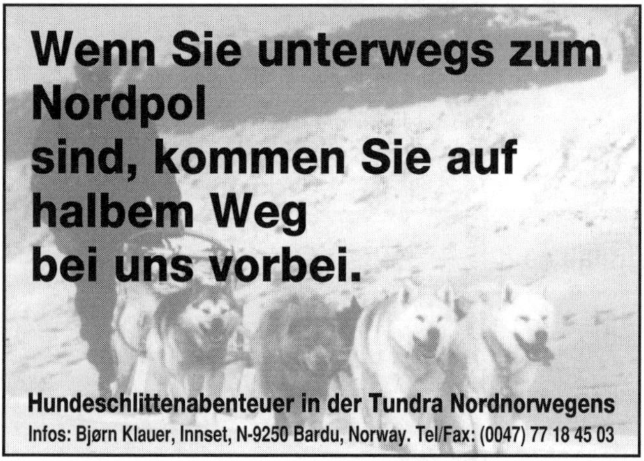
Wenn Sie unterwegs zum Nordpol
sind, kommen Sie auf halbem Weg
bei uns vorbei.
Hundeschlittenabenteuer in der Tundra Nordnorwegens
Infos: Bjørn Klauer, Innset, N-9250 Bardu, Norway. Tel/Fax: (0047) 77 18 45 03